Humanistische Psychologie

Humanistische Psychologie

Psychologie, Philosophie, Organisations-entwicklung

3., überarbeitete und erweiterte Auflage

von

Helmut Quitmann

Hogrefe · Verlag für Psychologie
Göttingen · Bern · Toronto · Seattle

Meiner Mutter,
von der ich lernte, in der Gegenwart zu leben
und dabei den Blick nach vorn zu richten -
und meinem Vater,
der sie dabei mit Scharfsinn und Humor,
mit Klavierspiel und Gedichten begleitete

Die Deutsche Bibliothek – CIP-Einheitsaufnahme

Quitmann, Helmut:
Humanistische Psychologie : Psychologie, Philosophie,
Organisationsentwicklung / von Helmut Quitmann. -
3., überarb. und erw. Aufl. - Göttingen ; Bern ; Toronto ;
Seattle : Hogrefe, Verl. für Psychologie, 1996
  Zugl.: Berlin, Techn. Univ., Diss.
  ISBN 3-8017-0908-6

© Hogrefe-Verlag, Göttingen • Bern • Toronto • Seattle 1996
  Rohnsweg 25, D-37085 Göttingen

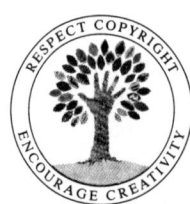

Druck und buchbinderische Verarbeitung: Dieterichsche Universitätsbuchdruckerei
W. Fr. Kaestner GmbH & Co. KG, D-37124 Göttingen-Rosdorf
Printed in Germany
Auf säurefreiem Papier gedruckt

ISBN 3-8017-0908-6

Inhaltsverzeichnis

KAPITEL III
Zentrale Konzepte der Humanistischen Psychologie

„Ja, diesem Sinne bin ich ganz ergeben,
Das ist der Wahrheit letzter Schluß:
Nur der verdient sich Freiheit wie das Leben,
Der täglich sie erobern muß!
Und so verbringt, umrungen von Gefahr,
Hier Kindheit, Mann und Greis sein tüchtig Jahr.
Solch ein Gewimmel möcht ich sehn,
Auf freiem Grund mit freiem Volke stehn!

Zum Augenblicke dürft ich sagen:
,Verweile doch, du bist so schön!
Es kann die Spur von meinen Erdetagen
Nicht in Äonen untergehn.' –
Im Vorgefühl von solchem hohen Glück
Genieß ich jetzt den höchsten Augenblick."

Johann Wolfgang v. Goethe
(Faust, 2. Teil, Schlußwort Faust)

Vorwort

Die Humanistische Psychologie hat sich in den 60er Jahren in den Vereinigten Staaten als „Dritte Kraft" neben Psychoanalyse und Behaviorismus etabliert. Ich bin stolz darauf, daß ich in den vergangenen zehn Jahren mit diesem Buch maßgeblich dazu beitragen konnte, daß diese psychologische Richtung inzwischen auch in deutschen Fachkreisen sowie der interessierten Öffentlichkeit weithin bekannt ist[1]. Psychologen[2], Theologen und Ärzte interessieren sich für Fortbildungen in Gesprächs- und Gestalttherapie, in Themenzentrierter Interaktion (TZI) und anderen praxisorientierten Konzepten, und auch Lehrer, Erzieher und Sozialpädagogen fühlen sich von den Konzepten der Humanistischen Psychologie und Pädagogik angesprochen. An den Universitäten und Hochschulen des Landes gehören entsprechende Seminare zum Standardangebot nicht nur in geisteswissenschaftlichen Disziplinen, sondern ebenso z. B. in wirtschaftswissenchaftlichen und juristischen Fakultäten.

Besonders die Verknüpfung der Humanistischen Psychologie mit wirtschaftswissenchaftlichem Denken in Konzepten der Organisationsentwicklung und Personalentwicklung hat im vergangenen Jahrzehnt erheblich zugenommen. Die vorliegende 3. Auflage gibt mir Gelegenheit, diese neue Entwicklung vor allem in Kapitel I aufzugreifen und in den Kontext des Buches zu integrieren.

---

1 Inzwischen sind weitere Bücher erschienen: KARMANN, G. (1987) und KOLLBRUNNER, J. (1987)

2 Seit nun von offiziellen Stellen entschieden wurde, daß die Gleichberechtigung der Geschlechter nicht Form des großen „I" – z. B. PsychologInnen –, sondern in der Doppelnennung – z. B. Psychologen und Psychologinnen – zum Ausdruck gebracht werden soll, entscheide ich mich aus Bequemlichkeit für die einseitige männliche Ausdrucksweise. Leserinnen und Leser, die daran Anstoß nehmen, möchte ich diesbezüglich gleich zu Beginn um Nachsicht bitten.

1 Humanistische Psychologie –
Programmatische Aussagen und Geschichte

In den fünfziger und sechziger Jahren entstand in den USA die „Humanistische Psychologie" als „Dritte Kraft" neben Psychoanalyse und Behaviorismus. Es handelt sich hierbei um eine zunächst auf die USA beschränkte psychologische Richtung, die erst Ende der sechziger Jahre nach Deutschland und Europa kam[3].

Die Tatsache, daß es sich um eine zunächst rein amerikanische Entwicklung innerhalb der Psychologie handelte, ist deshalb ein Phänomen, weil die Konzepte der Humanistischen Psychologie personell maßgeblich auch von deutschen Psychologen entwickelt wurden, die nach der Machtergreifung Hitlers Deutschland verließen und in die Vereinigten Staaten emigrierten. Ausgestattet mit den Ideen der aufkeimenden Existenzphilosophie, kamen Psychologen/Psychiater wie Kurt GOLDSTEIN, Erich FROMM, Fritz PERLS, Charlotte BÜHLER, Ruth COHN und viele andere in ein Amerika, das von der Wirtschaftskrise erschüttert war und mit dem von Präsident ROOSEVELT initiierten Wirtschaftsprogramm des „New Deal" einen Aufschwung erlebte.

Es ist interessant und wichtig zu sehen, wie sich der pragmatische, demokratische und humanistische Geist der Wirtschaftsreform des „New Deal" mit den aus Europa kommenden Ideen der Existenzphilosophie und Phänomenologie verbindet und u. a. in die Entstehung einer neuen psychologischen Richtung mündet.

Als dann Ende der sechziger Jahre die Gesprächspsychotherapie, Gestalttherapie, Themenzentrierte Interaktion und andere Konzepte in Deutschland und Europa bekannt werden, schließt sich möglicherweise der Kreis: Ideen, die in Deutschland entstanden, können sich wegen des einsetzenden Faschismus nicht entfalten, gelangen in die USA und kehren in gewisser Weise „zurück", u. a. in Form von psychologischen Konzepten. Die diesen Ansätzen zugrunde liegenden Prinzipien der Humanistischen Psychologie mit ihrem eher überschwenglich-naiven und optimi-

---

3   Eine differenzierte Übersicht über die Geschichte der Humanistischen Psychologie folgt im nächsten Abschnitt.

stisch-pragmatischen Charakter und der große Elan, mit dem die in der neu gegründeten AAHP[4] zusammengeschlossenen Psychologen an die Arbeit gingen, beeinflußten auch die aus Deutschland kommenden Psychologen.

Im Vorwort der ersten Ausgabe des „Journal of Humanistic Psychology" schreibt der Herausgeber Anthony SUTICH: „Existential Psychology and Phenomenological Psychology, among others, sprang up in the course of new attempts to open up the vast and crucial inner life of man with a view to releasing his potentialities for maximum self-fulfillment"[5].

BUGENTAL spricht in seinem berühmten Aufsatz „The Third Force in Psychology"[6] von einem „breakthrough", den er vergleicht mit geschichtlichen Ereignissen wie dem Ende des Feudalismus, der Einführung der Elektrizität oder dem Beginn der Laborversuche in der experimentellen Psychologie. Er prophezeit, daß die Humanistische Psychologie ähnlich umwälzende Veränderungen für die Menschen bringen wird wie einstmals die Naturwissenschaften und daß sie ein wirksames Gegengewicht gegenüber der zunehmenden Bedrohung der Menschheit durch eine atomare Katastrophe darstellt. In fast überschwenglicher Begeisterung vergleicht er die Entstehung der Humanistischen Psychologie mit der Entdeckung Amerikas: „It is . . . as though a whole new hemisphere of our globe has been discovered by some new Columbus"[7].

Für Ch. BÜHLER sind Selbstverwirklichung und „Erfüllung" das Lebensziel des Menschen; sie formuliert vier „basic tendencies" des Menschen zur Erreichung von Selbstverwirklichung und Erfüllung beim Streben des Menschen nach diesen Endzielen: „Need satisfaction, adaptive self limitation, expansive creativity and upholding of internal order"[8].

In einem Interview, das im zweiten Heft der Zeitschrift erscheint, äußert sich A. MASLOW zu den Zielen von „Eupsychia", der idealen Gemeinschaft gesunder Menschen: „In our Eupsychia . . . everyone would be psychologically healthy, everyone would be able to handle spontaneous ideas, and because there would be few personal hostilities there would

---

4   AAHP = American Association of Humanistic Psychology (gegründet 1962).
5   Journ. of H. P. 1961, 1, Vorwort, VII.
6   Journ. of H. P. 1964, 1, 19-26.
7   a.a.O. 21.
8   Journ. of H. P., 1961, 1, 8.

be very little fear and thus great spontaneity and creativity. People would trust themselves; they would look forward to new ideas, to novelty, to change. There would be no need to hang on to the past – people would happily adapt to changing conditions"[9].

Carl ROGERS äußert sich ähnlich. In seinem 1963 erschienenen Aufsatz „Toward a Science of a Person" prophezeit er gewaltige Veränderungen: „It (die Humanistische Psychologie, H. Q.) will lead to theoretical formulations that will be as shocking to conventional psychologists as theories of Non-Euclidian space were for conventional physicists . . . It will carry within it a view of man as a subjectively free, choosiny, responsable architect of self"[10].

1964, d. h. zwei Jahre nach Erscheinen der „Articles of Association" formuliert BUGENTAL zum ersten Mal so etwas wie Prinzipien der Humanistischen Psychologie. Unter der Überschrift „Basic Postulates and Orientation of Humanistic Psychology" nennt er fünf Prinzipien:

1. Der Mensch in seiner Eigenschaft als menschliches Wesen ist mehr als die Summe seiner Bestandteile[11],

   d. h. obwohl die Kenntnis der Teilfunktionen des Menschen wichtiges Wissen darstellt, betont BUGENTAL die Einzigartigkeit und das Person-Sein des Menschen.

2. Das menschliche Existieren vollzieht sich in menschlichen Zusammenhängen[12],

   d. h. die Einzigartigkeit des Menschen drückt sich z. B. darin aus, daß seine Existenz immer an zwischenmenschliche Beziehungen gebunden ist.

3. Der Mensch lebt bewußt[13],

   d. h. unabhängig davon, wieviel dem menschlichen Bewußtsein jeweils zugänglich ist, ist die jeweils verfügbare Bewußtheit ein Wesensmerkmal des Menschen und Grundlage für das Verstehen menschlicher Erfahrung.

---

9   Journ. of H. P., 1961, 2, 4.

10   Journ. H. P. 1963, 2, 90.

11   „Man, as man, supercedes the sum of his parts" (Journ. H.,u. 1964, 1, 23).

12   „Man has his being in a human context" (a.a.O.).

13   „Man is aware" (a.a.O.).

4. Der Mensch ist in der Lage zu wählen und zu entscheiden[14],

   d. h. dieses Postulat folgt gewissermaßen aus dem vorherigen; denn wenn ein Mensch bewußt lebt, braucht er nicht in der passiven Zuschauerrolle zu verharren, sondern kann durch aktives Entscheiden seine Lebenssituation verändern.

5. Der Mensch lebt zielgerichtet[15],

   d. h. der Mensch lebt auf ein Ziel bzw. auf Werte hin hin, die die Grundlage seiner Identität sind; das unterscheidet ihn von anderen Lebewesen. Dieses Gerichtet-Sein hat einen doppelten Charakter, d. h. der Mensch intendiert gegensätzlich z. B. auf Ruhe und Erregung gleichermaßen.

Unter der Überschrift „Orientation of Humanistic Psychology" folgt eine wissenschaftstheoretische Standortbestimmung:

1. Im Mittelpunkt der Humanistischen Psychologie steht der Mensch[16],

   d. h. die Humanistische Psychologie wendet sich gegen den wissenschaftlichen Anspruch auf Objektivität. Die Humanistische Psychologie besteht darauf, daß der forschende Mensch immer selbst Teil der Forschung über den Menschen sein muß.

2. Die Humanistische Psychologie mißt dem Sinn und der Bedeutung von Fragestellungen mehr Bedeutung zu als dem methodischen Vorgehen[17],

   d. h. die Humanistische Psychologie würde gegen ihre Prinzipien verstoßen, wenn sie – bei aller Notwendigkeit der Entwicklung und Validierung wissenschaftlicher Methoden – die Beschäftigung mit den Bedeutungszusammenhängen menschlichen Seins zugunsten der Methodik vernachlässigen würde.

3. Die Humanistische Psychologie stützt sich bei der Validierung von Aussagen auf menschliche Kriterien[18],

   d. h. die Humanistische Psychologie wendet sich nicht gegen die Verwendung statistischer Methoden oder Tests, sondern sie verlangt eine

---

14 „Man has choice" (a.a.O. 24).

15 „Man is intentional" (a.a.O.).

16 „Humanistic Psychology cares about man" (a.a.O.).

17 „Humanistic Psychology values meaning more than procedure" (a.a.O.).

18 „Humanistic Psychology looks for human rather than nonhuman validations" (a.a.O.).

Unterordnung dieser Methoden unter das Kriterium der menschlichen Erfahrung.

4. Die Humanistische Psychologie proklamiert die relative Bedeutung aller Erkenntnis[19],

d. h. die Humanistische Psychologie geht davon aus, daß jegliches Wissen eine relative Bedeutung hat; sie fordert dazu auf, die unendlichen Möglichkeiten unserer Vorstellung und Kreativität zur Ausweitung unseres Wissens zu nutzen.

5./6. Die Humanistische Psychologie vertraut weitgehend der phänomenologischen Orientierung; ohne dabei die Verdienste anderer Orientierungen zu schmälern, versucht sie, diese zu ergänzen und sie dem Gesamtzusammenhang einer Konzeption der menschlichen Erfahrung zuzuordnen: [20] [21]

d. h. wie schon aus den vorherigen Punkten hervorgeht, betont die Humanistische Psychologie die zentrale Stellung der phänomenologischen Orientierung zur Erforschung des ganzheitlichen menschlichen Seins.

Geschichte der Humanistischen Psychologie

Zum Verständnis des Gesamtzusammenhangs der vorliegenden Untersuchung halte ich es für sinnvoll, einen Überblick über die Geschichte der Humanistischen Psychologie sowie deren politisch-kulturellen Hintergrund zu geben. Dies halte ich deshalb für wichtig, weil neben dem logischen Aufeinander-Bezogen-Sein wissenschaftlich-philosophischer Strömungen auch der Aspekt eines „Zeitgeistes"[22] berücksichtigt werden

---

19 „Humanistic Psychology accepts the relativism of all knowledge" (a.a.O. 25).

20 „Humanistic Psychology relief heavily upon the phenomenological orientation" (a.a.O.).

21 „Humanistic Psychology does not deny the contributions of other views, but tries to complernent them and give them a setting within a broader conception of the human experience" (a.a.O.).

22 In einem Gespräch, das Ruth COHN mir hinsichtlich des philosophischen Hintergrunds ihres Konzepts gewahrte, bestärkte sie mich in diesem Gedanken und erzählte mir, daß der Begriff „Zeitgeist" als deutsches Wort in der amerikanischen Sprache existiert.

muß, in dem alle existierenden Strömungen menschlichen Lebens und menschlicher Kultur jeweils zusammenfließen und der ähnliche Gedanken, Ideen und Konzepte an verschiedenen Orten der Welt zur gleichen Zeit hervorbringt.

„Geschichte" der Humanistischen Psychologie nenne ich die Zeit von 1929, dem Höhepunkt der Weltwirtschaftskrise, bis 1962, dem Jahr der Gründung der „American Association of Humanistic Psychology". Bis zum Ende der zwanziger Jahre war es der alte Pioniergeist, der das geistige und moralische Rückgrat der amerikanischen Gesellschaft bildete. Die Politik des damaligen Präsidenten COOLIDGE (Amtszeit 1923-29) basierte auf einer Philosophie, die eine erfolgreiche Weiterentwicklung der amerikanischen Gesellschaft an Werten wie „Harte Arbeit", „Bescheidenheit" und „Frömmigkeit" festmachte. Trotzdem – oder gerade deswegen – war die wirtschaftliche Katastrophe nicht mehr aufzuhalten. Die „Great Depression", die dann 1929 unter dem neuen Präsidenten HOOVER mit dem „Black Friday" ihren Höhepunkt hatte, erschütterte nicht nur die Weltwirtschaft, sondern auch die amerikanische Nation bis ins Mark. Dem Selbstbewußtsein der Pionier- und Gründerzeit wurde förmlich der Boden unter den Füßen weggezogen. Als ROOSEVELT 1933 die Präsidentschaft übernahm, gab es in den Vereinigten Staaten ca. 15 Millionen Arbeitslose, d. h. etwa jeder vierte Amerikaner war ohne Beschäftigung.

Die von ROOSEVELT eingeleitete gigantische Wirtschaftsreform des „New Deal" war verbunden mit einer kulturellen Erneuerung. Dem Beraterstab von ROOSEVELT gehörten überwiegend Leute an, die dem humanistisch orientierten Pragmatismus von John DEWEY verpflichtet waren. Neue Gesetze zur Förderung staatlicher Arbeitsprogramme, Elektrifizierung der ländlichen Gebiete, Verbesserung des öffentlichen Gesundheitswesens, Wohnungsbauprogramme und Absicherung der Arbeiter durch gesetzlich geschützte Gewerkschaften mischten sich mit ebenso groß angelegten Wohlfahrtsprogrammen, die allen Bürgern, vor allem aber Kindern, Arbeitslosen, Rentnern, kleinen Bauern und Händlern wieder eine menschenwürdige Existenz sichern sollten. Diese Mischung aus rein ökonomischen und humanistisch orientierten Maßnahmen hatte u. a. eine Erklärung in der Persönlichkeit von ROOSEVELT. In den Geschichtsbüchern kann man nachlesen, daß Emotionen und intuitives Verständnis für ihn die gleiche Wichtigkeit hatten wie rationales Denken und Handeln, daß ihm neben der großen Politik immer auch der menschliche

Kontakt zu den Bürgern seines Landes sehr wichtig war. Die von ihm in den Mittelpunkt der Politik gestellten vier Freiheiten[23] gingen einher mit einem Menschenbild, das die menschliche Natur als grundsätzlich gut und vernünftig ansah.

Die groß angelegte Reformphase des „New Deal" war – ideologisch gestützt durch die liberale Intelligenz des Landes – letztlich eine Verbindung von aktiver und pragmatisch-humanistischer Wirtschafts- und Sozialpolitik, getragen von der Idee einer langfristigen Demokratisierung der amerikanischen Gesellschaft. Die Gesundung der Wirtschaft sollte einhergehen mit einer Stärkung des Individuums zugunsten der Gemeinschaft.

Auf diese Weise gelang es ROOSEVELT, die gesellschaftliche Stimmung in den USA wieder auf positive Werte hin zu orientieren; an die Stelle der nationalen Depression trat innerhalb sehr kurzer Zeit erneut ein pragmatisch-humanistischer Optimismus, der mit wieder erstarktem Selbstbewußtsein die Aufgaben des Tages und der Zukunft in Angriff nahm.

In seiner Rede anläßlich seines dritten Amtsantritts[24] im Jahre 1941, die damals großes Aufsehen in der Weltöffentlichkeit erregte, verband ROOSEVELT die Ziele einer demokratischen Nation mit denen des Individuums: „Democracy is not dying . . . We know it cannot die, because it is built on the initiative of individual men and women joined together in a common enterprise – an enterprise undertaken and carried through by the free expression of a free majority"[25]. Anschließend vergleicht er auf sehr eindrucksvolle Weise das Wesen der Nation mit dem des Menschen:

"A nation, like a person, has a body – a body that must be fed and closed and housed . . .

---

23   Die vier Freiheiten: 1. Freiheit der Rede
                             2. Freiheit der Religion
                             3. Freiheit von Not
                             4. Freiheit von Furcht

24   Kein Präsident vor oder nach ROOSEVELT hat bis heute mehr als zwei Amtsperioden regiert; ROOSEVELT selbst wurde 1945 sogar ein viertes Mal Präsident, ehe er im selben Jahr starb.

25   in: Nothing to Fear; Selected Addresses of Franklin D. Roosevelt, 1932–45, edited, with an Introduction and Historical Notes by B. D. Zevin; Books For Libraries Press, 1946, S. 269

A nation, like a person, has a mind – a mind that must be kept informed and alert, that must know itself, that understands the hopes and the needs of its neighbors – all the other nations that live within the narrowing circle of the world.

And a nation, like a person has something deeper, something more permanent, sornething larger than the sum of all its parts. It is that something which matters most to its future . . .

The democratic aspiration is no mere recent phase in human history. It is human history . . . It was written in Magna Carta"[26].

Die Einwanderung vieler Europäer während der Naziherrschaft war eine Unterstützung für die beginnende kulturelle und humanistische Erneuerung in den USA. Eine stärkere Hinwendung zu Literatur, Malerei,˙ Musik und anderen Bereichen der Kunst regte zu einer intensiveren Beschäftigung mit Fragen über Wert und Sinn des Lebens an. Vielen Menschen wurde klar, daß die rasante technische Entwicklung nicht unaufhaltsam so weitergehen konnte, wenn nicht die Bedeutung des Individuums bzw. der menschlichen Rasse insgesamt gefährdet sein sollte. Die Bedeutung des einzelnen Menschen erschien angesichts der Atombombe in erschreckender Weise gemindert. Viele Menschen fühlten sich einsam. Gemeint ist hier nicht die existentielle Einsamkeit als Grundbefindlichkeit menschlichen Daseins, sondern die neurotische Form der Einsamkeit, die mit zunehmender Entfremdung des Einzelnen gegenüber sich selbst und anderen Menschen einhergeht.

Auch die Beschäftigung mit philosophischen Fragen wurde intensiviert. Vor allem die in Europa im Entstehen begriffene Richtung der Existenzphilosophie, die die einwandernden Wissenschaftler quasi mit „im Gepäck" hatten, stieß auf großes Interesse. Schriften von Soeren KIERKEGAARD, Martin HEIDEGGER, Martin BUBER, Karl JASPERS und Jean-Paul SARTRE, die sich der herrschenden Philosophie entgegenstellten, wurden genauso aufgenommen wie Gedanken östlicher Philosophie (Zen, Tao) und die hiervon stark beeinflußten Romane von Hermann HESSE.

Auch im Bereich von Psychologie und Psychiatrie wurde die von ROOSEVELT eingeleitete Verbindung zwischen Mensch und Gesellschaft durch eingewanderte Europäer ergänzt.

---

26   a.a.O. 269/270

Da ist zunächst die „Berliner Schule" der Gestaltpsychologie, deren Hauptvertreter Max WERTHEIMER, Wolfgang KÖHLER, Kurt KOFFKA und Kurt LEWIN geschlossen in die USA emigrierten und an verschiedenen Universitäten im Osten der USA[27] beruflich tätig wurden.

Die Lehre der Gestaltpsychologie, daß es neben der Tatsache einer durch die jeweilige Gesellschaft hergestellten, d. h. künstlichen Ordnung (z. B. durch Gesetze) auch so etwas wie eine natürliche Ordnung in der Welt gibt, die nicht hergestellt werden muß, sondern sich in Freiheit ergibt, zeigt: Ordnung und Freiheit schließen sich nicht aus und: die Erforschung der Gesetzmäßigkeiten dieser Ordnung ist eine wichtige Aufgabe psychologischer Wissenschaft. Daß das Ganze nicht nur *mehr*, sondern in vielen Fällen auch etwas *anderes* ist als die Summe seiner Teile und daß die menschliche Wahrnehmung der Welt nach dem Gestalt-Prinzip der Ordnung in Freiheit funktioniert und dynamischen Charakter hat, sind Ergebnisse der Gestaltpsychologie, die sich nicht nur nahtlos in die Grundgedanken der ROOSEVELTschen Politik einfügten, sondern auch erheblichen Einfluß auf die Entwicklung der Psychologie hatten.

In der Psychoanalyse finden wir den Kreis derer, die den formal erstarrten theoretischen Rahmen der klassischen Psychoanalyse erweiterungsbedürftig fanden, auch fast geschlossen im Osten der USA wieder. Bis auf Carl Gustav JUNG[28] emigrierten u. a. Alfred ADLER, Wilhelm REICH, Erich FROMM, Otto RANK, Fritz PERLS, Ruth COHN, Karen HORNEY, Frieda FROMM-REICHMANN und Helene DEUTSCH, in die USA.

---

27 WERTHEIMER an der „New School for Social Research" in New York
KÖHLER am „Swarthmore College" in Philadelphia
KOFFKA am „Smith College" in Madison/Wisconsin
LEWIN am „Institute for Child Behavior and Kesearch" in Iowa

28 JUNG sympathisierte mit den Nationalsozialisten und blieb bis zu seinem Tode in der Schweiz.

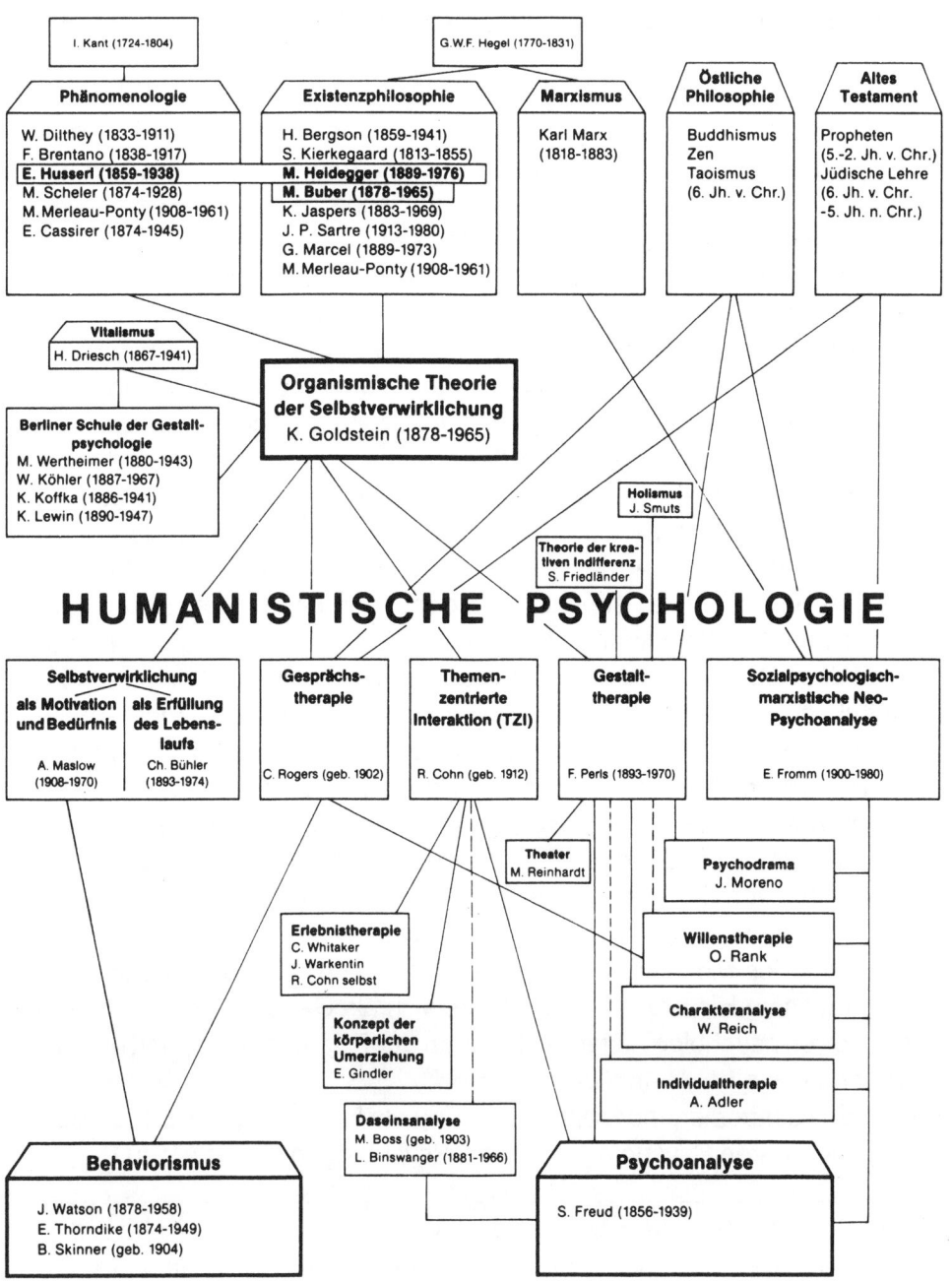

Zuordnung der Konzepte der amerikanischen Humanistischen Psychologie zu den philosophischen, religiösen und psychologischen Strömungen der Zeit.

Im Bereich der Psychiatrie waren es vor allem der europäische Existentialismus von Jean-Paul SARTRE, die streng an Martin HEIDEGGER orientierte „Daseinsanalyse" Ludwig BINSWANGERs und Medard BOSS' sowie die organismische Orientierung des mit der Berliner Schule eng verbundenen Kurt GOLDSTEIN, deren Auffassungen eine Herausforderung für die herrschende amerikanische Psychiatrie darstellten. Verworfen wurde die medizinische Vorstellung von der geistigen Krankheit, die sich wie ein Keim im Menschen einnistet und ihn davon abhält, verantwortlich zu handeln. Die neue Psychiatrie sah den Sinn von Therapie darin, dem Menschen die Möglichkeit zu eröffnen, sein eigenes Selbst und seine persönliche Authentizität wiederzuentdecken. Nicht eine Harmonisierung psychischer Störungen im Sinne der herrschenden Normen, sondern Konfrontation mit der vollen Erlebnisbreite menschlicher Existenz, von Hoffnungslosigkeit und Verzweiflung bis hin zur Erfahrung von Liebe und Ekstase, und damit eine radikale Öffnung zu allen Bereichen von Erfahrung wurden zur neuen Leitlinie der psychiatrischen Gegenbewegung[29]. Zwei Aspekte sind dabei von besonderer Bedeutung: zum einen die offensive Bejahung der bedrohlichen und schmerzlichen Seite des Lebens, was zunächst mit dem zuweilen grenzenlos wirkenden amerikanischen Optimismus unvereinbar schien[30]; zum anderen das ausgeprägte politische Bewußtsein der existenzphilosophisch orientierten Psychiater, das sich darin ausdrückte, daß sie die gesellschaftlichen Strukturen als „krankmachend" analysierten, allen voran die Institution der Kleinfamilie, in der die politischen Strukturen in Form von Erziehung unmittelbar von den Heranwachsenden internalisiert werden. Kindergarten, Schule, Arbeitsplatz und die Medien setzen diesen Prozeß der Entfremdung des Menschen von sich selbst und seinen Mitmenschen fort.

Vor diesem Hintergrund entwickelte sich als Gegenpol zu den bereits etablierten psychologischen Richtungen der Psychoanalyse und des Behaviorismus eine „Dritte Kraft".

Alle in der vorliegenden Untersuchung als Hauptvertreter dieser Richtung benannten Psychologinnen und Psychologen finden wir zu Beginn

---

29   vgl. LAING, R.: Reason and Violance, Tavistock, 1964.

30   Der amerikanische Optimismus ist in der Tat eine kulturelle Eigenart dieses Landes, die nicht so ohne weiteres in andere Kulturen übertragen werden kann; viele Religionen und kulturelle Bräuche, die in Amerika außerordentlich erfolgreich waren, blieben für Europa bis heute bedeutungslos.

der dreißiger Jahre im Osten der USA[31] [32]. Hier liegt der philoso-phisch-weltanschaulich-psychologische Ursprung der Abkehr vom Alt-hergebrachten und die Hinwendung zu neuen Ufern. Es dauerte keine zehn Jahre, da erschienen schon die ersten Schriften, die in diese Rich-tung deuteten:

1939:	ROGERS, C.:	The Clinical Treatment of the Problem Child, Boston (in den Kapiteln „Means of Changing parental attitudes" und „Deeper Therapies" entwirft ROGERS bereits das Konzept einer „Beziehungstherapie", die den wesentlichen Gedanken der Hilfe zur Selbsthilfe bereits enthält)
	GOLDSTEIN, K.:	The Organism, (dtsch: der Aufbau des Organismus, bereits 1934)
1940:	GOLDSTEIN, K.:	Human Nature in the Light of Psychopathology
1941:	FROMM, E.:	Escape from Freedom (dtsch: Furcht vor der Freiheit, 1945)
1942:	ROGERS, C.:	Counseling and Psychotherapy
1943:	MASLOW, A.:	Dynamics of Personality Organization, in: Psych. Review, 1943, 50, 514-539
1946:	PERLS, F.:	Ego, Hunger and Aggression (dtsch: Das Ich, der Hunger und die Aggression, 1978)
	FROMM, E.:	Man for Himself (dtsch: Psychoanalyse und Ethik, 1954)
1950:	MASLOW, A.:	Self-Actualizing People: A Study of Psychological Health; Personality Symposium Nr. 1 on values. 1950

---

31 Fritz PERLS emigriert zunächst nach Südafrika und kommt erst 1946 (dem Erscheinungsjahr von „Ego, Hunger and Aggression") nach New York.

32 Nur zwei von ihnen, Abraham MASLOW und Carl ROGERS, sind gebürtige Amerikaner; die anderen, d. h. Kurt GOLDSTEIN, Charlotte BÜHLER, Fritz PERLS, Erich FROMM und Ruth COHN gehören zum Kreis deutscher Emigranten, die bis auf Erich FROMM, der in Frankfurt geboren wurde, sämtlich aus Berlin stammen. Außerdem wichtig für die Entwicklung der Humanistischen Psychologie waren: J. F. T. Bugental, Karen Horney, Rollo May, Harry Stack Sullivan, Gordon Allport, Frank Severin, Sidney Jourard, Ronald Laing, Viktor Frankl, D. Lee, F. Barron, E. G. Schachtel, C. Moustakas, A. v. Kaam, H. Winthrop, D. Riesmann

1951: PERLS, F.:   Gestalt Therapy (dtsch: Gestalt-Therapie,
                        1979, 2 Bde.)
1955: FROMM, E.:   The Sane Society (dtsch: Der moderne Mensch
                        und seine Zukunft, 1960)
1956: MASLOW, A.:   Towards a Humanistic Psychology, in: A Review
                        of General Semantics, 1956, 13, 10-22
       FROMM, E.:   The Art of Loving (dtsch: Die Kunst des Liebens,
                        1971)
1957: MASLOW, A.:   A Philosophy of Psychology: The Need for a Ma-
                        ture Science of Human Nature, in: Main Cur-
                        rents in Modern Thought, 1957, 13, 27-32

Ganz allmählich formierte sich eine „Bewegung" mit Abraham MASLOW
an der Spitze. 1949 traf sich MASLOW zum ersten Mal mit Anthony SU-
TICH (dem späteren Herausgeber des „Journal of Humanistic Psychology"); sie begannen 1954 damit, anhand einer Liste interessierter Kollegin-
nen und Kollegen Aufsätze zu verschicken, deren Thematiken wie Liebe,
Kreativität, Autonomie, Wachstum usw. nicht gern in den behavioristisch
orientierten Zeitschriften abgedruckt wurden. 1958 erschien in England
das Buch „Humanistic Psychology" von John COHEN und im Jahr darauf
fand in Cincinnati/Ohio das erste Symposion über „Existential Psychology" statt. Unter der Bezeichnung „Humanistic Psychology" trat die Bewegung aber eigentlich erst an die (psychologische) Öffentlichkeit, als 1961
das „Journal of Humanistic Psychology" herausgegeben und ein Jahr
später die „American Association of Humanistic Psychology" (AAHP) unter dem Vorsitz von MASLOW gegründet wurde[33].

Bei der Gründung definierte sich die AAHP[34] in den „articles of Association" folgendermaßen:

"Humanistic Psychology may be defined as the third main branch of the
general field of Psychology (the two already in existence being the psy-
choanalytical and the behavioristic) and as such, is primarily concerned
with those human capacities and potentialities that have no systematic
place, either in positivistic or behavioristic theory or in classical psychoanalytic theory, e. g., creativity, love, self, growth, organism, basic

---

33 Gründungsmitglieder waren damals u. a. Ch. BÜHLER, A. MASLOW, J. BUGEN-
    TAL und C. ROGERS.

34 Später, als die Humanistische Psychologie auch in anderen Ländern Fuß faßte,
    nannte sie sich nur noch AHP (Association of Humanistic Psycholoqy).

need-gratification, self-actualization, higher values being, becoming, spontaneity, play, humor, affection, naturalness warmth, ego-transcendence, objectivity, autonomy, responsibility, psychological health, and related concepts. This approach can also be characterized by the writings of Goldstein, Fromm, Horney, Rogers Maslow, Allport, Angyal, Bühler, Maustakas, etc., as well as by certain aspects of the writings of Jung, Adler, and the psycho-analytic ego-psychologists, existential and phenomenological psychologists"[35].

Über die hier genannten Begriffe hinaus finden sich in den Veröffentlichungen des „Journal of Humanistic Psychology" der Jahre 1961-1965 weitere Begriffe wie z. B. health, personal existence, emotions, identity, autonomous motivation, freedom, peak-experience, honesty, being Psychology, piece, fulfillment, choice, sex, Being motivation, pleasure, reality, work, action, science of the person, psychodelic-drug controversy, religion mysticism, course of life, science of inner experience, cowardice, intentionality, will, etc.

Dieser neue psychologische Ansatz beinhaltete unausgesprochen auch eine Kampfansage an die Psychoanalyse und stärker noch an den Behaviorismus; denn in einem Amerika, wo sich der pragmatische Geist der ROOSEVELT-Ära zwar mit humanistischen Strömungen verband, wo aber in guter NEWTONscher Tradition der Neopositivismus in Verbindung mit dem Pragmatismus rigorose und strenge wissenschaftliche Methodik forderte, war zunächst kein Interesse für existenzphilosophische bzw. phänomenologische Denken vorhanden.

Das änderte sich in den Jahren nach der Gründung der AAHP. Richtungsweisende Artikel erschienen im Journal of Humanistic Psychology. 1963 wurde ein Symposion über „Behaviorism and Phenomenology: Contrasting Bases fur modern Psychology" abgehalten; die ersten Sammelbände über Humanistische Psychologie erschienen[36], und 1970 wurde das erste Internationale Symposion zum Thema „Phenomenological

---

35   in: Journ. of H.P. 1962, 1, 96.

36   – SEVERIN, F.: Humanistic Viewpoints in Psychology, 1965 (mit Beiträgen von J. F. T. BUGENTAL, A. MASLOW A. G. ALLPORT, E. CASSIERER, C. ROGERS, R. MAY, W. HEISENBERG, Ch. BÜHLER u. a.)
     – BUGENTAL, J. F. T.: Challenges of Humanistic Psychology, 1967 (mit Beiträgen von Ch. BÜHLER, S. JOURARD, F. SEVERIN, C.WHITAKER, J. WARKENTIN, C. ROGERS, A. MASLOW u. a.)

Psychology: Implications of Phenomenology for Theory and Research"
in Miami Beach/Florida abgehalten. Im gleichen Jahr wurde in Amsterdam zum ersten Mal eine Internationale Konferenz für Humanistische
Psychologie mit Teilnehmern aus USA, England, Holland, Dänemark,
Schweden, Norwegen, Belgien, Frankreich, BRD, Schweiz und Südafrika einberufen[37]; eine zweite folgte bereits ein Jahr später in Würzburg.

Die zunehmende Anerkennung durch die Fachwelt drückte sich auch
darin aus, daß Abraham MASLOW 1968 zum Präsidenten der „American
Psychological Association" (APA), dem Dachverband der amerikanischen Psychologen, gewählt wurde. Die Gründung einer Sektion für Humanistische Psychologie innerhalb der APA im Jahre 1971 bedeutete
schließlich die Anerkennung dieser psychologischen Richtung auch auf
der formalen und offiziellen Verbandsebene.

Als „Geburtsstunde" der Humanistischen Psychologie müssen jedoch
die Jahre 1961/62 angesehen werden. Die Gründung des Verbandes
(AAHP) und der eigenen Zeitschrift gingen einher mit der Eröffnung des
Esalen-Institutes in Big Sur/California durch Michael MURPHY und Ri-
chard PRICE. Ihr Konzept war, die Idee der National-Training Laborato-
ries (NTL)[38] in T-Truppen und Sensitivity Trainings weiterzuverfolgen,
trotzdem aber offen zu bleiben für andere humanistische Orientierungen
und Techniken wie z. B. Yoga, Meditation, Zen, außersinnliche Wahrnehmung, Körperarbeit, Theater, Musik, Massage, Astrologie usw. In den Encounter-Gruppen des Esalen-Instituts hatten die Menschen die Möglichkeit, sich selbst als veränderbar zu erleben und zu begreifen, daß sie ihrer
eigenen Angst, Langeweile und Sinnlosigkeit nicht hilflos ausgeliefert waren. Die Gruppenerfahrungen vermittelten so etwas wie eine konkrete
Utopie von einer Gesellschaft, in der die Menschen ihre „Human Potentials" entwickeln und sich ohne Maske und Fassade begegnen können.
Mit Esalen hatte sich die Gegenkultur neben der politischen auch eine
persönlich-psychologische Organisierung geschaffen.

---

37   Charlotte BÜHLER fungierte als Prasidentin dieser Konferenz.

38   Die von den LEWIN- und gleichzeitig MORENO-Schülern BRADFORD, BENNE,
     BAVELLAS u. a. ins Leben gerufenen NTL-Laboratories waren zusammen mit dem
     Ann-Arbor-Zentrum und dem von LEWIN gegründeten „Massachusetts Institute of
     Technology" wichtige Vorläufer des Human Potential Movement und der Humani-
     stischen Psychologie.

Man kann auch mit Carl ROGERS sagen: „Die Zeit war reif" für eine humanistische Orientierung, nicht nur in der Psychologie, sondern in der Gesellschaft überhaupt. John F. KENNEDY war Präsident geworden; die Jugend rebellierte und besann sich auf die humanistischen Ideale des New Deal. Die Rebellion hatte verschiedene Ursachen. Durch die technische Entwicklung der letzten Jahrzehnte war es den Menschen gelungen, ihre Umwelt zunehmend zu beherrschen und physische Bedürfnisse wie Essen, Trinken und Kleidung weitgehend abzusichern. Von daher traten die Probleme des persönlichen Seins und Werdens sowie die Beziehungen der Menschen untereinander immer stärker in den Vordergrund. Es wurde deutlich, daß die rasante technologische Entwicklung der Kontrolle des Menschen entglitten war; zwar brachte sie materiellen Reichtum und internationale Anerkennung, aber die Kluft zwischen den Bedürfnissen des einzelnen Menschen und der Gesellschaft wurde immer größer. Eine zunehmende Entfremdung des Menschen gegenüber sich selbst, gegenüber anderen Menschen, gegenüber der Gesellschaft und der Geschichte war verbunden mit einer Trennung von öffentlichem und privatem Leben. Die althergebrachten Identifikationen wie genuine Religiosität, Patriotismus oder familiäre Autorität verloren ihre integrierende Kraft, und die Auflehnung gegen das Establishment ging einher mit dem Bedürfnis nach Verbesserung der zwischenmenschlichen Beziehungen in der Familie, im Studium und am Arbeitsplatz. Es war nicht mehr einfach möglich, sich am Wertsystem der Vorfahren oder der Kirche zu orientieren, ohne Wesen und Struktur des gegenwärtigen gesellschaftlichen Systems in Frage zu stellen.

Der Ausbruch des Vietnam-Krieges, dessen verlustreicher Verlauf und das Verbrechen von My Lay rüttelten an den Festen des freien Amerika. Der Widerstand dagegen erfaßte nicht nur die Jugend, sondern die ganze Nation und mobilisierte den Gedanken der Erneuerung im Sinne einer Fortsetzung der ROOSEVELTschen Ära. Die politische Bewegung richtete sich nicht nur gegen Vietnamkrieg, Umweltverschmutzung, Rassendiskriminierung, Korruption, Bürokratisierung und Industrialisierung menschlichen Daseins, sondern formulierte auch positive Ziele wie: Verbindung von Arbeit und Freizeit, Bewußtseinserweiterung, Umstrukturierung der großen Städte in überschaubare Gemeinden, Dezentralisierung der wirtschaftlichen und sozialen Lebensbereiche, Wiederbelebung der Ideale der französischen Revolution, also Freiheit/Gleichheit/Brüderlichkeit, sowie eine neue Orientierung im Erziehungswesen. Es entstand die Bewegung der „Fellowship of Intentional Communities", ein Zusammenschluß von Bürgerinitiativen, die unter der Zielsetzung „Geistige Gesundheit, Wohlbefinden und Schaffung einer guten Gesellschaft" die Bedürfnisse des einzelnen mit den Notwendigkeiten der Gesellschaft verbinden wollten. Die von ihnen 1959 formulierten „Basic Concepts" lauten:

"Most of the following concepts are in the background thinking and feeling that has gor,e into the establishment of each of the communities belonging to the Fellowship.

1. Communitiy means mutuality and sharing in a whole way of life, in all its values and all its responsibilities.
2. The essence of community is spiritual, that is, the feeling of mutuality, the practice of mutual respect, love and understanding. No physical forms or practices will create community, but forms, methods ar1d practices will qrow out of the spirit.
3. The ultimate worth of personality; the importance of respectful, understanding, and kindly relationships; the superiority of living, emotional, cultural and religious values; the ultimate community of all mankind: these concepts enter into the purposes and goals of intentional community.
4. Participation in community is essential to maturing individual personality on the one hand, and the practice of community is essential to maturing human society on the other hand. Intentional community facilitates both.
5. Intentional community is an effort to create a social order which may in time become more universally accepted and so help to create the inclusive human community where the normal thing is to practice mutual concern, respect and love and to share cooperatively and democratically in the responsibility, work and use of the values of life.
6. Small groups of people intentionally dedicated to a mutual concern to share in the responsibility and work of creating the values of a whole way of life, to share the daily round and the special emergencies of life, to endeavor that each and all may enjoy life's values fully, and to work these purposes out in mutual love and respect are engaged in intentional community.

7. Community in concept, practice and experience is a matter of growth. All groups begin immaturely. Maturity increases through devotion experience and open-minded humility.

Viele der in der Erklärung der „Intentional Communities" formulierten Ziele und Werte finden wir zur selben Zeit bzw. wenig später in den programmatischen Aussagen der Humanistischen Psychologie wieder.

2 Humanistische Psychologie und Organisationsentwicklung

Der Begriff „Organisationsentwicklung" wird z. Z. überall dort verwendet, wo Maßnahmen ergriffen werden, von denen man sich eine förderliche Wirkung sowohl für die Gesamtorganisation als auch für die einzelnen Mitarbeiter erhofft. COMELLI hält diesen Begriff zu Recht für „außerordentlich schillernd"[39] und zitiert KAHN mit den Worten: „Der Beruf, die Mächtigen dabei zu beraten, wie sie ihre Ziele besser erreichen können, ist sehr alt. Organisationsentwicklung andererseits ist ein neues Etikett für ein Konglomerat von Dingen, die eine wachsende Zahl von Beratern unternehmen, während sie gleichzeitig darüber schreiben. Was sich hinter dem Etikett versteckt, hängt in hohem Maße vom jeweiligen ‚Täter' bzw. ‚Schreiber' ab"[40]. Tatsächlich aber hat auch die Organisationsentwicklung eine „Geschichte" und ist ihrerseits fortlaufender Veränderung unterworfen.

In diesem Abschnitt geht es nicht um eine systematische geschichtliche und theoretische Aufbereitung der Organisationsentwicklung. Hier verweise ich auf einschlägige Bücher[41] sowie auf die Fachzeitschriften „Organisationsentwicklung"[42] und „Zeitschrift Führung und Organisation"[43], die mir einen guten Überblick über die Entwicklung der Organisationsentwicklung der letzten Jahre gegeben haben.

Ich möchte im folgenden zeigen, daß die Organisationsentwicklung der letzten 50 Jahre ihren Ausgangspunkt in einem eher „mechanistischen" Verständnis genommen hat. In den folgenden Jahrzehnten hat sie

---

39   COMELLI, 1985, S. 89

40   KAHN, 1977

41   vgl. COMELLI (1985), GLASL/HOUSSAYE (1975), HASPER/GLASL (1988), BEKKER/LANGOSCH (1990), SCHEIN (1965), FRANKE (1993), RICHTER (1994)

42   In den Fußnoten mit der Abkürzung „OE" versehen
      Herausgegeben in Kooperation mit der Gesellschaft für Organisationsentwicklung GOE e.V.; Anschrift: Postfach 147, CH- 4003 Basel; Tel.: 0041/61/2614701

43   In den Fußnoten mit der Abkürzung „ZfO" versehen
      In allen Universitätsbibliotheken erhältlich;
      Anschrift: Hermannstr. 2; 76530 Baden-Baden; Tel. 07221/271066

sich – maßgeblich beeinflußt von der „Humanistischen Psychologie" – zu
„prozeßorientierten" Konzepten weiterentwickelt und steht mit Beginn der
90er Jahre vor der Herausforderung, eine – wie ich es nenne – „Existentielle Organisationsentwicklung" zu entwickeln und zu praktizieren. Dies
betrifft die Mitarbeiter in Auftraggeber-Organisationen ebenso wie in Berater-Organisationen; überall besteht die Gefahr, die Konzepte der Humanistischen Psychologie auf ihre methodische Verwertbarkeit hin zu reduzieren. Ich möchte auf die besondere Verantwortung und Herausforderung einer „Existentiellen Organisationsentwicklung" hinweisen, die darin
besteht, den existenzphilosophisch-phänomenologischen Werte- und
Menschenbildhintergrund der Humanistischen Psychologie sowohl bei
der Auftragserteilung als auch während des Entwicklungsprozesses
nicht nur verbal zu reklamieren, sondern trotz aller Widerstände und
Schwierigkeiten im Alltag von Organisationen lebendig werden zu lassen.

3 Organisationsentwicklung auf dem Weg ins Jahr 2000

Die ursprüngliche Form von Organisationsentwicklung geht auf eine Zeit zurück, als gesellschaftliches Denken noch sehr einseitig vom „mechanistischen" Menschenbild des Taylorismus[44] geprägt war. Vor dem Hintergrund einer von Arbeitsteilung und Hierarchie geprägten Managementtheorie und -praxis galt der finanzielle Gewinn als Maßstab für die erfolgreiche Entwicklung des einzelnen Unternehmens, unabhängig von der kulturellen, sozialen und ethischen Einbettung in gesamtgesellschaftliche Erfordernisse; steigende Gewinnzahlen verführten zu der Vorstellung, daß diese Entwicklung unaufhaltsam so weitergehen würde. Das Vertrauen in Zahlen und Technik war weit größer als das Vertrauen in die Fähigkeiten des Menschen. Der Slogan „Vom Tellerwäscher zum Millionär" galt daher nur für diejenigen Menschen, die ihr Handeln dem Primat einer solchen Wirtschaftsphilosophie unterordneten. Ihnen eröffnete die Gesellschaft scheinbar unbeschränkte Möglichkeiten zur individuellen Entfaltung und Selbstverwirklichung.

3.1 Von der „mechanistischen" zur „prozeßorientierten" Organisationsentwicklung

Die Gruppen-Experimente von Kurt LEWIN , einem der Mitbegründer der Berliner Schule der „Gestaltpsychologie" erweiterten bereits in den 40er und 50er Jahren die betriebswirtschaftliche Sichtweise um den Aspekt der Beziehung und Interaktion. Getragen von der Euphorie des Behaviorismus basierten diese gruppendynamischen Experimente auf einem individual-psychologischen Ansatz und zielten zunächst auf die Veränderung von menschlichen Einstellungen und Verhaltensweisen. Erst später wurden Methoden wie Datenerhebung und Feedback[45] entwickelt, die ei-

---

44   vgl. TAYLOR (1911)

45   z. B. Sensitivity Training, GRID-System, Survey-Feedback-Methode usw. Eine sehr gute Übersicht findet sich hierzu in COMELLI, 1985, S.49–59

ne Verknüpfung zwischen wirtschaftlicher Effektivierung größerer Systeme und einer Humanisierung von Arbeitsbedingungen ermöglichte. Auch der damals populäre Forschungsansatz der Aktionsforschung[46] muß hier als Hintergrund für die Entstehung von Organisationsentwicklung genannt werden. Die Aktionsforschung als eine auf Problemlösung und Problemorientierung ausgerichtete Strategie versucht eine Aufhebung der Trennung zwischen Subjekt und Objekt, wie es auch dem phänomenologischen Wissenschaftsverständnis der Humanistischen Psychologie entspricht. Forschung wird hier wie dort als „Prozeß" definiert, innerhalb dessen der Forscher und die jeweils betroffenen Menschen gemeinsam die Verantwortung für die Formulierung, Erreichung und Bewertung von Zielen tragen.

Bahnbrechend für die Organisationsentwicklung waren schließlich die Forschungen am Travistock-Institute of Human Relations in London, das 1946 u. a. von Psychoanalytikern und Psychologen gegründet wurde. Zunächst schwerpunktmäßig mit Konzepten für die Kampfmoral in Fallschirmjäger-Regimenten oder für die Rehabilitierung von zurückkehrenden Kriegsgefangenen beschäftigt, konzentrierten sich sich die Forscher in den 50er Jahren zunehmend auf die Idee der Weiterentwicklung von industriellen Unternehmen. Die Ergebnisse zeigten z. B. daß den hohen Fehlzeiten und dem Rückgang der Produktivität in englischen Bergwerken eine soziale Vereinsamung der Arbeiter zugrunde lag. Die Folge der technologisch bedingten Zerstückelung der Arbeitsgänge war eine fortschreitende Zerstörung sozialer Strukturen am Arbeitsplatz. Die Forscher empfahlen ein Umdenken; der Gesamtkontext des Betriebes, bestehend aus Elementen wie Arbeitsinhalt, Arbeitszeit, Bezahlung, Interaktion, Kommunikation, Entscheidung und Führung, wurde nun vor dem Hintergrund dessen betrachtet, was in den 80er Jahren dann mit dem Begriff „Unternehmenskultur" bezeichnet wird[47].

Die Verbindung zwischen Organisationsentwicklung und Humanistischer Psychologie geht zurück auf die Zeit des „New Deal", einer groß angelegten Reformphase der amerikanischen Politik unter Präsident Franklin D. ROOSEVELT. Ideologisch gestützt durch die liberale Intelligenz

---

46 zum Zusammenhang zwischen Aktionsforschung und Organisationsentwicklung vgl.: FRENCH/BELL, 1977, S. 112 ff.

47 vgl. hierzu: BLEICHER, ZfO 1/1990(a), BREISIG, OE ZfO 2/1990, GETSCHMANN, ZfO5/1992, SCHNYDER, ZfO 4/1991

des Landes, war diese Bewegung eine Verbindung von aktiver und pragmatisch-humanistischer Wirtschafts- und Sozialpolitik, getragen von der
Idee einer langfristigen Demokratisierung der amerikanischen Gesellschaft. Nach der „Great Depression", die 1929 mit dem „Black Friday" ihren Höhepunkt hatte, ging es in den folgenden Jahrzehnten darum, das
Gemeinschaftsgefühl der amerikanischen Gesellschaft neu zu beleben
und die Gesundung der Wirtschaft mit einer Stärkung des Individuums zu
verbinden.

Die Konzepte der Humanistischen Psychologie hatten in den 60er und
70er Jahren eine zweifache Wirkung: zum einen bewirkten die sehr praxisorientierten Konzepte von ROGERS (Gesprächstherapie), PERLS
(Gestalttherapie), COHN (Themenzentrierte Interaktion – TZI –) und
MASLOW (Bedürfnistheorie) ein nachhaltiges Umdenken in sozialen
Praxisfeldern wie Psychotherapie, Beratung, Seelsorge, Familie, Kindergarten, Schule usw. Zum anderen wurden sie zunehmend in die existierenden Konzepte einer betriebswirtschaftlich orientierten Organisationsentwicklung integriert und unterstützten so die Entwicklung von der mechanistischen zur prozeßorientierten Sichtweise in der wirtschaftlichen
Praxis von Handel, Banken und Industrie. Eine sich ständig verändernde
Welt erforderte die prozeßhafte Anpassung individueller Arbeits- und Or-
ganisationsstrukturen an die Ziele des jeweiligen Gesamtsystems – und
umgekehrt. Erklärtes Ziel der prozeßorientierten Organisationsentwicklung war die Erhöhung von Effektivität und Effizienz einer Organisation[48]
bei gleichzeitiger Erhöhung der Arbeitszufriedenheit durch eine Humanisierung der Arbeitsbedingungen. Dahinter stand die Zielsetzung, die
„hard facts der politischen, ökonomischen und technologischen Aspekte
des strategischen Managements mit prozeß- und lernorientierten, spe-
zialen Steuerungsverfahren zu verbinden"[49] und so eine konstruktive

---

48   Dies gilt nicht nur für Organisationen in Wirtschaft und Industrie, sondern inzwi-
     schen genauso für alle Organisationen im Non-Profit-Bereich wie z. B Schulen, Kir-
     chen, Öffentliche Verwaltungen und Behörden, Krankenhäusern, Gefängnissen,
     Beratungsinstitutionen, Parteien, Gewerkschaften, Wohlfahrtsverbände, Theater,
     Museen, Vereine usw (vgl. hierzu die Spezialausgabe der Zeitschrift Organisa-
     tionsentwicklung über das Symposion „Veränderungsstrategien im Non-Profit-Be-
     reich" vom 26.–28.September 1993 in Berlin)
49   TREBESCH, OE 2/1994, S. 5

Verbindung von „Produktivität und Menschlichkeit"[50] zu ermöglichen. Diese Annahme löste in bestimmten Kreisen der Gesellschaft Unverständnis bis Empörung aus. Die Unternehmer – so weitverbreitet innerhalb der 68er-Generation – waren qua Rolle die Gegner und Feinde des Arbeitnehmers und umgekehrt. Abgeleitet aus den Erfahrungen der letzten 200 Jahre galten die Interessen und Sichtweisen beider „Klassen" als grundverschieden und unvereinbar. Die Unternehmer waren so eingeordnet, daß sie ihr Ziel der Profitmaximierung nur durch Unterdrückung und als Ausbeutung des einzelnen Arbeitnehmers erreichen konnten; ihnen wurde ein Menschenbild unterstellt, das den normalen Arbeitnehmer als dem Grunde nach faul, dumm und uninteressiert etikettierte; umgekehrt war der Unternehmer für den Arbeitnehmer ein geldgieriger und zutiefst unsozialer Ausbeuter, der zu menschlichen Regungen nicht fähig war. Die Ziele, die sich aus diesen Sichtweisen ergaben, liegen auf der Hand: die Unternehmer mußten bekämpft und ihre inhumanen Strategien – z. B. durch den kollektiven Zusammenschluß in Gewerkschaften – abgewehrt werden. Umgekehrt gab es aus Sicht der Unternehmer nur die Möglichkeit, durch klar gegliederte hierarchische Strukturen die gewünschte Leistung aus den Arbeitnehmer herauszuholen; erweiterte Freiräume oder Formen von Beteiligung würden – so die damalige Sichtweise – zu einem totalen Chaos führen. Auch die Konzepte der Humanistischen Psychologie wurden in beiden gesellschaftlichen „Lagern" zunächst äußerst kritisch betrachtet bzw. abgelehnt. Die Unternehmer hielten z. B. die von Carl ROGERS formulierten Werte wie Akzeptanz, Wertschätzung und Empathie nicht für geeignet, die von Ihnen angestrebten Unternehmensziele zu erreichen; sie fürchteten eher eine Aufweichung der Arbeitsmoral, wenn psychologische Erkenntnisse in den Arbeitsalltag aufgenommen würden. Auf der anderen Seite waren die Arbeitnehmervertreter in Gewerkschaften und Parteien ebenso kritisch. Ihre Befürchtung war, daß die Integration psychologischer Erkenntnisse einer noch raffinierteren Form der Ausbeutung menschlicher Arbeitskraft Vorschub leisten und zu einer Verwässerung des Arbeitskampfes führen würde.

Diese Sichtweisen und Wahrnehmungen waren Grundlage wirtschaftlichen und politischen Handelns, als sich etwa von 1960 bis in die 80er Jahre hinein die Konzepte der Humanistischen Psychologie als weiterer

---

50   Titel eines gleichnamigen Buches von BECKER, H./LANGOSCH, I., 1990

Grundpfeiler einer bis dahin eher zweckrational orientierten Organisationsentwicklung etablierten. Ganz allmählich vollzog sich eine wissenschaftliche Einordnung in fächerübergreifende Zusammenhänge[51]. Das Konzept einer „Prozeßorientierten Organisationsentwicklung" setzte sich zunehmend durch. Nicht nur große, sondern auch kleinere Organisationen profitierten von der prozessualen Installation z. B. von Qualitätszirkeln (QZ)[52], Corporate Identity (CI)[53], Total Quality Management (TQM)[54], Lean Management[55] usw.

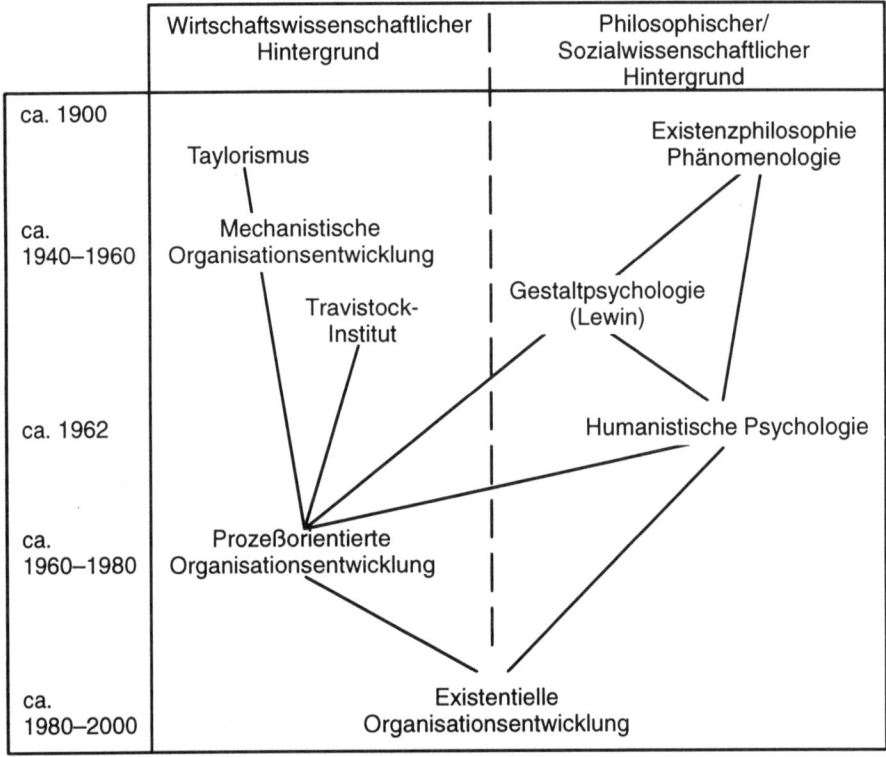

---

51   Einen guten Überblick geben hierzu BECKER/LANGOSCH, 1990, S. 99–145

52   vgl. HAUSER, ZfO 3/1991

53   vgl. SCHNYDER, ZfO 4/1991; VOLK, ZfO 1/1991

54   vgl. KAMISKE, ZfO 5/1992; BRUCH, ZfO 2/1994

55   vgl. HOGREFE, ZfO 2/1994; HINTERHUBER/KRAUTHAMMER, ZfO 5/1994

Als Vermittler zwischen traditionell „kapitalistischem" und „sozialistischem" Denken hat die Organisationsentwicklung inzwischen einen festen und allseits anerkannten Platz, wenn auch eine allgemeine Nutzung ihrer Methoden auf sich warten läßt. Der Dialog zwischen Wissenschaft und Praxis funktioniert, wie der Blick in neuere Bücher[56] und Fachzeitschriften zeigt. Die ehemals mechanistische Sichtweise von Organisationsentwicklung ist mit ihren wertvollen Elementen – vor allem in den Bereichen betriebswirtschaftlicher Fachkenntnis und Organisation – solide in prozeßorientierte Konzepte integriert worden, und es besteht ein breiter Konsens darüber, welche Bedingungen erfüllt sein müssen, um von einer „prozeßorientierten" Organisationsentwicklung zu sprechen:

Übersicht über anerkannte Merkmale „prozeßorientierter" Organisationsentwicklung:

o Rahmenbedingungen klären
o Den Prozeß als Zyklus definieren
o Betroffene zu Beteiligten machen
o Das Menschenbild der Humanistischen Psychologie praktizieren
o Krisen als Motor für Veränderungen betrachten
o Personalentwicklung von Organisationsentwicklung unterscheiden
o Zeit nicht nur mit Geld, sondern auch mit Prozeßdenken verbinden
o Synergie anstreben

Rahmenbedingungen klären

Zu Beginn eines Organisationsentwicklungs-Projektes müssen die Rahmenbedingungen klar sein und in einem Kontrakt festgehalten werden[57]. Er enthält genaue Angaben über Ziele und Laufzeit des Projekts, über finanzielle und personelle Ressourcen. Der Kontrakt ist nicht nur Ausdruck gegenseitiger Verbindlichkeit zwischen den Vertretern der Auftraggeber-Organisation und den externen Beratern, sondern impliziert auch ein öffentliches Bekenntnis der Leitung für einen Veränderungsprozeß.

---

56   z. B. DOPPLER/LAUTERBURG, 1994; FRANKE, 1993; RICHTER, 1994
57   vgl. COMELLI, 1985, S. 102

Den Prozeß als Zyklus definieren

Zwar gibt es Unterschiede hinsichtlich der Begrifflichkeiten sowie der Anzahl der Phasen eines Organisationsentwicklungsprozesses[58], einig ist
man sich jedoch darin, daß er zyklisch im Sinne eines Regelkreises verläuft. Die Phase der Evaluation, die bei der Planung einer Organisationsentwicklung zunächst so etwas wie einen „Endpunkt" darstellt, ist poten-
tiell der „Beginn" eines neuen Prozesses. Externe Berater begleiten dabei nicht nur die Phase der Analyse, sondern mindestens den ersten
Durchgang einer Umsetzung von Veränderungen sowie wie deren Evaluation.

Betroffene zu Beteiligten machen

Es besteht Konsens darin, daß das Gelingen eines Veränderungsprozesses in hohem Maße davon abhängt, daß nicht nur die Führungskräfte,
sondern Mitarbeiter auf allen Ebenen der Organisation von Beginn an beteiligt werden[59]. Sehr verbreitet sind hier sogenannte „Projektgruppen"
oder „Steuergruppen", deren Hauptaufgabe nicht darin besteht, Entscheidungen zu treffen, sondern die Sicherung des Prozesses zu übernehmen und Termingestaltung, Informationsfluß und Transparenz hinsichtlich des laufenden Prozeß zu gewährleisten. Die Rahmenbedingungen, unter denen das Projekt gestaltet wird, bedingen allerdings z. T. große Unterschiede im Grad der Partizipation; die Form der Partizipation
wiederum entscheidet darüber, in welchem Umfang die externe Steuerung im Laufe des Projektes auf eine innerbetriebliche Steuerung einer
„lernenden Organisation" übergehen und eine selbsterfahrungsorientier-
te Entwicklung in Gang setzen kann.

Das Menschenbild der Humanistischen Psychologie praktizieren

Übereinstimmend werden die Konzepte der Humanistischen Psychologie als bedeutsam für die Praxis „Prozeßorientierter Organisationsent-

---

58   vgl. – das NPI–Modell (GLASL/HOUSSAYE 1975, S. 16–28) und
          GLASL/LIEVEGOED, 1993, S.101
          – den Gestalt–Zyklus (NEVIS, 1988, S. 45–59) bzw. das Kontaktmodell
          (Kap. III, Abschnitt 2 in diesem Buch)
          – die Krisenmodelle (GREINER, 1975, S. 495–507;
          BLEICHER, 1992, S. 346 ff.)

59   vgl. COMELLI, 1985, S. 150 ff.; BECKER/LANGOSCH, 1990, S. 32 ff.; GLASL/
       HOUSSAYE, 1975, S. 20/21

wicklung" betrachtet. Es ist weiterhin zu beobachten, daß die weitverbreitete Reduktion der Humanistischen Psychologie auf ihr methodisches Instrumentariums zunehmend abgelöst wird durch eine umfassende gesellschaftlich-philosophische Rezeption ihrer psychologischen Konzepte. Das ursprünglich aus der Arbeitswelt stammende Menschenbild des rationalen und funktionalen Menschen wird zunehmend vom existenz-philosophisch-phänomenologisch orientierten Menschenbildes der Humanistischen Psychologie[60] abgelöst. Ausgangspunkt ist hier ein Mensch, der die Grenzen seiner Persönlichkeit zum Schutz gegen Veränderung nutzt und gleichzeitig motiviert ist, diese Grenzen zu erweitern, Risiken einzugehen und ungenutzte Potentiale zu verwirklichen; im Blickpunkt steht ein Mensch, dessen Energien auf Sinn und Werte im Leben und in der Arbeit ausgerichtet sind, und der bereit ist, Entscheidungen zu treffen und Verantwortung zu übernehmen, wenn man ihn nur läßt.

Krisen als Motor für Veränderung definieren

Es ist die einhellige Meinung unter den Experten, daß Widerstand, Krisen und Konflikte ebenso notwendig für Veränderungsprozesse sind wie Motivation, Harmonie und Begeisterung[61]. Eine Krise kann der Anlaß für einen Organisationsentwicklungsprozeß sein und/oder während des Prozesses auftreten. In jedem Fall wird sie als Chance für die Gesamtorganisation und ihre Mitglieder gesehen, notwendige, oft überfällige Veränderungen ins Auge zu fassen.

Personalentwicklung von Organisationsentwicklung unterscheiden

Es besteht Konsens, daß es nicht ausreicht, wenn ein externes Beraterteam eine Organisation über einen bestimmten Zeitraum betreut und dann wieder geht. Eine „Prozeßorientierte Organisationsentwicklung" erfordert von Beginn an gezielte Maßnahmen der Personalentwicklung[62]. Je nach dem Grad der Partizipation und dem finanziellen Volumen des Projekts geht es vor allem um eine Schulung von prozeßorientierten Schlüsselqualifikationen wie z. B. Gesprächsführung, Teamfähigkeit, Konfliktfähigkeit, Ganzheitliche Wahrnehmung, Vernetzendes Denken,

---

60   zum Menschenbild der Humanistischen Psychologie s. Kap. II in diesem Buch

61   vgl. hierzu die über Krisen definierten Phasenmodelle von GREINER, 1975, und BLEICHER, 1992

62   vgl. COMELLI, 1985, S. 340 f.f; BECKER/LANGOSCH, 1990, S. 80

Projekt- und Prozeßmanagement. Einigkeit besteht – zumindest verbal – auch darin, daß Maßnahmen der Personalentwicklung nicht losgelöst von einem Gesamtkonzept von Organisationsentwicklung durchgeführt werden sollten. Klar ist, daß jede Organisationsentwicklung gewollt oder ungewollt gleichzeitig auch eine Personalentwicklung ist, umgekehrt aber Personalentwicklung nicht per se auch Organisationsentwicklung impliziert.

Zeit nicht nur mit Geld, sondern auch mit Prozeßdenken verbinden

Betriebswirtschaftliches Denken assoziiert traditionell „Geld", wenn der Faktor Zeit zur Diskussion steht. Auch für „Prozeßorientierte Organisationsentwicklung" hat Zeit notwendigerweise etwas mit Geld zu tun; schließlich werden die Honorare externer Berater auch vor dem Hintergrund geleisteter Arbeitsstunden oder -tage berechnet. Darüber hinaus hat Zeit hat im Rahmen des Prozeßdenkens noch andere Aspekte; zum einen werden Organisationsentwicklungsprozesse grundsätzlich über mehrere Monate, wenn nicht Jahre[63] konzipiert, weil Entwicklungs- oder Veränderungsprozesse in Zyklen verlaufen (s. o.). Dieses „Mehr" an Zeit steht zunächst im Widerspruch dazu, daß es andererseits darum geht, immer mehr in weniger Zeit zu erledigen. Zum anderen gilt es, mit dem Paradoxon zu leben, daß in der Gegenwart eine zukünftige Veränderung geplant wird, die nur dann gelingen kann, wenn sie berücksichtigt, daß auch Organisationen „ihre eigene Geschichte und Identität"[64] haben. Auch auf der Ebene des einzelnen Mitarbeiters vollzieht sich Veränderung und Entwicklung in einem mehrstufigen, zyklischen Prozeß. In der Kontakttheorie von PERLS[65] geschieht die eigentliche Veränderung des Individuums in der „gegenwärtigen" Phase des „Kontaktvollzuges", in der sich Vergangenes und Zukünftiges manifestieren[66]. Der gegenwärtige Konsens in dieser Frage besteht darin, daß eine systematisch betriebene Entwicklung auf der individuellen und auch auf der institutionellen bzw. gesellschaftlichen Ebene Zeitgefäße benötigt, die sowohl mit finanziellen

---

63 TREBESCH, OE 2/1994, S. 14 kalkuliert für einen soliden Entwicklungsprozeß „im Durchschnitt 2–4 Jahre"

64 BECKER/LANGOSCH, 1990, S. 52

65 vgl. Kap. III, Abschnitt 2

66 Ein Dankeschön an dieser Stelle für Holger Neumann, der sonntägliche Stunden opferte, um den Abschnitt 3 dieses Buches mit mir zu diskutieren.

Rahmenbedingungen als auch mit dem menschlichen Bedürfnis nach schnellen Ergebnissen kollidieren. Auch der Aspekt der „Endlichkeit", der im existenzpilosophischen Zeitverständnis eine zentrale Rolle spielt[67], gilt im Kontext von Organisationsentwicklung als etwas Paradoxes, weil man „in Strukturen von gestern mit Methoden von heute an Problemen von morgen vorwiegend mit Menschen (arbeitet), die die Strukturen von gestern gebaut haben und das Morgen innerhalb der Organisation nicht mehr erleben werden"[68].

Synergie anstreben

Den Fachleuten ist klar, daß die immer komplexer werdenden Zusammenhänge im Mikro- und Makrokosmos von Organisationen nur durch systemisches Denken und Handeln erfaßt werden können. Organisationen werden als offene Systeme betrachtet, die im ständigen Austausch mit ihrer jeweiligen Umwelt permanenter Veränderung unterworfen sind[69]. Synergiestrategien spielen dabei eine wachsende Rolle. „Prozeß-orientierte Organisationsentwicklung" zielt daher auf optimale Nutzung der im Feld vorhandenen individuellen Ressourcen; hinzu kommt eine Abkehr von der Strategie des Beherrschens hin zur Bereitstellung von Feldern, in denen die Mitglieder einer Organisation sich gegenseitig darin unterstützen, die Qualität der Zusammenarbeit und damit auch die Qualität ihrer individuellen Arbeit zu verbessern[70].

3.2 Von der „prozeßorientierten" zur „existentiellen" Organisationsentwicklung

Parallel zur Entwicklung von der „mechanistischen" zu einer „prozeß-orientierten" Organisationsentwicklung vollzog sich ein Paradigmenwechsel globalen Ausmaßes, der auf das konzeptionelle Denken und Handeln im Bereich der Organisationsentwicklung einen nachhaltigen

---

67 vgl. die Ausführungen über Existenzphilosphie in diesem Buch (Kap. II)

68 BLEICHER, ZfO 3(1990, S. 153

69 vgl. BLEICHER, ZfO 3/1990(b), S. 157 ff., COMELLI, 1985, S. 182/183; BECKER/LANGOSCH, 1990, S. 50–54

70 Sehr interessant in diesem Kontext: die Durchführung von „Zukunftswerkstätten" (vgl. BUROW, 1995)

Einfluß hatte und haben wird. Ich meine den Wandel von der Industrie-
zur Informations- bzw. Wissensgesellschaft. Dieser Wandel ist vergleich-
bar mit dem Übergang von der Agrar- zur Industriegesellschaft. Allerdings vollzieht er sich in einem rasanten Tempo. Der Wandel zur Industriegesellschaft dauerte mehrere Jahrhunderte, während der jetzige
Wandel zur Informationsgesellschaft eigentlich in den zwei Jahrzehnten
von Mitte der siebziger Jahre bis heute festgemacht werden kann. Diese
veränderte Zeit-Dimension stellt gleichzeitig andere Themen in den Mittelpunkt des Wandels. Es wird deutlich, daß die Gesellschaft und ihre
Menschen das rasante Entwicklungstempo und die zunehmende Flut
von Informationen auf Dauer nicht werden verarbeiten können: „Auf der
Zeitachse haben wir ständig größer werdende Veränderungen in immer
kürzeren Aktions- und Reaktionszeiten zu bewältigen"[71]. Begrenzte Ressourcen und ökologische Probleme zwingen die Menschen zu existentiellen Fragestellungen und werfen den Einzelmenschen zunehmend zurück auf sich selbst und auf seine Beziehungen zu seinen Mitmenschen;
und zwar unabhängig davon, über wieviel Macht, über welchen Rang
oder Status der einzelne in seinem jeweiligen Kontext verfügt. Die Wertefrage stellt sich neu. Die individuelle Frage nach dem Sinn des Lebens
verbindet sich mit der kollektiven Frage nach den Bedingungen für ein
Überleben des Planeten Erde. Der amerikanische Zukunftsforscher John
NASBITT[72] formulierte in diesem Zusammenhang für die globale Entwicklung u. a. folgende „Megatrends":

- von der Volks- zur Weltwirtschaft
- von kurzfristiger zu langfristiger Planung
- vom Zentralismus zur Dezentralisierung
- von institutioneller Versorgung zur Selbsthilfe
- von der repräsentativen zur partizipatorischen Demokratie
- von der Hierarchie zum Netzwerk
- vom Entweder-Oder zur Entscheidungsvielfalt

---

71 BLEICHER, ZfO 3/1990(b), S. 153

72 Psychologie Heute, Januar 1984; in dem von BÜHMANN/VOLL herausgegebenen
    Reader „TZI und Wirtschaft, Bd. 2" formulieren BÜHMANN/MOSER auf S. 7–12
    analog folgende Trends: 1. Die Komplexität nimmt zu, 2. Orientierung an Kunden
    und Märkten, 3. Von zentralen Strukturen, 4. Die Geschwindigkeit des Wandels er-
    höht sich, 5. Mit dem Mangel leben lernen, 6. „Sowohl-als-auch" statt „entweder-
    oder", 7. Grenzen werden durchlässig.

Nicht nur der Zusammenbruch des real existierenden Sozialismus bestätigt diese Trends; auch die zunehmende Auflösung sicherheitsspendender Ordnungsstrukturen, wie sie über Jahrhunderte von den Kirchen, Parteien, von der Wissenschaft und nicht zuletzt von der „Institution Familie" zur Verfügung gestellt wurden, befreien den Einzelmenschen zwar von jahrhundertealten Zwängen und eröffnen ihm ungeahnte Freiheitsräume, konfrontieren ihn gleichzeitig aber unerbittlich und z. T. gnadenlos mit seiner individuellen Verantwortung. Der damit einhergehende Wertewandel wird von Ruth COHN als Vertreterin der Humanistischen Psychologie ebenso betont[73] wie von Rudolf MANN, dem Vertreter einer visionären Unternehmensentwicklung[74]. Der Zukunftsforscher Alvin TOFFLER spricht von einem „Machtbeben"[75] globalen Ausmaßes, das er in erster Linie an einem radikalen Wandel des wirtschaftlichen Werte-Denkens festmacht. In der vorindustriellen Gesellschaft bestand die Wertschöpfung aus der Bearbeitung von Grund und Boden; danach war es die effektive Nutzung von Maschinen sowie die Ausbeutung der menschlichen Arbeitskraft, die – insgesamt gesehen – gesellschaftlichen Reichtum bescherte. Nun, so TOFFLER, sind wir dabei, ein völlig neues Wertschöpfungssystem zu entwickeln, das nochmals mit einem radikal veränderten Verständnis von Arbeit einhergeht. Aufgabe einer „Existentiellen Organisationsentwicklung" wird es sein, diesen globalen Wertewandel in der Praxis zu integrieren.

Das ganzheitliche Wissen breit entfalten

Der Kern des neuen Verständnisses von Arbeit ist die zentrale Rolle des Wissens. Gemeint ist hier nicht nur kognitives Fachwissen, sondern auch „der Rückgriff auf Menschen in ihrer Gabe, Gesamtzusammenhänge zu erkennen und Entwicklungen zu beurteilen"[76]. Um dieses Wissenspotential zu entfalten, müssen zum einen die Strukturen von Arbeit und die Arbeitsabläufe verändert werden; flexible Informationssysteme treten zunehmend an die Stelle bürokratischer Wissensorganisation; Hierarchien werden abgeflacht, große Systeme werden in dezentrale, autonome klei-

---

73 „Es geht um Werte" heißt Kap. 18 ihres Buches „Gelebte Geschichte der Psychotherapie", S. 427–490

74 MANN, R., 1990

75 Titel eines gleichnamigen Buches, erschienen 1991

76 BLEICHER, ZfO 3/1990(b), S. 157

nere aufgeteilt, die Wege des Wissens werden insgesamt kürzer. Andererseits und gleichzeitig benötigt diese strukturelle Veränderung eine Weiterentwicklung sowohl auf der interaktionellen wie auf der philosophischen Ebene eines Mit-Seins im ökologischen bzw. existentiellen Sinne. Das Wissen um sich selbst und den Kollegen als Mit-Menschen mit einem legitimen Anspruch auf Anerkennung und Wertschätzung seiner individuellen Einzigartigkeit und die Anforderungen an die fachliche, kommunikative, emotionale und kreative Kompetenz müssen ergänzt werden um eine „synergetische" Dimension[77], wie sie im Menschenbild der Existenzphilosophie und der Humanistischen Psychologie bereits enthalten ist.

Die Sinn- und Wertefrage neu stellen

Dieser Qualitätssprung ist möglich, wenn aufgrund zunehmender Arbeitslosigkeit, fortschreitender Sinnlosigkeit der vorhandenen Arbeit und globaler Umweltzerstörung der Daseinszweck gesellschaftlicher Organisationen – in Unternehmen ebenso wie in Schulen und Behörden – hinterfragt wird; dann können auch diejenigen, deren Existenz mit Organisationsentwicklung verbunden ist, der Frage nach dem Daseinszweck ihrer eigenen Organisation bzw. ihrer Selbständigkeit nicht mehr ausweichen; d. h. wenn die Sinnfrage von Arbeit zunehmend ins Zentrum des Bewußtseins aller Gesellschaftsbereiche dringt, dann bekommt die Frage der Glaubwürdigkeit zunehmend mehr Gewicht, und die Frage der Motivation wird nicht mehr nur mit Geld zu tun haben, sondern zunehmend „eine Frage des Gewissens sein. Sie ist nicht mehr zu trennen von Wahrhaftigkeit und von der Bereitschaft, die Verantwortung für die Folgen unseres Tuns auf uns zu nehmen"[78]. Während die Frage nach dem Sinn jahrhundertelang eher abgehoben in philosophischen oder theologischen Zirkeln diskutiert wurde, bekommt sie plötzlich eine existentielle Bedeutung. BLEICHER[79] begründet dies so: „Ganzheitlichkeit ist ohne Sinnbezug undenkbar, denn das Wesen von Zusammenhängen im Wechselspiel von Teilen und Ganzem erschließt sich erst über die Konstruktion eines Sinnes." Bezogen auf die bereits erwähnte Schwierigkeit, immer komplexere Zusammenhänge in immer kürzeren Zeiträumen bewältigen zu müssen, kann davon ausgegangen werden, daß es über die Sinnfrage gelingen

---

77   vgl. BUROW, O.-A., 1995
78   HASPER/GLASL, S. 16
79   ZfO 3/1990(b), S. 161

kann, die Komplexität des Kosmos zu reduzieren, ohne ihn dabei zu zerstören. Gelingt es – so BLEICHER[80] – „strukturelle und kulturelle Formen zu finden, die eine Sinnfindung für die Mitarbeiter gestatten, dürfte sich der Widerspruch des Postulats der Ganzheitlichkeit mit den restringierenden Gegebenheiten arbeitsteilig strukturierter Organisationen, die diesem Postulat entgegenstehen, aufheben". Das Instrumentarium der „Prozeßorientierten Organisationsentwicklung" ist sehr geeignet, die Vision von Sinnfindung durch eine Reduktion der Komplexität von Sinn tatkräftig zu unterstützen und damit den Boden für eine „Existentielle Organisationsentwicklung" zu bereiten. Es gilt, die verschiedenen Ebenen von Sinn, nämlich:

Sinn schöpfen

Sinn leben

Sinn verfehlen

Sinn verhandeln

Sinn evaluieren

für alle Menschen zugänglich, erlebbar und verfügbar zu machen und damit die Grundlage für eine neue Form kollektiver Verantwortung zu legen, die darin besteht, daß der jeweils einzelne die Motivation zur Übernahme individuelle Verantwortung aus einem Bewußtsein schöpft, das ihn als existentiellen Teil eines betrieblichen oder gesellschaftlichen, sprich: kollektiven Ganzen definiert.

Ein neues Führungsverständnis entwickeln

Die „Prozeßorientierte Organisationsentwicklung" verfügt , wie ich weiter oben ausgeführt habe, inzwischen über ein hohes Qualitätsniveau. Der Qualitätssprung hin zu einer „Existentiellen Organisationsentwicklung" als Beitrag zum gesellschaftlichen und Sinneswandel bedarf jedoch eines neuen Verständnisses von Führung. Dieses neue Führungsverständnis betrifft nicht nur diejenigen, die formal eine leitende Rolle innehaben, sondern alle Beteiligten eines solchen Prozesses:

Führungskräfte in der Auftraggeber-Organisation

Die leitenden Personen in den Institutionen zeigen Führung, indem sie sich auf den Gesamtrahmen einer „Existentiellen Organisationsentwicklung" verpflichten, in schwierigen Phasen zu dieser Entscheidung stehen,

---

80   a.a.O.

Widerstand und Depression aushalten und sich den eigenen Stimmungen und Unklarheiten ebenso stellen wie dem Beziehungsgefüge auf den verschiedenen Ebenen der Organisation. Dies beinhaltet das Führen von Mitarbeitern ebenso wie das Geführt-Werden durch Mitarbeiter. Das neue daran ist die Umsetzung der Erkenntnis „nur wer folgen kann, kann auch führen"[81] und die Zielsetzung, nicht nur die anderen, sondern auch sich selbst so zu leiten, daß die Wachstumskräfte gefördert und die krankmachenden Kräfte zurückgedrängt werden. Das Einfordern von moralischer Integrität, Kreativität, Authentizität, Flexibilität, Kommunikationsfähigkeit, Konfliktfähigkeit, vernetzendem Denken, Einfühlungsvermögen usw hat immer zwei Adressaten: die Mitarbeiter und sich selbst.

Mitarbeiter in der Auftraggeber-Organisation

Mitarbeiter zeigen Führung, indem sie sich ebenfalls auf den Gesamtrahmen einer „Existentiellen Organisationsentwicklung" verpflichten und „Führung von unten" praktizieren. Aus der Perspektive des Mitarbeiters wird es nicht mehr ausreichen, re-aktiv tätig zu werden, d. h. wenn es darum geht, „gegen" etwas zu sein, etwas zu verhindern oder abzuwehren; tatsächliche Beteiligung erschöpft sich nicht darin, Teilhabe an der Macht zu erkämpfen und zu „haben" bzw. anderen wegzunehmen, sondern sie aktiv, konstruktiv und kreativ auszufüllen und vor allem auch darin, die daraus resultierende Verantwortung zu übernehmen. In Abwandlung des COHNschen Autonomie-Interdependenz-Axioms hieße das: je größer der Beteiligungsraum des Mitarbeiters ist, desto größer ist seine Verantwortung, die oft sehr starren, einengenden und abhängig machenden Rahmenbedingungen, innerhalb derer diese Freiräume existieren, zu respektieren und in der Folge auch mit-zu-verantworten.

Externe Berater

Externe Berater zeigen Führung, indem sie die gegenseitige Verpflichtung von Auftraggeber-Organisation und Berater-Organisation auf den Gesamtrahmen einer „Existentiellen Organisationsentwicklung als Grundlage für eine Zusammenarbeit einfordern, aushandeln und ihre prozeßhafte Überwachung betreuen. Ihre spezifische Führungsaufgabe besteht darin, ihre fachliche Qualifikation zur Verfügung zu stellen und die Organisation auf dem Weg der Veränderung im Sinne einer „Hilfe zur

---

81   vgl. PECHTL, S. 170

Selbsthilfe" zu begleiten. Außerdem gilt für sie dasselbe, was oben über Führungskräfte und Mitarbeiter gesagt wurde: im Rahmen des Gesamtprozesses werden sie nicht nur in ihrer spezifischen Rolle als externe Fachleute, sondern als „ganze" Menschen benötigt, die für die permanente Auseinandersetzung über den Entwicklungsprozeß sowie dessen Philosophie als „Person" zur Verfügung zu stehen haben; hinsichtlich der Gleichzeitigkeit von „Leiten und Geleitet-werden" unterscheiden sie sich von den anderen Prozeßbeteiligten weder innerhalb der zu beratenden Auftraggeber-Organisation noch innerhalb der eigenen Berater-Organisation.

Betroffene zu Beteiligten machen und: Beteiligte zu Betroffenen machen – Selbstorganisation in den Mittelpunkt der „lernenden Organisation" rücken

Ein solches Führungsverständnis würde jedem Beteiligten ermöglichen, innerhalb seiner spezifischen Fähigkeiten Führung und Verantwortung zu übernehmen und in anderen Bereichen Führung zuzulassen und „folgen" zu können. Nicht nur die Notwendigkeit, sondern auch Licht und Schatten von Führung werden „erfahrbar" und niemand wird demjenigen, der einen größeren Zusammenhang zu verantworten hat, einen entsprechend großen Führungsrahmen streitig machen bzw. derjenige, der ganz wenig Macht hat, wird wissen, warum das so ist und welche Vorteile das auch hat. Durch diese intensive Vernetzung von Wahrnehmungsperspektiven und Kompetenzen wird die Vision einer gemeinsamen gesellschaftlichen Verantwortung greifbar. Es wird vorstellbar, daß Rationalität und Ordnungsvorstellungen auf gesamtgesellschaftlicher Ebene ergänzt werden um Emotionalität, Intuition und Unordnung, daß der Wert stabiler Gleichgewichte ergänzt wird um den Wert der Gelassenheit bei Ungleichgewicht, daß unser Handeln nicht mehr so sehr konkurrenzorientiert und fortschrittsgläubig, sondern in erster Linie personenzentriert, ökologisch und ethisch glaubwürdig ist, daß das Mißtrauensklima einem Vertrauensklima weicht, daß das Streben von Führungskräften nicht nur darauf gerichtet ist, die Macht zu sichern bzw. auszuweiten, sondern auch „loszulassen" und Macht abzugeben bzw. zu teilen[82]. Diese Vision erfordert zum einen eine Rückbesinnung auf Solidarität und andere radikal-huma-

---

82   vgl. hierzu: SERVATIUS, ZfO 3/1994, S. 158

nistische Werte des Marxismus[83] und integriert andererseits Werte der östlichen Philosophie des Taoismus sowie Elemente der Chaostheorie[84]. Rudolf MANN[85] hat diesen Sinnes-Wandel zum Neuen Bewußtsein in zehn Punkten zusammengefaßt.

Der Wandel zum Neuen Bewußtsein

Altes Bild	Neues Bild
Unternehmen sind wie Maschinen steuerbar	Unternehmen sind lebende Organismen
Ökonomie, Ethik und Ökologie sind Gegensätze	Ökonomie, Ethik und Ökologie sind vereinbar
Unternehmen sind Objekte, getrennt von uns selbst	Wir selbst sind ein Teil des Unternehmens, es lebt aus uns
Menschen sind Kostenfaktoren, das Ziel ist Einsparung	Menschen sind Träger der Unternehmenspotentiale, das Ziel ist Entfaltung
Gewinn ist das Ergebnis eines richtigen Ertrags- und Kostenmanagements	Gewinn ist die Belohnung der Marktwirtschaft für akzeptierte Einzigartigkeiten
Kunden gehören zu Zielgruppen, die man systematisch akquirieren muß	Kunden sind Menschen, die – wie wir selbst – lieben und geliebt werden wollen
Klare Entscheidungen und konsequente Durchsetzung, notfalls mit Druck, bringen den Erfolg	Die Lebensenergie des Unternehmens fließt nur durch Sog über die Mitarbeiter aus der universellen Quelle
Führung heißt: Ziele vorgeben, entscheiden und kontrollieren	Führen heißt, Konsens suchen durch Einbeziehen aller
Unternehmen sind das Ergebnis von Markt, Umfeld und Management	Unternehmen sind so, wie unsere Visionen sie erschaffen
Groß, zentral und straff ist das Erfolgsbild eines zukunftsorientierten Unternehmens	Klein, überschaubar und dezentral autonom sein, sichert das Überleben bei Turbulenzen

entnommen aus: MANN, 1990, S. 25

Sehr ermutigend finde ich in diesem Zusammenhang den Ausbau des Konzepts der „Lernenden Organisation", wo die Mitglieder der Organisation den eigenen Wandel als Prozeß definieren, diesen Prozeß bewußt planen, steuern und auswerten. Dieses Denken geht über den Aspekt

---

83   vgl. FROMM, 1981; AKTOUF, OE 2/1994
84   vgl. MÜRI, 1989; TURNHEIM, 1991
85   MANN, 1990

von formaler „Beteiligung" hinaus und zielt auf den Übergang von der be-
lehrenden zur „lernenden Organisation". Für LUMPE[86] ist dieser Übergang dadurch gekennzeichnet, daß die Beteiligten eines Entwicklungsprozesses lernen „verantwortungsbewußt mit Freiräumen umzugehen"
und der „Selbstorganisation" einen gewichtigen Platz einzuräumen:
„Selbstorganisation beschreibt das Vermögen einer Gruppe . . ., zweck-
gerichtet eine Ordnung zu gestalten. Damit sind die Anfänge der Über-
gänge beschrieben: Verständigung darauf, daß man sich als Team auf
den Weg machen will und der Selbstorganisation der Subsysteme Freiräume zugesteht"[87]. Ein praktisches Beispiel geben BAMBERG/DUCKI[88]
aus einem Organisationsentwicklungsprojekt, das in Zusammenarbeit
mit der Industriegewerkschaft Chemie, Papier, Keramik durchgeführt
wurde. Traditionell gibt es eine klare Trennung zwischen der im Gesetz
geregelten Mitbestimmung, die in der Praxis durch Betriebs- und Personalräte wahrgenommen wird und solchen Formen von Mitbestimmung,
die auf der Basis von Organisationsentwicklung entstehen. Die Industriegewerkschaft Papier, Chemie, Keramik erprobte in 30 Betrieben das Be-
teiligungsmodell „PROBE" (Projektorientierte Betriebsratsarbeit), in dem
gewählte Betriebsräte die Rolle eines „Change Agent" übernehmen. Die
Autorinnen beschreiben sehr anschaulich, wie es möglich ist, über die
„Kombination betrieblicher Problemlösegruppen und betrieblicher Mitbestimmung"[89] die Kompetenzen derjenigen, die qua Rolle über die Beteiligung der Mitarbeiter zu wachen haben, optimal zu nutzen. Vordergründig
erweckt dieses Projekt den Eindruck einer Personalentwicklungsmaß-
nahme für Betriebs- und Personalräte; tatsächlich ist es aber eine weiter-
entwickelte Form von prozeßorientierter Organisationsentwicklung, weil
die Vermittlung von Prozeßkompetenz, Fachkompetenz, Methodenkom-
petenz und Sozialer Kompetenz an die von den Mitarbeitern gewählte
Vertreter mit einer Veränderung der Unternehmensphilosophie einhergeht. Der Slogan „Prozesse gestalten statt Interessen verwalten" ermöglicht eine Auflösung des Gegensatzes zwischen Kapital und Arbeit zugunsten einer gemeinsam verantworteten Weiterentwicklung der Ge-

---

86   1994; vgl. auch FRANKE, J., 1993, S. 68 ff.

87   a.a.O., S. 151

88   OE 1/1995

89   a.a.O., S. 23

samtorganisation und löst den gängigen OE-Slogan „Beschäftigte zu Beteiligten machen" tatsächlich ein. Eine solche Selbstorganisation bedarf
aber, soll sie später zu einer tragenden Säule einer „lernenden Organisation werden, umfassender prozeßqualifizierender Maßnahmen im Bereich der Personalentwicklung. BAUER-STERNBERG/SCHAPER[90] weisen in diesem Zusammenhang zu Recht darauf hin, daß Personalentwicklung „nicht per se einen Wertehintergrund wie die Organisationsentwicklung" hat[91], sondern erst dann, wenn die Führungsspitze der Auftraggeber-Organisation genauso wie die Berater-Organisation dem Menschenbild der Humanistischen Psychologie verpflichtet sind. Fehlt eine
solche gegenseitige Verpflichtung wie z. B. „Der Mensch als Gestalter
seiner Umwelt"[92], ist die Stabilität einer „Existentiellen Organisationsentwicklung" nicht gegeben. Negativbeispiele dafür gibt es genug, wenn
z. B. Organisationen während eines Organisationsentwicklungsprozesses in eine wirtschaftliche Krise geraten; sehr schnell gerät dann das große Ganze aus dem Blick, und der Rückfall in alte Macht- und Denkstruktu-
ren führt z. B. dazu, Prinzipien wie Beteiligung, Information und Transparenz zu verlassen und die Belegschaft noch stärker in solche mit sicheren
und solche mit unsicheren Arbeitsplätzen aufzuteilen. Was dabei pas-
siert, ist bedeutsam: die Risiken, die im Rahmen einer „Existentiellen Organisationsentwicklung" gemeinsam gelöst werden müßten, werden ohne diesen Wertekontext auf dem Rücken unterprivilegierter Menschen
abgeladen[93]. Dem Konzept der „lernenden Organisation" wird auf diese
Weise der Boden entzogen.

Es betrifft beide:
Auftraggeber-Organisationen und Berater-Organisationen

Die Entwicklung zu einer „Existentiellen Organisationsentwicklung" bedarf einer vernetzenden Strategie zwischen Auftraggeber-Organisationen und Berater-Organisationen. SCHMID[94] weist in einem sehr interessanten Beitrag darauf hin, wie schwierig es für die professionellen Berater

---

90   1994
91   a.a.O.
92   a.a.O.
93   Trotz des in Japan weitverbreiteten Konzepts von „Lean Production" arbeitet nur
     ca. ein Drittel aller Japaner in Stammbelegschaften
94   OE 1/1995

ist, mit den steigenden Anforderungen an Flexibilität und Dynamik kompetent umzugehen und plädiert für eine Schulung der „funktionalen Intuition". Er meint damit die Fähigkeit, ein „geläutertes Gefühl für das Machbare und für den günstigen Moment"[95]. Diese Kompetenz möchte er sowohl in der Persönlichkeit der Berater als auch in der Konzeptbildung von Beratungsteams bzw. Beratungsorganisationen weiterentwickelt wissen und damit eine Ausrichtung auf professionelle Identität erreichen, die nicht nur auf Rollen- und Methodenkenntnis, sondern auch auf „Selbsterkenntnis" beruht. Denn, so könnte man sagen, wie man in den Wald ruft, so schallt es heraus. Die Mitglieder von Beratungsorganisationen werden im Zuge eines externen Beratungsprozesses genau die Philosophie in die zu beratende Institution hineintragen, die sie intern in ihrer eigenen Organisation selbst praktizieren. Es entsteht eine Kettenreaktion:

1. Eine Organisation (Auftraggeber) entscheidet sich für externe Beratung; Basis dieser Entscheidung ist in der Regel nicht der Wunsch, die Organisationskultur und -philosophie als Ganzes zu verändern, sondern schlicht der Wunsch nach Steigerung von Effektivität und Effizienz. Hat diese Organisation viel Geld, fehlt es oft an der notwendigen Motivation für tatsächliche Veränderung; ist sie in einer Krise, stehen die externen Berater von Beginn an unter dem Druck, die Krise möglichst schnell und kostengünstig zu beseitigen; für grundlegende Veränderungsprozesses ist kein Platz in Köpfen und Kassen.

2. In beiden Fällen hängt es von der Beratungskultur und Philosophie der externen Berater ab, ob sie einen solchen Auftrag annehmen oder nicht[96]. Gehört es zu ihrem Selbstverständnis, sich intern z. B. im Hinblick auf ihr Menschenbild in einem kontinuierlichen Prozeß konzeptionell mit der Sinnhaftigkeit ihres Tuns auseinanderzusetzen, dann käme es in beiden Fällen bereits zu Beginn zu einer grundsätzlichen Werte-Klärung und Beratung des potentiellen Auftraggebers über die Einordnung des Beratungswunsches über den ökonomischen Bereich hinaus in philosophische und gesellschaftspolitische Zusammenhän-

---

95 a.a.O., S. 45

96 BAUER–STERNBERG/SCHAPER (1994) erklären hierzu eindeutig, daß bereits in diesem Stadium „mancher Beratungskontakt gar nicht erst zustande"kommt bzw. sie „den Beratungsprozeß vorzeitig beenden", wenn sich ein „Abweichen von den grundsätzlichen Wertorientierungen" über einen längeren Zeitraum als nicht korrigierbar erweist.

ge[97]. Im Mittelpunkt einer solchen Werteklärung stünde dann weniger die fachlich-methodische Kompetenz der Beratungsfirma und ihrer Mitarbeiter, sondern die Frage des Menschenbildes, aufgehängt an Themen wie:

- Führung und Macht: Direktiv oder Nondirektiv? Top-down oder Bottom-up?
- Zeit: Immer effektiver in immer weniger Zeit?
- Geld: Existentielle Bedeutung oder Instrument?
- Entscheidung und Verantwortung: Nur in der Führung oder für alle?

3. Der Blickwinkel, unter dem der Auftraggeber in einen solchen OE/PE-Prozeß einsteigt, ist demnach sehr entscheidend beeinflußt vom Selbstverständnis der Beratungsfirma und der damit einhergehenden Philosophie und Beratungskultur. Je nachdem, mit welchem Selbstverständnis die Berater-Organisation auftritt, stellt die Leitung bzw. die Führungsgruppe der Auftraggeber- Organisation die Frage nach der Sinnhaftigkeit ihres Tuns oder nicht.

4. Das letzte Glied in der Kette sind dann die Mitarbeiter des Auftraggebers. In der Regel füllen sie die Beteiligungsräume, die ein Organisationsentwicklungsprozeß bietet, auf jeden Fall formal aus; schließlich geschieht dieses in ihrer Arbeitszeit und es gibt zunächst keinen Grund, die Mitarbeit zu verweigern. Ein tatsächliches Engagement wird allerdings nur über eine für sie nachzuvollziehbare Sinnhaftigkeit des Projekts zu erreichen sein. Da die Sinnhaftigkeit solcher Projekte oft erst mit großer zeitlicher Verzögerung[98] erfahrbar wird, muß diese zeitliche Lücke mit „Vertrauen" gefüllt werden. Im Idealfall verfügt man selbst über dieses Vertrauen. Fehlendes Selbst-Vertrauen kann durch Führungspersonen, Kollegen oder externe Berater überbrückt werden.

---

97   Ob eine kontinuierliche Klärung der Beratungskultur zum Selbstverständnis einer Beratungsfirma gehört und somit als als Konzept-Baustein eines Gesamtkonzepts von OE und PE installiert ist, hängt natürlich entscheidend davon ab, ob sich die Beratungsfirma dieses finanziell leisten kann.

98   Es kann Jahre dauern, den Sinn einer OE-Maßnahme für den einzelnen Mitarbeiter erfahrbar zu machen.

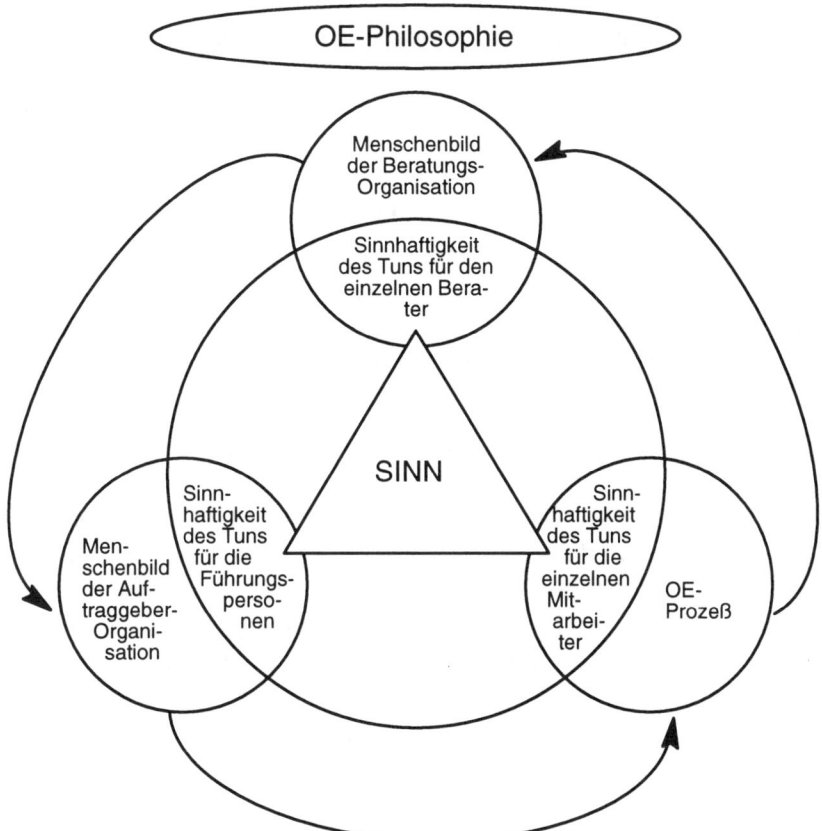

Die Stabilität eines hierfür nötigen Vertrauens, das nicht nur zu Beginn, sondern gerade auch in Krisenzeiten trägt, ergibt sich aus dem Menschenbild-Hintergrund der Führungspersonen und der externen Berater. Und hier schließt sich der Kreis: Wie die Abbildung zeigt, ermöglicht die konzeptionelle Verankerung der Frage nach der Sinnhaftigkeit des individuellen Tuns bereits in der Beratungsfirma eine entsprechende Haltung der Führungspersonen des Auftraggebers; dieses wiederum schafft Vertrauen in einen Veränderungsprozeß und ermöglicht das Erleben von Sinnhaftigkeit für den einzelnen Mitarbeiter.

Rückblickend könnte man den Weg von der „mechanistischen" zu einer auf „Sin" orientierten und orientierenden „existentiellen" Organisationsentwicklung in Kürze so zusammenfassen: *Mechanistische OE*: Bewältigt die industrielle Komplexität durch Detailplanung, Kommando, Rationalität und Funktionalität; *Prozeßorientierte OE*: Mobilisiert das Individuum, verharrt dabei aber im Rahmen von Rationalität und äußeren

Zwecken, um Komplexität mit Wandel zu verbinden; *Existentielle OE*: Löst Komplexität in Sinnfragen auf und stellt damit Sinn und Zweck von Arbeit und Tätigkeit des Menschen in den Mittelpunkt von „Entwicklung".

Personalentwicklungsmaßnahmen, die den Sinn von menschlicher Tätigkeit in den Mittelpunkt rücken, sind Wegbereiter einer „Existentiellen Organisationsentwicklung", weil die Mitarbeiter nach abgeschlossener Qualifizierung weit wertvoller für den Auftraggeber sind als die externen Berater. Sie können die Schlüsselqualifikationen weit besser in die Prozesse der eigenen Organisation integrieren als Externe. Die Verwirklichung einer dadurch möglichen umfassenden Organisationskultur und deren Konsolidierung kann letztlich nur mit hochqualifizierten „Internen" gelingen. Wenn es der Beratungsorganisation nicht gelingt, einerseits eine „Existentielle Organisationsentwicklung" für die Gesamtorganisation qualifiziert zu begleiten und gleichzeitig eine interne Prozeßqualifizierung für die Mitarbeiter auf den Weg zu bringen[99], wird der Versuch, die Unternehmenskultur nachhaltig auf ein höheres Niveau zu heben, früher oder später scheitern. Die Verantwortung hierfür liegt gleichermaßen bei den Verantwortlichen der Auftraggeber-Organisation und denen der Berater-Organisation.

„Existentielle Organisationsentwicklung" braucht ihre eigene
„Prozeß-Sicherung"

Die konsequente Umsetzung dieser Vision in die Praxis ist natürlich sehr schwierig und bedarf sicherlich eines langen Atems. TREBESCH[100] zitiert z. B. eine Studie des amerikanischen ODN (Organizational Development Network), einer 2000 Mitglieder zählenden Vereinigung von Organisationsentwicklungs-Fachleuten. Das Ergebnis möchte ich in der folgenden Tabelle veranschaulichen: Es besteht eine Spannung zwischen den formulierten Zielen und der Praxis von Organisationsentwicklung. Theoretisch stehen humane Werte im Mittelpunkt des Interesses, die Praxis ist dagegen zu einseitig auf Effektivität und Effizienz gerichtet mit dem Ergebnis, daß „die gemeinsame Optimierung von Humanität und Produktivität also nicht Realität, sondern Ziel" ist[101].

---

99   in Anlehnung an den Begriff „Training on the job" wäre dies „Training on the process"

100 OE 2/1993, S. 76/77

101 a.a.O., S. 77

Werte	Schwerpunkt		Theorie und Praxis	
	in der Theorie	in der Praxis	im Gleich-gewicht	im Un-gleich-gewicht
Offenheit der Kommunikation	x	x	x	
Ownership für die Prozesse schaffen (Handlungsfähigkeit)	x	x	x	
Zusammenarbeit/Partizipation	x	x	x	
Empowerment der Mitarbeiter	x			x
Genauere Ursachenanalyse	x			x
Die „Lernende Organisation" installieren	x			x
Effektivität und Effizienz steigern		x		x
Produktivität steigern		x		x

Wie diese Umfrage zeigt, ist der Weg noch weit, und nur die konsequente und kontinuierliche Verwirklichung

- o von verantwortlicher Teilhabe und Entscheidungsgewalt über das Wissen und damit auch über Macht und Geld
- o von Sinnfindung
- o von Qualifikation über Selbstorganisation in „lernenden Organisationen"

ermöglicht die Weiterentwicklung von Organisationen und Institutionen hin zur Gesamtorganisation einer Gesellschaft, die unter Verzicht auf den im „Gotteskomplex"[102] begründeten Glauben an die Allmacht des Menschen den gesellschaftlichen Sprung zu einer „konstruktiven Koexistenz"[103] in Produktions- und Interaktionszusammenhängen wagt, ohne dabei dem Einzelmenschen das vorzuenthalten, was er so dringend braucht: die Anerkennung seiner jeweiligen Einzigartigkeit[104]. Wie ich ausgeführt habe, befindet sich die Organisationsentwicklung hierfür auf einem hohen Qualitäts- und Konsensniveau; gleichzeitig ist man sich einig in der Sorge um die gesellschaftliche Zukunft, und es gibt ermutigende Initiativen und Projekte in die richtige Richtung. Um die Kräfte hin zu einer „Existentiellen Organisationsentwicklung" zu organisieren und den

---

102 RICHTER, H. E., 1986

103 vgl. PECHTL, W., 1991, S. 195 ff.

104 GERKEN, 1991, spitzt diesen Gedanken in seinem Bestseller „Management by Love" noch zu, wenn er sagt: „Im Grunde ist Management organisierte Liebe zum Zweck von Effizienz und Gewinn" (S. 44)

dazu notwendigen Entwicklungsprozeß zu sichern, möchte ich vier Leitlinien formulieren:

1. Anerkennung des Menschenbildes der Humanistischen Psychologie von Auftraggeber- und Berater-Organisationen als übergeordnetes und verpflichtendes Merkmal der Zusammenarbeit; das bedeutet einen radikalen und konsequenten Rückbezug allen Organisationsentwicklungs-Handelns auf das existenzphilosophisch und phänomenologisch geprägte Menschenbild der Humanistischen Psychologie.

2. Beseitigung des Widerspruchs zwischen Anspruch und Wirklichkeit einer „Prozeßorientierten Organisationsentwicklung", d. h. konsequente und konkrete Verwirklichung der verbal und in der Literatur mit einem hohen Grad an Konsens ausgestatteten Merkmale einer „Prozeßorientierten Organisationsentwicklung" (s. o. S. 37–41) auf der Handlungsebene.

3. Durchführung von interner und externer Evaluation bei allen Organisationsentwicklungsprojekten auf zwei Ebenen: in der Auftraggeber-Organisation und in der Beratungs-Organisation.

4. Überwachung dieses Vorgehens durch unabhängige Experten.

Dies wirkt auf den ersten Blick sehr rigide und wie ein Rückfall in autoritär-reaktionäre Kontrollstrukturen. Tatsächlich aber benötigen wir – analog zu Organisationsentwicklungsprojekten – verbindliche Rahmenbedingungen für die Sicherung des Prozesses einer verantwortlichen Weiterentwicklung der Organisationsentwicklung. Die Politik wird diese Rahmenbedingungen zunächst nicht setzen, also müssen wir dieses selbst tun. Wie sonst wollen wir das in die Tat umsetzen, was wir schon längst hätten in die Tat umsetzen müssen, es aber nicht getan haben, weil es z. T. sehr unangenehm, unbequem und angstauslösend ist, die Maßstäbe existenzphilosophischen Daseins im individuellen, professionellen und öffentlichen Leben zu realisieren.

Das folgende Kapitel II gibt eine Überblick über den philosophischen Hintergrund der Humanistischen Psychologie und faßt das Menschenbild von Existenphilosophie und Phänomenologie in zentralen Aussagen zusammen, ehe in Kapitel III wegbereitende Konzepte der Humanistischen Psychologie und deren spezifischer Beitrag zur Humanistischen Psychologie und Existentiellen Organisationsentwicklung dargestellt werden.

4 Persönlicher Bezug zum Thema

Wo beginnen?

Es liegt nahe, die eigene Sozialisation zu betrachten und von daher eine Verbindung zur vorliegenden Untersuchung herzustellen; denn in meiner Geschichte gab es eine Reihe schwerpunktmäßiger Erlebnisse und Erfahrungen, die mein Interesse an der Psychologie weckten, obwohl ich das Wort „Psychologie" lange Zeit gar nicht kannte.

Ich erinnere mich an eine schöne Kindheit und eine weniger erfreuliche Jugend. Ich war der zweite von vier Söhnen, stand im Mittelpunkt des Interesses und profitierte – wie ich aus Gesprächen mit meinen Eltern weiß – von den Fehlern, die sie bei der Erziehung meines fünf Jahre älteren Bruders gemacht zu haben meinten.

Obwohl wir immer ein Kindermädchen hatten, gab meine Mutter ihren Beruf auf, wohl weil es so üblich war. Bis auf die Weihnachtszeit, in der sie meinem Vater in der Firma half, war sie immer zu Hause. Konflikte wurden nach einem festen Schema „gelöst": Wir Kinder mußten uns bei den Eltern entschuldigen, ganz egal, ob berechtigt oder nicht; damit war dann der Vorfall sowohl beendet als auch „vergessen". Meine Eltern hatten immer eine einheitliche Meinung. Unterm Strich waren wir wohl das, was man eine harmonische Familie nannte. Sie gaben mir ein sorgendes Zuhause, nicht aber Anerkennung als eigenständiger Person, und ich erfuhr keine liebevolle Achtung hinsichtlich des von ihren Vorstellungen abweichenden Teils meiner Persönlichkeit.

In der Volksschule war ich ein guter Schüler. Mit dem Wechsel zum Gymnasium änderte sich das. Ich erreichte mit großer Mühe, doch ohne Aufenthalt, das Abitur.

Das war auch die Zeit, in der ich begann, selber über das Leben nachzudenken. Die Auseinandersetzungen mit meinen Eltern nahmen beständig zu. Ich erlebte Situationen von Ohnmacht, verweigerte die ritualisierten Entschuldigungen und investierte sehr viel Energie in das Nachdenken über den Charakter meiner Eltern. Wohl zu dieser Zeit begann sich mein Interesse für Psychologie zu entwickeln.

Damals war ich fast jedes Wochenende bei meiner Großmutter; sie war eine sehr kluge Frau, die sehr viel las, sich intensiv mit Politik be-

schäftigte und ausgestattet war mit der Weisheit des Alters. Von ihr fühlte
ich mich angenommen, so wie ich war und in angenehmer Weise gefordert. Sie bot mir so etwas wie ein neutrales Terrain; sie hörte sich meine
Klagen über die Eltern an, äußerte sich aber nicht dazu bzw. wenn sie sich
äußerte, dann ohne Partei zu ergreifen. Hierher zog es mich; denn meine
Großmutter hielt etwas von mir, das merkte ich. Die Meinung, die sie mir
über meine Person vermittelte, war ermutigender als die meiner Eltern,
die sich mit der meiner Lehrer zu decken schien: daß mit mir nun mal kein
„Blumenpott" zu gewinnen sei.

Als ich den Wunsch äußerte, Psychologie zu studieren, konnten meine
Eltern und Lehrer damit wahrscheinlich kaum etwas anfangen, zumal sie
sich darin einig waren, daß es bei mir allerhöchstens zum Volksschullehrer reichte. Volksschullehrer waren für sie offensichtlich die Akademiker
zweiten Ranges.

Ich erinnere mich, daß ich dieser Situation einerseits völlig hilflos ge-
genüberstand, mich außerordentlich erniedrigt und gedemütigt fühlte,
andererseits aber dem Ganzen wenig entgegenzusetzen hatte. Wenn ich
ehrlich zu mir selbst war, mußte ich ihnen sogar recht geben. Ich war damals nicht in der Lage zu sehen, daß diese Selbst- und Fremdeinschät-
zung nur richtig war in bezug auf die von der Schule und meinen Eltern
vorgegebenen Normen. Ich spürte gleichzeitig eine große Kraft in mir, die
aber damals nur dazu ausreichte, mich eher trotzig zu behaupten und
über die Runden zu kommen; d. h. die Kraft und die Möglichkeiten, die
ich in mir fühlte, wurden restlos aufgezehrt durch meine Rebellion gegen
das negative Bild, das andere und schließlich auch ich selbst von mir hatten. Ich konnte diese Kräfte nicht auf die Entwicklung eigener Ziele oder
Werte richten, war gefangen im Käfig fremder Erwartungen und Normen
und konnte meine Persönlichkeit noch nicht nutzen zum Überschreiten
der Schwelle des Käfigs in Richtung auf aktive und kreative Mitarbeit an
einer Welt, wie ich sie mir wünschte.

Dieser zunächst nur auf der individuellen bzw. familiären Ebene ge-
führte Kampf um Selbstbehauptung erfuhr durch Studium und berufliche
Tätigkeit eine wesentliche Erweiterung. Die Forderungen der Studentenbewegung sprachen mir aus der Seele, ohne daß ich mich jedoch als einen wichtigen Teil dieser Bewegung hätte sehen und einbringen können.
Das Studium der Psychologie, die auf dem Höhepunkt ihres einseitigen
Anspruchs auf Anerkennung als naturwissenschaftliche Wissenschaft

angelangt war, half mir hierbei zunächst wenig und war nur eine Verlänge-
rung von Schulerfahrung: lernen, ohne zu wissen, warum und wofür.

Erst die Zusammenarbeit mit Reinhard und Anne-Marie TAUSCH ermöglichte mir eine Standortbestimmung. Zum ersten Mal in meinem Leben sah ich Zusammenhänge, bekam ein Gefühl dafür, was Psychologie
ist, wer *ich* bin und: daß *mein* Platz in dieser Psychologie im Spannungsfeld zwischen Lehrern und Schülern, Eltern und Kindern, Vorgesetzten
und Mitarbeitern sowie Mitgliedern einer Gruppe liegen könnte.

Meine politische Tätigkeit bestand zu der Zeit immer noch darin, An-
griffsziele der Studentenbewegung (Vietnamkrieg, Persien, Notstands-
gesetze) gegenüber meiner Umwelt verbal zu vertreten und zu verteidi-
gen. Das änderte sich, als ich berufstätig wurde und als Lehrer am eigenen Leib den Druck spürte, der von der Gesellschaft in Form von Personen (Seminarleiter, Rektor, Schulrat) und Institutionen (Schulamt, Rechts-
abteilungen, Verwaltungsgericht) täglich und konkret auf mich zukam.
Mir wurde noch klarer, daß Psychologie eine wichtige Rolle im Leben des
einzelnen bzw. im Zusammenleben der Menschen spielen konnte, daß
zur Veränderung gesellschaftlicher Strukturen aber noch eine weitere
Voraussetzung erfüllt sein muß: die Fähigkeit zum kollektiven Handeln,
zum organisatorischen Zusammenschluß in Parteien, Gewerkschaften
oder anderen politischen Gruppierungen wie z. B. Amnesty International,
Green Peace, Friedensgruppen, § 218 u. a. Mein Interesse heute ist es,
Psychologie, Wirtschaft und Politik zusammenzuführen und dazu beizu-
tragen, sie aus ihrer jeweiligen Einseitigkeit herauszulösen. Es fasziniert
mich der Gedanke, die in einer langen Geschichte gesammelten po-
lit-ökonomischen Erfahrungen in Handel und Industrie sowie in der Ge-
werkschafts- und Arbeiterbewegung mit einer Psychologie zu verbinden,
die kollektives Handeln nicht nur aus der Programmatik und Pragmatik
des organisierten Zusammenschlusses, sondern gleichzeitig und gerade
auch aus der Perspektive des individuellen Erlebens des einzelnen Menschen in Beziehung zu sich selbst und zu anderen ableitet.

Mein Interesse für Organisationsentwicklung entwickelte sich erst in
den 80er Jahren. Ich war damals hauptamtlich als Dozent für Psychologie
in der (Sonderschul-)Lehrerausbildung tätig, promovierte 1983 über Humanistische Psychologie, absolvierte eine Gestaltpädagogik-Ausbildung
am Fritz Perls Institut und begründete im Team mit Gita Onnen, Hartmut
Frech, Claudio Hofmann und Martin Rubeau eine Gestaltpädago-

gik-Fortbildung in Berlin und Reutlingen. Ich sah meine Aufgabe darin, StudentInnen und LehrerInnen für eine Auseinandersetzung mit einem existentialistischen Menschenbild zu gewinnen, das – vor dem Hintergrund einer gleichgewichtigen Wahrnehmung der eigenen Person und der (Um)Welt – die Notwendigkeit des täglichen Entscheiden-Müssens und die individuelle Übernahme der daraus resultierenden Verantwortung betont. So zog sich ein roter Faden durch alle meine Lehr- und Fortbildungsveranstaltungen. Unabhängig davon, welches spezifische Thema das Seminar oder die Fortbildungsveranstaltung hatten, immer ging es um zweierlei: zum einen darum, Theorien und Konzepte für das (berufliche) Leben zur Kenntnis zu nehmen und in ihren jeweiligen fachlichen Bezügen so zu verstehen, daß man damit mindestens eine Prüfung bestehen konnte. Zum anderen ging es mir darum, daß die StudentInnen und LehrerInnen lernten, sich und andere zu fragen, welche ganz persönliche Bedeutung (bzw. welche Nicht-Bedeutung) der jeweilige Fachinhalt für sie hat und: welches Menschenbild den Hintergrund für diese Betrachtung abgibt. Ich war und bin davon überzeugt, daß nur dann ein Lernen im Sinne von Weiterentwicklung stattfindet, wenn der persönlich-biographische Bezug eines Sachinhaltes gedacht, gefühlt und dem Werte-Kontext eines Menschenbildes zugeordnet wird. Ereignet sich dieses nicht, geht die Lehre in Elternhaus, Schule, Hochschulen und anderen Ausbildungsstätten zum einen Ohr hinein, verweilt dort allenfalls bis zur Klassenarbeit, Klausur oder Prüfung, und geht dann zum anderen Ohr wieder hinaus.

In der von uns konzipierten berufsbegleitenden Gestaltpädagogik-Ausbildung, die auf drei Jahre ausgelegt war, gelang es weitgehend, den persönlich-biographischen Bezug zur jeweiligen Berufstätigkeit der AusbildungskandidatInnen herzustellen und vielen TeilnehmerInnen vor dem Hintergrund des ganzheitlichen Menschen- und Weltbildes der Humanistischen Psychologie eine neue Integration von Berufs- und Lebensplanung zu ermöglichen. Es gab aber auch einen großen Nachteil: immer wieder wurden wir als Lehrtrainer damit konfrontiert, daß Absolventen unserer Ausbildung daran scheiterten, ihre deutlich erweiterte Wahrnehmungsperspektive und die damit verbundene Chance zur Veränderung und Entwicklung auf das Kollegium bzw. das System, in dem sie arbeiteten, zu übertragen. Sie kamen sich oft vor wie Rufer in der Wüste und resignierten angesichts des oft massiven Widerstands, der ihnen als Propheten im eigenen Land vom „System" entgegenschlug.

Mitte der 80er Jahre verlagerte sich daher der Schwerpunkt meines Interesses auf die längerfristige Begleitung von Entwicklungsprozessen in pädagogischen und wirtschaftlichen Institutionen, auf Maßnahmen der Organisationsentwicklung und – darin eingebettet – der Personalentwicklung. Der wichtige Unterschied war, daß ich nun immer häufiger mit Gruppen zusammenarbeitete, deren Mitglieder alle derselben Organisation oder Institution angehörten, also einer Schule, einer Abteilung, eines Gremiums, einer Firma, einer Stiftung, eines Versicherungsunternehmens usw.

Je mehr Praxiserfahrungen ich in den folgenden Jahren ansammelte und darüber in den fachlichen Austausch mit anderen Repräsentanten der Organisations- und Personalentwicklung kam, desto mehr wurde mir deutlich, daß dieser eigentlich sehr zukunftsträchtige Bereich wiederum einen anderen gravierenden Mangel aufwies: je stärker die zu beratende Organisation unter einem finanziell-existentiellen Druck steht, umso stärker sind Philosophie und Menschenbild in der Gefahr, in den Sog einer auf „Business Reengeneering"[105] oder „Personalmanagement" reduzierten Organisationsentwicklung zu geraten. Dieses entspricht zwar oft den vordergründig aktuellen Erfordernissen des Systems, behält von daher auch durchaus einen prozessualen Charakter, nur das große Ganze gerät aus dem Blick, d. h. die ständig notwendige Klärung, Auseinandersetzung und Abgleichung zwischen Beratungsfirma, Auftraggeber und den Mitarbeitern auf beiden Seiten hinsichtlich der übergeordneten Frage nach Menschenbild und Unternehmensphilosophie geht verloren angesichts der mächtigen Dynamik eines dominierenden Effektivitäts- und Effizienzdenkens.

Ich persönlich machte die Erfahrung, daß meine jeweils spezifischen Interventionen oder fachlichen Kompetenzen oft nicht als Bestandteil eines umfassenden Konzepts von Wertewandel in der Unternehmens- und Organisationskultur gesehen und bewertet wurden. Ich hatte den Eindruck, das neue Denken, das hinter meinem Handeln stand, wurde mit Kategorien des alten Denkens bewertet, d. h. war die jeweilige Maßnahme z. B. innerhalb kurzer Zeit erfolgreich, wurde meine Arbeit gut bewer-

---

105 vgl. HAMMER/CHAMPEY, 1994

tet, blieb dagegen über einen längeren Zeitraum alles beim Alten oder entwickelte sich gar eine Krise, konnte dieses oft nur dann einer positiven Bewertung zugeführt werden, wenn die Auftraggeber sich auf den Dialog über den größeren Zusammenhang von Menschenbild und gesellschaftlich zu verantwortender Unternehmenskultur einließen. Gelang es, einen solchen Dialog als Prozeßmerkmal zu etablieren, war es möglich – unabhängig von jeweils befriedigenden oder unbefriedigenden Prozeß-Zeitpunkten – immer wieder zwei Faktoren eines soliden Entwicklungsprozesses deutlich zu machen: zum einen die gegenseitige Abhängigkeit zwischen wirtschaftlicher Effektivität und Humanität in den (zwischen-)menschlichen Bezügen, zum anderen die prozessuale Abhängigkeit zwischen Krise und Weiterentwicklung.

Mein Interesse an der Humanistischen Psychologie zum Zeitpunkt des Erscheinens der ersten Auflage dieses Buches im Jahre 1985 bestand darin, daß ich ihr damals die Rolle einer Brücke zwischen Psychologie und Politik, Individuum und Gesellschaft, zwischen individuellem und kollektiven Handeln zugeschrieben habe. Daran halte ich fest und füge etwas hinzu. Das Erscheinen einer 3. Auflage nach zehn Jahren bescheinigt der Humanistischen Psychologie eine große Bedeutung, die u. a. darin liegt, daß ihr inzwischen die zentrale Rolle für die Weiterentwicklung der Organisationsentwicklung zu einer „Existentiellen Organisationsentwicklung" zugewachsen ist. Darüber freue ich mich und wünsche mir, daß sie ihre integrierende und herausfordernde Kraft in der Verbindung von psychologischem, politischem und Verwaltungsdenken mit den Leitideen aus Wirtschaft und Industrie in den kommenden Jahren weiter entfalten kann.

KAPITEL II

Philosophischer Hintergrund
der Humanistischen Psychologie

1 Existenzphilosophie und Phänomenologie

Im Mittelpunkt der Existenzphilosophie steht die Betrachtung und Erforschung des menschlichen Seins, der Existenz; gemeint ist zunächst immer die individuelle Existenz; Existenz wird nur den Menschen zugeschrieben, nicht den Dingen. Sie gilt als typische Seinsweise des Menschen. Ungeborgen, einsam vor dem Nichts, geworfen in eine unverständliche, absurde Wirklichkeit, bestimmt von Angst, das sind die wesentlichen Bestimmungen des Menschen. Kennzeichnend für die gesamte Existenzphilosophie ist der durchgängige Bruch mit allen philosophischen Traditionen und ihrer Überlieferung. Die Grundthese lautet: die philosophische Entwicklung von Platon und Aristoteles bis zu HEGEL ging in die Irre; deshalb kommt es darauf an, völlig von vorn zu beginnen.

Soeren KIERKEGAARD (1813–1855) war wohl der erste, der diesen radikalen Bruch mit der traditionellen Philosophie vollzog. Dieser einschneidende Richtungswechsel wurde erst fast ein Jahrhundert nach KIERKEGAARDs Tod in Deutschland wieder aufgegriffen und fortgeführt. Der bedeutendste Vertreter ist Martin HEIDEGGER (1889–1976), der mit der Entfaltung seiner „Fundamentalontologie" und seiner mehr auf den einzelnen als einzelnen bezogenen Konzeption ganz auf die radikale Linie KIERKEGAARDs einschwenkte. Martin BUBER (1878–1965) hat dagegen besonderen Wert gelegt auf seine Dialog-Philosophie, wahrend Karl JASPERS (1883–1969) und Jean-Paul SARTRE (1905–1980) wohl zwischen beiden einzuordnen sind.

Die wissenschaftliche Methode der Existenzphilosophie ist die Phänomenologie. Hier war es Edmund HUSSERL (1859–1938), der in Weiterführung der Gedanken Franz BRENTANOs (1838–1917) eine Wende im methodischen Vorgehen der Wissenschaft einleitete. Im Mittelpunkt dieser philosophischen Untersuchungsmethode steht die Betrachtung eines wissenschaftlichen Gegenstandes von seiner „Erscheinung" her; hierzu gehören Erscheinungen der äußeren Sinneswelt genauso wie Anschaulichkeit in der Erlebnissphäre und symbolisches Sichtbarwerden geistiger Gebilde.

Die Phänomenologie ist nach HUSSERL nicht Erkenntnis im eigentlichen Sinn, sondern geistiges Schauen, Intuition. Die Intuition wird von HUSSERL bewußt der Abstraktion gegenübergestellt. Die „Wesensschau" steht im Mittelpunkt der phänomenologischen Methode: ein innerliches, geistiges Aussprechen des Gegenstandes, wie er in der geistigen Schau gegeben ist, nicht, wie er außerhalb des Bewußtseins existiert. Zu erreichen ist die Wesensschau vor allem mit Hilfe der „Eidetischen Reduktion", d. h. der Konzentration auf das Wesen des Gegenstandes und die diese Wesen erfassenden psychischen Akte, der „Ausklammerung" der Außenwelt, des Bewußtseins, des bereits vorhandenen Wissens über den Gegenstand, der bekannten wissenschaftlichen Methoden, jeder Art von Beweisführung überhaupt. Die Aufforderung HUSSERLs an die Phänomenologie, „beschreibende Psychologie" zu sein und „zu den Sachen selbst" zurückzukehren, ist in dieser Einseitigkeit eine radikale Gegenposition zum traditionellen Wissenschaftsverständnis. Der Mensch ist nicht das Ergebnis oder der Kreuzungspunkt der vielfachen Kausalitäten, die sein Denken, seinen Körper oder seine Psyche bestimmen; der Mensch kann sich weder als Teil der Welt denken, als einfaches Objekt der Biologie, der Psychologie und der Soziologie, noch sich ganz im Universum der Wissenschaften erschöpfen; alles, was er von der Welt weiß, selbst durch die Wissenschaft, weiß er aus seiner Sicht oder Erfahrung der Welt.

Der Sinn von HUSSERLs oft zitierten „phänomenologischen Reduktionen" liegt in der Ablehnung einer „Verabsolutierung der Welt". Die Reduktion der Welt auf ihren Sinn wird demnach nicht dadurch erreicht, daß phänomenale Daten an die Stelle der Realität treten; im Gegenteil: die Welt soll so wahrgenommen werden, wie sie sich dem Einzelnen im Rahmen seiner Erfahrungen darstellt. Physische Daten stellen also weder die alleinige Wahrheit noch eine trans-phänomenale Welt hinter den subjektiven Erlebnissen dar, sondern sind Teil der Lebenswelt. Es handelt sich bei den phänomenalen Erlebnissen nicht um Zustände im Inneren eines Menschen, sondern um Intentionalitäten, d. h. um verschiedene Arten des Seins bei der Welt. Eine solche intentionale Analyse hat als Grundlage den jeweiligen Sinn, in dem die Welt uns jeweils erscheint. Wenn ich darauf achte, was die Welt für mich bedeutet, erfasse ich gleichzeitig, wer und was ich selber bin.

Nicht umsonst hat HUSSERL den cartesianischen Dualismus kritisiert. Die physiologische Reduktion der Welt auf Meßeinheiten und die physiologische Reduktion des Individuums auf seine Körpererfahrungen kann nach HUSSERL nicht durch eine „ergänzende Abstraktion" kompensiert werden, mit der parallel zu den Körpererfahrungen auch Seelenerfahrungen angenommen werden. Die zentrale Bedeutung HUSSERLs für die Entwicklung der Psychologie ist daher nicht nur in der Überwindung der mechanistischen Wissenschaftskonzeption zu sehen, sondern in dem Grundsatz, daß Mensch und Welt, Subjekt und Objekt, Sein und Bewußtsein, Innen und Außen stets als untrennbare Einheit anzusehen sind. Dieser Grundsatz bildet das Fundament des später von HEIDEGGER und MERLEAU-PONTY entwickelten „In-der-Welt-Seins".

Die philosophischen Strömungen der Existenzphilosophie und der Phänomenologie entwickelten sich zwar zeitlich parallel, doch zunächst unabhängig voneinander: einerseits die Existenzphilosophie mit KIERKEGAARD, BERGSON, JASPERS und BUBER, andererseits die Phänomenologie mit BRENTANO und HUSSERL als ihren wichtigsten Vertretern. In der Person von HEIDEGGER kreuzen sich diese beiden Strömungen das erste Mal und entwickeln sich von da aus weiter, vor allem auch durch ihre französischen Exponenten wie SARTRE, MERLEAU-PONTY und MARCEL, die die phänomenologische Methode als die für sie grundsätzliche und gültige Methode anerkannten; man kann sagen, daß eigentlich alle Existenzphilosophen auch gleichzeitig Phänomenologen sind, nur umgekehrt sind längst nicht alle Phänomenologen auch gleichzeitig Existenzphilosophen.

Die Entstehung der Existenzphilosophie in Deutschland und ihre Verbreitung nach Frankreich waren Ausdruck der unsicheren Situation des Menschen nach dem ersten Weltkrieg. Ihre Verankerung als eigenständige Kraft verdankt sie nach BOLLNOW „den noch viel tiefer in das Gesamtgefüge unseres Daseins eingreifenden Folgen des Zweiten Weltkrieges und des nunmehr totalen geschichtlichen Zusammenbruchs unserer ganzen bisherigen geistigen Welt"[106].

Doch bei aller Wanderung und Entwicklung des existentialistischen Gedankens über eine Epoche von mehr als hundert Jahren sind die Grundideen „immer noch Geist vom Geiste KIERKEGAARDs" (HÜBSCHER, 1961).

---

106 BOLLNOW, 1960

1.1 Soeren KIERKEGAARD (1813–1855)

Wenn man Martin HEIDEGGER den „Vater", dann kann man Soeren KIERKEGAARD wohl zu recht als den „Großvater des Existentialismus" bezeichnen. Als Zeitgenosse von Karl MARX (1818–1883) hat er – genau wie dieser – die Grundlagen der bestehenden Gesellschaftsordnung radikal in Frage gestellt. Beiden gemeinsam ist eine kritische Auseinandersetzung mit HEGEL (1770–1831). Karl LÖWITH (1941) vertritt hierzu die Auffassung, daß „MARXens ökonomische Analyse und KIERKEGAARDs experimentierende Psychologie begrifflich wie geschichtlich zusammengehören und *eine* Antithese zu HEGELs sind ... An die Stelle von HEGELs tätigem Geist tritt bei MARX eine Theorie der gesellschaftlichen Praxis und bei KIERKEGAARD eine Reflexion des inneren Handelns"[107]. MARX klagt über die „Entscheidungslosigkeit" seiner Zeit, KIERKEGAARD spricht von „Nivellierung"[108]; beiden geht es um ein handelndes Verändern der bestehenden gesellschaftlichen Strukturen, beide wollen die Menschen ihrer Zeit zur Verantwortung und zur Entscheidung rufen. Während MARX auf die Kraft der Veränderung in dem Zusammenschluß der Menschen unter einheitlichen Zielen setzt, reduziert KIERKEGAARD die ganze soziale Welt auf den einzelnen Menschen und setzt seine Hoffnung auf das Verhältnis dieses einzelnen zu sich selbst. Kurz vor der Revolution von 1848 haben MARX und KIERKEGAARD ihren Willen zu einer Entscheidung zum Ausdruck gebracht: MARX im „Kommunistischen Manifest" (1847) und KIERKEGAARD in einer „Literarischen Anmeldung" (1846). Das erstere schließt mit den Worten: „Proletarier aller Länder vereinigt euch" und das letztere mit dem Aufruf, daß „jeder für sich an seiner eigenen Rettung arbeiten solle"[109].

Für diese Rückkehr des einzelnen zu sich selbst gibt es verschiedene Gründe. KIERKEGAARD sieht sich von einer Welt umgeben, in der die „Nivellierung" vorherrscht. Als Beispiele nennt er „die Einebnung der leidenschaftlichen Disjunktionen zwischen Reden und Schweigen zum verantwortungslosen Gerede, zwischen dem Privaten und Öffentlichen zur privat-öffentlichen Publizität, zwischen Form und Inhalt zu einer gehaltlo-

---

107 LÖWITH, 1950, 179

108 a.a.O. 178

109 a.a.O. 168

sen Formlosigkeit, zwischen Verschlossensein und Offenbarsein zum Repräsentieren, zwischen wesentlicher Liebe und Ausschweifung zu einer leidenschaftslosen Liebelei, zwischen objektivem Wissen und subjektiver Überzeugung zu einem unverbindlichen Räsonieren"[110]. Die Forderung, aus dieser Analyse Konsequenzen zu ziehen, richtet KIERKEGAARD zuallererst an sich selbst; sein kurzes Leben (er ist nur 42 Jahre alt geworden) war wesentlich durch das Schicksal seines Vaters bestimmt, der als kleiner Junge einst in seiner Verzweiflung über Hunger und Kälte „auf einen Hügel stieg und Gott verfluchte"[111]; dies konnte er sich sein Leben lang nicht verzeihen und war der festen Überzeugung, daß dadurch ein Fluch auf ihm und seiner Familie lastete. Dies schien sich zu bestätigen, als fast die gesamte Familie noch zu Lebzeiten KIERKEGAARDs starb: der Bruder an einer „Nervenkrankheit", die Schwester an „Krämpfen" und zehn Jahre später kurz nacheinander die Mutter, zwei weitere Schwestern und ein weiterer Bruder. Diese bedrückenden Erlebnisse aus seiner Kindheit waren prägend für sein weiteres Leben und Werk: „Mein Leben hat . . . angefangen mit einer entsetzlichen Schwermut, in der frühesten Jugend schon im tiefsten Grunde verstört, eine Schwermut, die mich eine Zeitlang in Sünde und Ausschweifung stürzte, und doch, menschlich gesprochen, mehr wahnsinnig als schuldig"[112].

Er fühlte sich aufgrund dieses Lebensverlaufs zu etwas Besonderem berufen; dieses Besondere sah er darin, diese seine eigene Existenz zu analysieren und zu untersuchen; und zwar weniger im Sinne eines wissenschaftlichen Problems, das den Forscher unbeteiligt läßt, sondern so, daß er selbst Gegenstand der Untersuchung ist. Die damit verbundene Subjektivität des Vorgehens setzt KIERKEGAARD gleich mit „Wahrheit"; denn Wahrheit ist nicht objektiv, sondern hängt davon ab, ob derjenige, der nach ihr forscht, Betroffener ist und den Vorgang des Forschens als Wahrheit be-greifen kann: „Es gilt, eine Wahrheit zu finden, die Wahrheit für mich sein kann, die Idee zu finden, für die ich leben und sterben will"[113].

---

110 a.a.O. 177/78

111 zit. nach HÜBSCHER, 1961, 54

112 a.a.O.

113 zit. nach WEISCHEDEL, 1966, 233

KIERKEGAARD gewinnt also den Begriff des Menschen aus einer Art „Selbsterfahrung"[114]. Das Wesentliche an dieser Erfahrung ist die Erkenntnis, daß seine Existenz charakterisiert ist durch Abgrund, Tod, Zerrissenheit und Angst; KIERKEGAARD erkennt, daß dies nicht nur sein persönliches Schicksal ist, sondern daß es sich hierbei um eine „Grundsituation des Menschen"[115] handelt. Der Mensch ist dieser Angst und Verzweiflung ausgeliefert.

Die umwälzende Erkenntnis KIERKEGAARDs besteht nun darin, daß der Mensch in der Angst immer auch die „Möglichkeit der Freiheit"[116] erlebt; denn das Erlebnis der Angst bietet gewöhnlich verschiedene Möglichkeiten des Handelns und fordert somit zur Entscheidung heraus: „Das Ungeheure. das einem Menschen eingeräumt ist, ist die Wahl, die Freiheit"[117].

„Wahl" und „Entscheidung" sind für KIERKEGAARD die wesentlichen Merkmale menschlicher Existenz: Wirkliches Existieren bedeutet für ihn, daß der einzelne durch einen „Sprung", im „Ruck zur Entscheidung"[118] die sich bietenden Möglichkeiten „ergreift und verwirft"[119] und in der Entscheidung für oder gegen eine Möglichkeit seine Freiheit realisiert: „Es kommt ganz darauf an, daß einer es wagt, ganz er selbst, ein einzelner Mensch, dieser bestimmte einzelne Mensch zu sein; allein vor Gott, allein in dieser ungeheuren Anstrengung und mit dieser ungeheuren Verantwortung"[120].

Wer das liest, muß den Eindruck gewinnen, daß KIERKEGAARD ein extremer Verfechter des Individualismus ist; LÖWITH weist jedoch darauf hin, daß die starke Betonung des einzelnen Menschen und seiner Entscheidung von KIERKEGAARD sehr wohl im Zusammenhang mit der ihn umgebenden Umwelt gesehen wird, nur: KIERKEGAARD geht eben davon aus, daß der Mensch nur als einzelnes Selbst das „Allgemein-

---

114 a.a.O.
115 a.a.O.
116 a.a.O.
117 a.a.O. 234
118 HÜBSCHER, 1961, 63 und LÖWITH, 1950, 167
119 WEISCHEDEL, 1966, 235
120 a.a.O.

menschliche" realisieren kann[121]. Das „Allgemeinmenschliche" des einzelnen Menschen drückt sich z. B. in der Arbeit aus; denn Arbeit ist eine
Form von Freiheit, die der einzelne im Wechselspiel mit der Umwelt realisiert: „Durch Arbeit macht sich der Mensch frei; durch Arbeit wird er Herr
der Natur; durch Arbeit zeigt er. daß er mehr ist als Natur"[122].

Die Betonung liegt bei KIERKEGAARD zweifellos auf dem Individuum
in seiner Einzigartigkeit, doch sieht er ihn gleichzeitig als gesellschaftliches Wesen; d. h. der wahrhaft existierende Mensch ist ein „durchaus individueller Mensch ohne seinesgleichen und zugleich der allgemeine
Mensch"[123].

1.2 Martin BUBER (1878–1965)[124]

Martin BUBER ist als Religionsphilosoph ein führender Vertreter und Gestalter des mitteleuropäischen Judentums. Er war stets ein Philosoph,
der, eingebunden in konkrete gesellschaftliche Prozesse, seine Philosophie entlang seiner persönlichen Erfahrung entwickelte. So war er in der
schweren Zeit zwischen 1933 und seiner Emigration 1938 eine sehr wichtige Persönlichkeit im Hinblick auf das Selbstverständnis des damals
noch bestehenden Volksteils der Juden in Deutschland. Er reiste umher,
hielt Vorträge und Seminare ab mit dem Ziel, seinen Mitjuden klarzumachen, daß es gelte, diese schlimme Zeit als momentane Realität zu begreifen, an der die Kraft des Judentums sich beweisen müsse. Hans
KOHN (1961) übermittelt uns hierzu das folgende Zitat: „Die Not hatte in
unserer Geschichte immer eine erweckende Kraft. Das ist nicht das
Schlimmste, daß zu Anfang eine Not und ein Zwang steht. Es kommt darauf an, daß wir eine Freiheit und einen Segen daraus machen." Mit dieser Einstellung zog BUBER durch Deutschland und ermutigte die jüdischen Gemeinden, ohne zu ahnen, welche Katastrophe über die Juden
hereinbrechen würde.

---

121 LÖWITH, 1950, 270

122 a.a.O. 306

123 a.a.O. 343

124 In den beiden ersten Auflagen dieses Buches konnte man im Anhang eine ausführli-
    che Darstellung von Bubers Schriften nachlesen; dieser Anhang wird auf Wunsch
    vom Autor zugesandt.

Trotz dieser erschütternden Erfahrung ruhte er nicht und machte sich in der Zeit vor der Gründung des Staates Israel, d. h. zwischen 1938 und 1947, stark für einen Staat, in dem Araber und Juden zusammenleben und eine gemeinsame Gesellschaft entwickeln sollten. Er war der Meinung, daß beide Völker aus verschiedenen Gründen gleichermaßen einen Anspruch erheben können, daß Palästina ihre Heimat sei, und daß dies eine Grundlage sein könnte für die Herausbildung einer „Gemeinschaft" zwischen Juden und Arabern, einer „Zusammenarbeit von Volk zu Volk". Hier wird der Versuch deutlich, Philosophie und Politik miteinander zu verbinden. BUBER versuchte, auch in dieser Stunde das Problem über den politischen Tageskampf hinauszuheben und in einen geistigen Zusammenhang einzuordnen. Ungeachtet der enttäuschenden Erfahrungen, die er mit Politikern und Organisationen machte, versuchte er durch Mitarbeit in wichtigen Kommissionen klarzumachen, daß es für das Judentum darauf ankomme, in Palästina „die wahre Gemeinschaft" zu verwirklichen. So sehr BUBER auch persönlich, menschlich und fachlich geachtet war, in dem erregten politischen Klima von 1947 ließen sich derartige Gedanken, die ja eigentlich eine logische Konsequenz der in Deutschland gemachten Erfahrungen hätten sein müssen, nicht durchsetzen.

Der Höhepunkt der BUBERschen Philosophie ist die Schrift „Ich und Du" (1923), wo er sein Konzept von der „Dualität" des Menschen darlegt. Im Vordergrund steht nicht – wie bei HEIDEGGER – eine auf den einzelnen als einzelnen bezogene Konzeption, sondern die „Dualität" des Menschen als existentielle Tatsache. BUBER hatte diesen Gedanken schon in seinem Buch „Daniel – Gespräche von der Verwirklichung" (1913) entwickelt. Er unterschied dort zwischen der „orientierenden" und der „realisierenden" Grundhaltung. Während die „orientierende" Grundhaltung mehr auf Sicherheit ausgerichtet ist, bietet die „realisierende" Grundhaltung die Möglichkeit, bestehende Grenzen zu überschreiten; Wagnis, Gefahr und Risiko sind Eigenschaften dieser Haltung. BUBERs „Dialogisches Prinzip" kommt hier schon insofern zum Tragen, als er die Gleichrangigkeit von „Orientierung" und „Realisierung" betont. In einem sich selbst verwirklichenden Menschen sind beide Grundhaltungen vereinigt, sie „wohnen nah beisammen, wie Zeugung und Schwangerschaft".

Immer wieder führt es den Menschen daher an den „Abgrund der Zweiheit"; denn immer will er beides: die Sicherheit mit dem Gefühl, daß alles

so bleibt, wie es ist, und das Risiko mit all seinen schöpferischen Möglichkeiten. Hier sieht BUBER – übereinstimmend mit KIERKEGAARD, HEI-
DEGGER, JASPERS und SARTRE – den Menschen vor die Notwendigkeit der „Wahl" gestellt. Er muß sich jeweils und immer wieder neu entscheiden, „wem er die Macht gebe, der Orientierung oder der Realisierung".

BUBER betrachtet diese Polaritäten immer als Einheit. Die „Zweiheit
ist das Grundwesen der Welt"; Orientierung und Realisierung, Gut und
Böse, Geist und Materie, Form und Stoff, Sein und Werden, Leben und
Tod gelangen aber nur dadurch zur Einheit, daß der Mensch sich mit den
Polaritäten konfrontiert, nicht wegschaut und nicht versucht, die damit
verbundenen Spannungen aus der Welt zu entfernen.

BUBER fordert den Menschen auf, niemals der verlockenden Ruhe eines momentan erreichten Einheitsgefühls nachzugehen, sondern die
Polaritäten und ihre Spannung immer wieder aktiv zu suchen; denn nur
das „Ich der Spannung ist Werk und Wirklichkeit". Analog den beiden
Welten der „Orientierung" und der „Realisierung" stehen sich die beiden
Welten der „Ich-Du-Beziehung" und des „Ich-Es-Verhältnisses" einerseits gegenüber, bilden zugleich aber in ihren Polaritäten die Einheit, auf
die es ankommt. Das „Ich" an sich gibt es für BUBER gar nicht; es gibt zum
einen das Ich, das in der Beziehung zum „Du" steht, zum anderen das Ich,
das einen Erfahrungsgegenstand als „Es" in die Welt einbringt. Das
Grundwort „Ich-Es" umfaßt die gesamte Erfahrung des Menschen, d. h.
Wahrnehmungen, Vorstellungen, Empfindungen, Gefühle und Denken,
während das Grundwort „Ich-Du" den Bereich der „Beziehung" meint.
Wichtig dabei ist, daß der Mensch sowohl zu Menschen als auch zu Dingen seiner Umwelt eine Ich-Du-Beziehung und ein Ich-Es-Verhältnis haben kann. Im Rahmen einer Ich-Du-Beziehung treten mir Mensch und
Baum als „Ganzes" gegenüber, und das Gegenüber verliert alles Teilhaf-
te, was es in der Ich-Es-Verbindung hat[125].

Beherrscht wird unser Leben durch die Ruhe, Struktur und Sicherheit
der „Ich-Es-Verhältnisse", während die „Begegnung" mit der Welt nur in

---

125 In vielen Büchern wird fälschlicherweise die Ich-Du-Beziehung als „positive" Form
der Begegnung zwischen Menschen, als Subjekt-Subjekt-Beziehung dargestellt
und das Ich-Es-Verhältnis als „negative" Form, als Subjekt-Objekt-Verhältnis (im
Sinne der HOLZKAMPschen Begriffe „Subjektbeziehungen" und „Instrumentalver-
hältnisse", vgl. HOLZKAMP, 1979, 13 ff).

der „Ich-Du-Beziehung" geschieht; diese Welt ist geprägt durch Tat, Opfer, Wagnis, Unsicherheit und Risiko. Die „Schwermut unseres Loses" besteht nun darin, daß jede Ich-Du-Beziehung, sobald sie gelebt ist, den Charakter eines Ich-Es-Verhältnisses annimmt, d. h. ein Teil der bestehenden Ordnung und Sicherheit wird. Tragisch ist daran folgendes: Die Welt der Ich-Du-Beziehung ist für BUBER der Teil des Lebens, der dafür sorgt, daß sich der einzelne und die Gesellschaft insgesamt weiterentwickeln, weil – ähnlich wie vorher in der Welt der Realisierung – schöpferisches Tun eine Form von Grenzüberschreitung ist. Wenn aber jedes schöpferische Tun – immer verbunden mit Gefahr, Risiko, Angst usw. – im Moment seines Geschehens seinen Charakter ändert, ein Teil der Ich-Es-Welt wird und damit genau das Gegenteil, nämlich Ruhe und Sicherheit repräsentiert, bedeutet das, daß eine ungeheuerliche Last auf dem Menschen liegt: Will er sich selbst und die Menschheit insgesamt verwirklichen und weiterentwickeln, dann muß er „stündlich" neu kämpfen und gleichzeitig den Wert der strukturierenden, Ruhe und Sicherheit gewährenden Welt schätzen, aus der er die Kraft zum stündlichen Wagnis, zur ständigen Grenzüberschreitung nehmen muß.

Entsprechend unterscheidet BUBER die „Person" vom „Eigenwesen". Es gibt Menschen, in denen das Ich des Grundwortes Ich-Du starker zum Tragen kommt; das sind Menschen, die sich selbst durch Teilnahme an einer realisierenden Welt begreifen und so Teil der permanenten Veränderung, d. h. „Person" sind; dem steht das „Eigenwesen" gegenüber, bei dem das Ich des Grundwortes Ich-Es stärker ausgeprägt ist; es sind Menschen, die stärker die Welt der Orientierung repräsentieren. Während die „Person" sagt: Ich bin, sagt das „Eigenwesen": So bin ich – und grenzt sich damit gegen andere Menschen ab. In der Auseinandersetzung zwischen Person und Eigenwesen „trägt sich die Geschichte aus"; trotz der gegenwärtigen Tendenz, daß unser Leben stärker durch die Eigenwesen bestimmt wird, ist BUBER zuversichtlich: „In solchen Zeiten führt die Person im Menschen und in der Menschheit eine unterirdische, verborgene, gleichsam ungültige Existenz – bis sie aufgerufen wird." Für BUBER sind dies Momente der „Umkehr" im Leben eines einzelnen oder der Menschheit. Umkehr bedeutet dabei nicht, die Welt der Eigenmenschen, die Welt der Orientierung, hinter sich zu lassen, sondern – bei Inkaufnahme von Wagnis und Opfer – der Welt der Person, der Welt der Realisierung für einen Moment den Vorrang geben.

Auch hier macht BUBER ganz deutlich, wie wichtig ihm die Gleichzeitigkeit dieser beiden Ich-Formen ist. Es gibt daher für ihn nicht zweierlei
Menschen, sondern es gibt „zwei Pole des Menschentums", der Mensch
existiert nicht als „reine Person" oder als „reines Eigenwesen", sondern
verkörpert beides und lebt „im zwiefältigen Ich". Das erinnert an HEIDEG-
GERs Verständnis von „Mitsein"; denn wenn BUBER sagt: „Der Zweck
der Beziehung ist ihr eigenes Wesen", dann meint er damit nicht, daß die
Selbstrealisation des „Eigenwesens" im Widerspruch zur „Person" steht,
sondern daß beide Formen des Mensch-Seins sich notwendigerweise
ergänzen.

1.3 Karl JASPERS (1883–1969)

Ähnlich wie KIERKEGAARD hatte Karl JASPERS (1883–1969) eine
überschattete Kindheit. Von früh auf war er durch ein schweres Leiden
auf sich selbst zurückgeworfen, auf Wege eigener Wahl und eigener Verantwortung. Die daraus folgende Grundstimmung seines Lebens war das
Gefühl der Einsamkeit. WEISCHEDEL[126] schreibt, daß JASPERS in
zwanzig Jahren nur einmal im Kino und einmal im Theater war, daß er an-
sonsten völlig zurückgezogen lebte.

Was JASPERS interessiert, ist der Mensch[127]. Das heißt für ihn, ähnlich wie auch für KIERKEGAARD, in erster Linie Beschäftigung mit sich
selbst. Philosophieren ist daher ein Sich-Sorgen um den Menschen, ein
„Kümmern um uns selbst"[128].

Beeinflußt von HUSSERL und DEWEY interessiert JASPERS mehr
das „Wie" des menschlichen Verhaltens als das „Warum". Er studiert Medizin nicht, um den Menschen in seine einzelnen Teile zerlegen zu können, sondern um „den Menschen als Ganzes zu erfassen" und „die Grenze der menschlichen Möglichkeiten zu kennen"[129]. In seinem berühmten
Buch „Allgemeine Psychopathologie" (1913) entwickelte er auf der
Grundlage phänomenologischen Verstehens ein System, das es erlaubt,

---

126 a.a.O.
127 „Zu nichts anderem hätte ich dauernd Lust und Fähigkeit", a.a.O. 266
128 a.a.O. 267
129 a.a.O. 266/267

psychisch abweichendes Verhalten anhand seiner Erscheinungsformen in den Gesamtzusammenhang der menschlichen Persönlichkeit einzuordnen. Für HÜBSCHER (1961) zeigte sich schon hier das, was JASPERS später „Existenzerhellung" nennt: „Psychologie nicht nur als empirische Feststellung von Tatsachen und Regeln des Geschehens, sondern als Entwurf von Möglichkeiten der Seele".[130]

Im Jahr 1913 (dem Erscheinungsjahr seines Hauptwerkes) findet JASPERS Zugang zu KIERKEGAARD. Er fühlt sich durch die biographischen Parallelen sehr zu ihm hingezogen, und viele Gedanken KIERKEGAARDs finden Einlaß ins JASPERSsche Denken. So findet sich die „Freiheit" als Grundgedanke bei JASPERS wieder. Der Mensch, auf der Suche nach sich selbst, lernt seine Grenzen kennen; JASPERS nennt diese Situationen „Grenzsituationen"[131]; genau wie bei KIERKEGAARD: Die Suche des Menschen nach sich selbst führt in die Aussichtslosigkeit, ihm wird – so JASPERS – „der Boden unter den Füßen weggezogen"[132]. Der Mensch wird mit Krankheit, Tod und Angst konfrontiert: „Ich stehe vor dem Abgrund, nicht nur bald nicht mehr zu sein, sondern im eigentlichen Sinne gar nicht zu sein . . . Ich werde mir der Leere des Seins und meines Seins bewußt"[133]. In dieser Angst aber hat der Mensch die Chance, zu sich selbst zu kommen. Die Chance des Menschen in der Angst dieser Grenzsituationen liegt darin, daß er der Unbegreiflichkeit seines Daseins nicht ausweicht, sondern sie bejaht. Er muß ja oder nein sagen. Er muß Tod, Leiden, Kampf und Verzweiflung und Scheitern als unlösbaren Teil seiner Existenz begreifen. In dieser Freiheit des Ja- oder Nein-Sagens kann der Mensch „sich selbst ergreifen oder sich selbst verfehlen; er kann sich gewinnen oder sich verlieren"[134]; wirklich zu uns selbst dringen wir nur vor, sagt JASPERS, indem wir „in die Grenzsituationen offenen Auges eintreten"[135]. Der Mensch erfährt, daß die letzte Entscheidung von

---

130 a.a.O. 204

131 a.a.O. 270

132 a.a.O.

133 zit. nach A. HÜBSCHER, 1961, 211

134 zit. nach WEISCHEDEL, a.a.O. 268

135 a.a.O. 271

ihm selbst abhängt: „Freiheit ist weder beweisbar noch widerlegbar"[136]; und doch – so JASPERS – hat der Mensch das Empfinden, daß er nicht ausschließlich durch die ihn umgebenden Umstände bestimmt ist, sondern daß es gleichzeitig immer *auch* eine Frage der freien Entscheidung des einzelnen Menschen ist. An dieser Stelle zeigt sich eine weitere Parallele zu KIERKEGAARD. Auch für JASPERS hat eine Entscheidung den Charakter des Handelns: „Freiheit erweist sich nicht durch meine Einsicht, sondern durch meine Tat"[137]; und diesen Vorgang der tätigen Entscheidung nennt JASPERS „existentielle Wahl" bzw. „Wahl meines selbst"[138]. Ebenfalls in Übereinstimmung mit KIERKEGAARD geht JASPERS davon aus, daß diese „existentielle Wahl" nur in einem „Sprung zu mir als Freiheit" möglich ist; der „Sprung aus der Angst zur Ruhe ist der ungeheuerste, den der Mensch tun kann"[139].

1.4 Martin HEIDEGGER (1889–1976)[140]

Martin HEIDEGGER stammt aus ländlichen Verhältnissen. Als guter Schüler wird er als 14jähriger auf ein Jesuitenkollegium in Konstanz geschickt. Das Abitur macht er später auf dem Gymnasium in Freiburg, wo er dann zunächst Theologie studiert, sich aber nach und nach immer mehr der Philosophie zuwendet. 1914 promoviert er über „Die Lehre vom Urteil im Psychologismus" und bereits zwei Jahre später habilitiert er sich bei Heinrich RICKERT. Im gleichen Jahre, also 1916, lernt er Edmund HUSSERL kennen, wird sein Schüler und Assistent. 1922 wird er auf ein Extraordinariat in Marburg berufen und kehrt 1928 als Nachfolger von HUSSERL nach Freiburg zurück. So bringt er fast sein ganzes Leben im Umkreis des Schwarzwaldes zu und lehnt zweimal den Ruf an die Berliner Universität ab. Er scheut den Betrieb der Großstadt und fühlt sich seiner Heimat sehr stark verbunden. In Todtnauberg, wo er eine kleine Hütte

---

136 a.a.O. 268
137 a.a.O.
138 a.a.O. 269
139 a.a.O. 271
140 In den beiden ersten Auflagen dieses Buches konnte man im Anhang eine ausführliche Darstellung von HEIDEGGERSs Hauptwerk „Sein und Zeit" nachlesen; dieser Anhang wird auf Wunsch vom Autor zugesandt.

hat, hält er sich oft auf, pflegt den Kontakt zu den Bauern und arbeitet an seinen Schriften und Vorlesungen; bei den Studenten ist HEIDEGGER sehr beliebt; er kümmert sich um sie, veranstaltet Gartenfeste und spricht in seinen Vorlesungen Dinge an, die für die jungen Leute von großem Interesse sind; er hat volle Hörsäle.

Hannah ARENDT[141] äußerte sich zu der Frage, was den frühen Ruhm HEIDEGGERs bzw. das breite Interesse der Studenten der damaligen Zeit ausmachte: „Es gab damals nach dem Ersten Weltkrieg, an den deutschen Universitäten zwar keine Rebellen, aber ein weitverbreitetes Unbehagen an dem akademischen Lehr- und Lernbetrieb in allen Fakultäten . . . Ihnen (den Studenten, H. Q.) stand der Sinn keineswegs nach Welt- oder Lebensweisheit, und wem an der Lösung aller Rätsel gelegen war, dem stand eine reichliche Auswahl in den Angeboten der Weltanschauungen und Weltanschauungsparteien zur Verfügung; um da zu wählen, bedurfte es keines Philosophiestudiums. Was sie nun aber wollten, das wußten sie auch nicht. Die Universität bot ihnen gemeinhin entweder die Schulen – die Neu-Kantianer, die Neu-Hegelianer, die Neo-Platoniker usw. – oder die alte Schuldisziplin, in der Philosophie, säuberlich in Fächer aufgeteilt, als Erkenntnistheorie, Ästhetik, Ethik, Logik und dergleichen, nicht so sehr vermittelt als durch bodenlose Langeweile erledigt wurde. Gegen diesen eher gemütlichen und in seiner Weise auch ganz soliden Betrieb gab es damals, noch vor dem Auftreten HEIDEGGERs, einige wenige Rebellen; es gab, chronologisch gesprochen, HUSSERL und seinen Ruf „Zu den Sachen selbst": das hieß „Weg von den Theorien, weg von den Büchern" und Etablierung der Philosophie als einer strengen Wissenschaft, die sich neben anderen akademischen Disziplinen würde sehen lassen können. Das war natürlich ganz naiv und unrebellisch gemeint, aber es war etwas, worauf sich erst SCHELER und etwas später HEIDEGGER berufen konnten. Und dann gab es noch Karl JASPERS, der, wie man weiß, lange mit HEIDEGGER befreundet war, gerade weil ihn das Rebellische in HEIDEGGERs Vorhaben als etwas ursprünglich Philosophisches inmitten des akademischen Geredes über Philosophie ansprach.

Die Assistenz bei HUSSERL leitet eine Wende im philosophischen Denken HEIDEGGERs ein. HUSSERLs „Phänomenologische Methode"

---

141 in: Martin HEIDEGGER zum 80. Geburtstag; in: „Merkur" 10, 1969, S. 893–902

zieht ihn wie magisch an und bildet später das Fundament für die Entwicklung von HEIDEGGERs „Fundamentalontologie". HUSSERL verdankt er
die Abkehr von der idealistischen Bewußtseinsphilosophie hin zu den
„Sachen selbst", zu einer verstehenden Hingabe an das Sein. Bereits
zehn Jahre später überwindet er auch HUSSERL; dessen Phänomenologie hat ihm zwar den entscheidenden Weg gewiesen, und nicht umsonst
ist sein 1927 erschienenes Hauptwerk „Sein und Zeit" seinem Lehrer „Edmund HUSSERL in Verehrung und Freundschaft zugeeignet": aber es
genügt ihm nicht, die Phänomene zu beschreiben; er möchte über die Erscheinung des Seins zum „Sinn von Sein" vordringen.

HEIDEGGER versucht, diese Frage mit dem Menschen selbst zu erklären. Er betrachtet den Menschen nicht aus der Vogelperspektive eines
Gottes oder eines absoluten Geistes, sondern so, wie er sich selbst, in
seiner eigenen Perspektive, erscheint. Das Sein des Menschen unterscheidet sich von dem des Tisches oder Baumes dadurch, daß es ihn
nicht nur gibt, sondern daß der Mensch auch in der Lage ist, nach diesem
seinem Sein, dem „Dasein" zu fragen und damit gleichzeitig in Beziehung
zu stehen zu anderen Menschen und Dingen in der Welt. Zugang zu diesem „In-der-Welt- Sein" hat der Mensch durch die „Erschlossenheit". TU-
GENDHAT ist der Meinung, daß dieser Begriff am besten mit dem englischen „awareness" zu übersetzen sei und von HEIDEGGER ganz absichtlich in Abgrenzung zum HUSSERLschen „Bewußtsein" gewählt worden ist[142]. In diesem Sinne findet sich der einzelne Mensch als „Dasein"
bzw. „Existenz" in diese Welt „geworfen" und ist von Anfang an mit der Tatsache seines Endes, des Todes, konfrontiert. Das Dasein ist für HEIDEG-
GER ein „Sein zum Tode", nicht um des Todes willen, sondern mehr in
dem Sinne, daß das ganze Leben letztlich auf den Tod hin zusteuert.

Mit dieser Perspektive des Todes und der damit im Zusammenhang erlebten „Grundbefindlichkeit der Angst" will HEIDEGGER kein düsteres
oder pessimistisches Weltbild aufbauen: im Gegenteil: Der Tod, das einzige, das mit Sicherheit auf jeden Menschen zukommt, bringt das Leben
zu einer Ganzheit. Die Angst vor dem Tode, vor dem „Nichts" beinhaltet
deshalb zwar etwas Bedrohliches, aber gleichzeitig auch die Chance,
durch Konfrontation mit der Angst das eigene Leben aus der „Uneigentlichkeit" des „Man" in die „Eigentlichkeit" einer menschlichen Existenz zu

---

142 TUGENDHAT, 1979, 171/172

führen, die – bei Anerkennung der Endlichkeit des Daseins – eine Fülle von Situationen für Wohlbefinden und die eigene Verwirklichung bereithält.

Die Frage nach dem „Wie" des menschlichen Lebens entscheidet sich daher nicht nur durch die „Geworfenheit" in eine chaotische Welt, sondern gleichzeitig durch ein aktives Sich-Verhalten des einzelnen innerhalb dieser Geworfenheit in Form von „Wahl" und „Entscheidung"; im Akt des Entscheidens bzw. Wählens begegnet der Mensch sich selbst existentiell, einmal auf der formalen, zum anderen auf der inhaltlichen Ebene:

1. Auf der formalen Ebene begegnet sich der Mensch insofern, als er einen „Spielraum" hat, innerhalb dessen er im Rahmen der gegebenen Bedingungen z. B. ja oder nein sagen kann; gemeint ist der Entscheidungsspielraum als „Möglichkeit".
2. Auf der inhaltlichen Ebene begegnet sich der Mensch insofern, als er „zu sein hat", d. h. die Tatsache seiner Existenz beinhaltet die Aufgabe bzw. Verpflichtung, entscheiden und wählen zu *müssen*.

Ich will das am Beispiel der Angst erläutern: Der Mensch „begegnet" seiner Angst insofern, als er selbst es ist, der die Entscheidung trifft, sich mit seiner Angst zu konfrontieren oder vor ihr zu fliehen; diese Möglichkeit des Begegnens oder Fliehens hat der Mensch aber nur auf der Grundlage des „Zu-Sein", der Verpflichtung zur Entscheidung, des Entscheiden-Müssens; indem der Mensch sich also entscheidet, seiner Angst zu begegnen oder vor ihr zu fliehen, begegnet er auch seiner „Freiheit" oder flieht vor ihr: „Die Angst bringt das Dasein vor seine Freiheit", sagt HEIDEGGER.

Die Bedeutung des „In-Der-Welt-Seins" betrifft alltägliche Situationen des Menschen. HEIDEGGER geht davon aus, daß der Mensch normalerweise nicht bei sich selbst ist, sondern an die Welt „verfallen" ist; er ist nicht er selbst, sondern das anonyme „Man". HEIDEGGER schreibt: „Das Man kann es sich leisten, daß ‚man' sich ständig auf es beruft. Es kann am leichtesten alles verantworten, weil keiner es ist, der für etwas einzustehen braucht"[143].

---

143 Ein Aspekt, der in Ruth COHNs Konzept der Themenzentrierten Interaktion (TZI) eine wichtige Rolle spielt (vgl. Kap. III, Abschnitt 4).

Die Aufgabe des Menschen ist es, aus dieser Verstrickung herauszufinden und er selbst zu werden. Die Angst hat daher – ähnlich wie bei
KIERKEGAARD und JASPERS – den positiven Aspekt, daß der Mensch
durch diese „Stimmung" aus seinem momentanen unreflektierten Dahin-
leben, aus seiner „Uneigentlichkeit" herausgerissen wird und dadurch di-
rekt mit den Möglichkeiten seines Selbst, seiner „Eigentlichkeit" in Berührung kommt.

Wichtig ist in diesem Zusammenhang noch der Begriff der „Fürsorge"
im Umgang mit anderen Menschen. HEIDEGGER unterscheidet die „einspringende" von der „vorausspringenden" Fürsorge. Während bei der
„einspringenden" Fürsorge dem anderen dadurch geholfen werden soll,
daß man ihm die Verantwortung abnimmt, ist die „vorausspringende" Fürsorge mehr gedacht als Hilfe zur Selbsthilfe. Der „Uneigentlichkeit" entspricht die „einspringende" Fürsorge, weil sie zwar den anderen durch
Übernahme wichtiger Angelegenheiten eindeutig entlastet, aber gleichzeitig die Gefahr besteht, daß dieser „dabei ganz aus seiner Stellung geworfen wird . . ., um nachträglich das Besorgte als fertig Verfügbares zu
übernehmen". Diese Form der Fürsorge kann den anderen zum „Abhängigen und Beherrschten" machen, auch wenn diese Herrschaft nicht offen zutage tritt. Die „vorausspringende" Fürsorge dagegen ist der „Eigentlichkeit" zuzuordnen. Diese Form der Fürsorge will dem anderen die Sorge gerade nicht abnehmen, sondern „erst eigentlich als solche zurückge-
ben" in der Überzeugung, daß der andere selbst einen Weg findet. Die
Hilfe besteht darin, daß dem anderen dazu verholfen wird, „in seiner Sorge durchsichtig und für sie frei zu werden"[144].

1.5 Jean-Paul SARTRE (1905–1980)

SARTRE gilt als einflußreichster Repräsentant der französischen Existenzphilosophie. Er geht von HEIDEGGER, HUSSERL und HEGEL aus,
und gelangt zu einer realistisch-pessimistischen Auffassung des
menschlichen Daseins. Sein Hauptanliegen ist die menschliche Freiheit;
er sieht den Menschen als grundsätzlich frei und in der Unfreiheit des

---

144 Ein Aspekt, den wir später in den Konzepten der Gesprächstherapie (ROGERS, vgl.
Kap. III, Abschnitt 3) und Gestalttherapie (PERLS, vgl. Kap. III, Abschnitt 2) wieder-
finden.

Nicht-Freiseins. Die Freiheit des Menschen ist nicht unbegrenzt, aber sie trifft niemals auf Grenzen. Freisein ist jedoch nicht gleichbedeutend mit Erfolghaben, sondern mit Wählenkönnen und – dazugehörig – Wählenmüssen. Das soll im folgenden etwas näher erläutert werden:

SARTRE übernimmt hier die Auffassung HEIDEGGERs von Zeit, die sich aus der Zukunft her bestimmt. Das gegenwärtige Verhalten des Menschen ist bestimmt durch einen in der Zukunft liegenden Zweck, ein Ziel, eine Intention. Da das, was in der Zukunft geschieht oder sein soll, im Augenblick des Jetzt und Hier nicht existent ist, also etwas Nicht-Seiendes ist, ist mein Wesen primär durch Nichtsein bestimmt. Nur der Mensch ist in der Lage (nicht das Sein an sich oder die Dinge), eine Verbindung zwischen dem Nicht-Seienden bzw. Noch-Nicht-Seienden und seinen momentanen Handlungen herzustellen. Das Verhältnis zum Nicht-Sein ist folglich die wichtigste Bedingung für Freiheit: „Weil die menschliche Realität nicht genug ist, ist sie frei; weil sie fortwährend sich selbst entrissen wird (der noch nicht-seienden Zukunft, H. Q.) und weil das, was sie gewesen ist, durch ein Nichts von dem getrennt ist, was sie ist und sein wird"[145]. Umgekehrt heißt das, daß dieser Mangel an Sein (Mangel an Zukunft im Augenblick) quasi eine Voraussetzung für die Freiheit des Menschen ist. Diese Freiheit muß sich der Mensch nach SARTRE immer wieder neu erkämpfen; er kann nicht wählen, er *muß* wählen, er ist „zur Freiheit verurteilt"; d. h. in diesem Sich-Wählen, das sich immer wieder neu wiederholen muß, findet sich das Sein des Menschen, seine Existenz, seine Freiheit: „So sind Freiheit, Wahl, Nichtung und Zeitigung ein und dasselbe"[146]. Auch das Nicht-Wählen, die Verweigerung also, sich selbst zu wählen, ist eine Wahl, die der Mensch letztlich zu verantworten hat: „Wir können uns als Fliehenden, Ungreifbaren, Zögernden usw. wählen; wir können uns sogar dazu erwählen, uns nicht zu wählen; in diesen verschiedenen Fällen werden Ziele . . . gesetzt, und die Verantwortung für diese Ziele fällt uns zu: was auch unser Sein sein mag, es ist Wahl"[147] und jede Wahl ist ein „Entwurf zu einer Lösung des Seinsproblems"[148].

---

145 Das Sein und das Nichts, 1962, S. 561

146 a.a.O. 591

147 a.a.O. 598

148 a.a.O. 588

SARTRE nennt die folgenden Rahmenbedingungen für Freiheit: den
Ort, die Vergangenheit, den Körper, die Umwelt, die Mitmenschen, den
Tod: „Ich bin weder ‚frei’, dem Schicksal meiner Klasse, meines Volkes,
meiner Familie zu entgehen . . . Ich komme als Arbeiter zur Welt, als
Franzose, mit Erbsyphilis oder Tuberkulose. Die Geschichte eines belie-
bigen Lebens ist die Geschichte eines Scheiterns . . . Viel mehr als ‚sich
zu machen’, wird der Mensch scheinbar ‚gemacht’ vom Klima und der Erde, von der Rasse und der Klasse, der Sprache, der Geschichte des Kol-
lektivs, dem er angehört, von der Erbmasse, den individuellen Umständen seiner Kindheit, den angenommenen Gewohnheiten, den großen
und kleinen Ereignissen seines Lebens[149]. Diese faktischen Beschränkungen der Freiheit werden dem Menschen aber erst deutlich und bewußt im Rahmen seines „Entwurfs”, seiner Ziele und Intentionen. Daraus
folgt, daß diese Bedingungen eigentlich nicht aus sich heraus schon Beschränkungen sind, sondern erst dadurch zu Beschränkungen werden,
daß sie unabdingbare Voraussetzung für Freiheit sind; anders ausgedrückt: Freiheit kann es nur geben in Zusammenschau mit Beschränkungen und umgekehrt: Beschränkungen sind nur Beschränkungen vor dem
Hintergrund von Freiheit: „Es kann nur beschränkte Freiheit geben, da die
Freiheit Wahl ist . . . So kann die Freiheit nur wirklich frei sein, indem sie
die Faktizität als ihre eigene Beschränkung konstituiert”[150]. Autobiogra-
phisch äußert sich SARTRE dazu in einem Interview[151]:
    „ . . . das Leben hat mich die ‚Macht der Dinge’ gelehrt. Eigentlich hätte
ich schon mit ‚Das Sein und das Nichts’ die Entdeckung dieser Macht der
Dinge entdecken müssen, denn ich war schon damals gegen meinen Willen Soldat geworden. Ich war also schon auf etwas gestoßen, was mich
von außen steuerte, etwas, das nichts mit meiner Freiheit zu tun hatte . . .
So fing ich an, die Realität der Situation des Menschen inmitten der Dinge
zu entdecken, die ich das ‚In-der-Welt-Sein’ genannt habe.”[152]
    Eine ähnliche Verquickung in Form gegenseitiger Abhängigkeit findet
sich – wie im Zusammenhang mit den Ausführungen zum Nicht-Sein
schon erwähnt – im Verständnis von Vergangenheit, Gegenwart und Zu-

---

149 a.a.O. 610 f.

150 a.a.O. 626

151 SARTRE über SARTRE, Interview 1969, in: J. P. SARTRE, 1975

152 a.a.O. 89

kunft. Wenn der Mensch eine Situation in der Gegenwart ändern will, weil sie ihn jetzt nicht zufrieden macht, dann basiert sein „Entwurf" (seine Zielsetzung) auf dem Antizipieren von Zukunft; denn die Änderung seiner Situation kann ja nur in der Zukunft passieren. Er muß also seine Gegenwärtigkeit „überschreiten", d. h. das Erfassen von Gegenwart und Vergangenheit setzt jeweils deren Überschreiten, den Entwurf auf die Zukunft voraus: „Man sieht, wie die Vergangenheit für die Wahl der Zukunft zugleich unentbehrlich ist, und zwar in ihrer Eigenschaft als ‚das, was geändert werden muß', wie folglich kein freies Überschreiten stattfinden kann, es sei denn von einer Vergangenheit aus, und wie andererseits dieses Wesen des Vergangen(seins) der Vergangenheit aus der ursprünglichen Wahl des Zukünftigen zukommt"[153].

In diesem – offensichtlich von HEIDEGGER übernommenen – Zeitverständnis kommt der Vergangenheit eine Bedeutung zu, die sich aus der Zukunft bestimmt, d. h. die Ereignisse der Vergangenheit sind Fakten und nicht mehr zu ändern, doch die Bedeutung, die Wertigkeit dieser Fakten ergibt sich erst aus der Zukunft; und das bedeutet wiederum: die Bedeutung ergibt sich aus dem Entwurf des Augenblicks auf die Zukunft: „ . . . indem ich mich auf meine Ziele hin entwerfe, nehme ich die Vergangenheit mit mir und entscheide durch das Handeln über ihre Bedeutung"[154], und „die Zukunft entscheidet darüber, ob die Vergangenheit tot oder lebendig ist"[155].

SARTRE geht aber noch einen Schritt weiter. Er sagt, daß diese unendliche Freiheit nicht etwa zu einer unmoralischen Unverbindlichkeit zwischen den Menschen führt, sondern quasi automatisch auch eine unendliche moralische Verantwortlichkeit bedingt. Jeder einzelne muß seine eigene Existenz wählen, und es gibt kein Entkommen hinsichtlich der vollständigen Verantwortlichkeit für diese Wahl. Die moralische Qualität der Verantwortlichkeit liegt darin, daß sie nicht nur für den einzelnen, sondern auch bei allen anderen Menschen wirksam wird. Wenn wir also unser eigenes individuelles Selbst mit eigenen Werten schaffen, dann sind wir damit automatisch beteiligt an der Entstehung eines Ideals der menschlichen Natur an sich. Daraus folgt, daß die Bewertung eines indi-

---

153 .a.a.O. 629
154 a.a.O. 630
155 a.a.O. 631

viduell geschaffenen Selbst davon abhängt, ob dieses Selbst auch für alle anderen Menschen von positiver Bedeutung ist.

Obwohl SARTRE sich von der Radikalität früherer Aussagen wie
„Gleich, unter welchen Umständen, in welcher Lage; der Mensch ist stets
frei, zu wählen, ob er ein Verräter sein will oder nicht . . ."[156] in dem o. a.
Interview (1969) als zu sehr auf die spezifischen Kriegserlebnisse bezogen distanzierte[157], hält er an der Verantwortlichkeit des Menschen sich
selbst gegenüber grundsätzlich fest: „. . . ich habe niemals aufgehört zu
zeigen, daß jeder letztlich dafür verantwortlich ist, was man aus ihm
macht, selbst dann, wenn ihm nichts anderes übrig bleibt, als diese Verantwortung auf sich zu nehmen . . . Heute würde ich den Begriff Freiheit
so definieren: Freiheit ist jene kleine Bewegung, die aus einem völlig gesellschaftlich bedingten Wesen einen Menschen macht, der nicht in allem
das darstellt, was von seinem Bedingtsein herrührt"[158].

---

156 in einem Vorwort einer Ausgabe zu „Die Fliegen" u. a.

157 „Als ich das las, habe ich mir gesagt: Unfaßbar, daß ich das wirklich geglaubt habe!"
    (SARTRE über SARTRE, 1969, 89)

158 a.a.O. 90

2 Zusammenfassung:
Zentrale Aussagen der Existenzphilosophie und Phänomenologie

Zum Abschluß des philosophischen Teils möchte ich Existenzphilosophie und Phänomenologie in zentralen Aussagen zusammenfassen:

Existenzphilosophie und Phänomenologie
Zentrale Aussagen

Angst und Freiheit
Wahl/Entscheidung
Verantwortlichkeit
Gegenwärtigkeit
In-der-Welt-Sein

2.1 Angst und Freiheit
als zwei Seiten der Geworfenheit menschlicher Existenz

Die menschliche Existenz ist dadurch charakterisiert, daß sie in die Welt „geworfen" (HEIDEGGER) und von Geburt an mit dem Tod, dem „Nichts" (SARTRE) konfrontiert ist. Diese Geworfenheit mit der unausweichlichen Perspektive des Todes zieht dem Menschen eigentlich gleich zu Beginn seines Lebens „den Boden unter den Füßen weg" (JASPERS) und verleiht der menschlichen Existenz einen absurden Charakter. Von Anfang an sieht der Mensch sich „Grenzsituationen" (JASPERS) ausgesetzt, die ihn an den „Abgrund" (KIERKEGAARD) führen; hier erlebt er die „Grundbefindlichkeit der Angst" (HEIDEGGER) und sieht sich ständig konfrontiert mit Krankheit und Scheitern (JASPERS) sowie Zerrissenheit, Verzweiflung, Ausgeliefertsein (KIERKEGAARD) und Leere (SARTRE). Die eine Seite der Geworfenheit besteht also darin, daß die (Um)Welt, in die das Individuum hineingeboren wird, in sehr einschränkender und bedroh-

licher Weise das tägliche Leben des einzelnen bestimmt; die andere Seite der Geworfenheit, die Freiheit, ist damit unmittelbar verknüpft; denn
Bedrohung und Angst eröffnen – so paradox das auch zunächst klingen
mag – dem Menschen einen Freiheitsspielraum, innerhalb dessen er sich
z. B. auf die Angst als Bestandteil seiner Existenz einlassen kann oder
nicht.

2.2 Wahl und Entscheidung

Unerläßliche Voraussetzung für die Freiheit des Menschen ist daher die
Angst; sie „bringt das Dasein vor die Freiheit", sagt HEIDEGGER; und
zwar vor die Freiheit zu „wählen" und zu „entscheiden", ein Aspekt, der
von den dargestellten Vertretern der Existenzphilosophie durchgängig
vertreten wird. In diesem Zusammenhang möchte ich auf einen Aspekt
besonders hinweisen: dieses „Wählen" und „Entscheiden" wird von HEI-
DEGGER (auch von BUBER und SARTRE) nicht nur als „Möglichkeit" gesehen, die der Mensch wahrnehmen *darf* oder *kann,* sondern der Akt des
„Wählens" und „Entscheidens" als Ausdruck von Freiheit ist für HEIDEG-
GER – vor dem Hintergrund der Geworfenheit – eine „Notwendigkeit", ein
Muß menschlicher Existenz; der Mensch ist „zur Freiheit verurteilt", wie
SARTRE es nennt. Dieser Aspekt des Wählen- und Entscheiden-Müssens führt zu einem Menschenbild, das den Menschen sowohl aktiv als
auch passiv sieht; passiv hinsichtlich der bedrohlichen Determiniertheit
und aktiv hinsichtlich der Notwendigkeit, die Freiheit des Wählens und
Entscheidens zu realisieren und damit „sich selbst zu ergreifen oder sich
selbst zu verfehlen" (JASPERS), „sich selbst zu machen" (SARTRE).

2.3 Verantwortlichkeit

Ein solches Menschenbild wirft eine wichtige Frage auf: Wer trägt die Verantwortung für diese Situation des Menschen? Da die Existenzphilosophie – übrigens in Übereinstimmung mit Marxismus und Buddhismus –
eine übergeordnete Autorität ablehnt, gilt nur eine einzige Autorität: die
des Menschen selbst. Während KIERKEGAARD und HEIDEGGER hierbei den einzelnen als einzelnen in den Vordergrund der Betrachtung rük-

ken, muß die Verantwortlichkeit des einzelnen bei BUBER, JASPERS und vor allem SARTRE immer explizit aus der Perspektive der Beziehung zu anderen Menschen, d. h. in der „Begegnung" (BUBER), der „Kommunikation" (JASPERS) bzw. in der produktiven und politischen Arbeit (SARTRE) gesehen werden. Dieses letzliche Zurück-Geworfen-Sein auf sich selbst ist Bedrohung und Chance zugleich, die Verantwortung für beides trägt der Mensch allein. Leugnet er sie, weicht er ihr aus, oder überträgt er sie auf andere Menschen oder Umstände, leugnet er seine Existenz und lebt nicht seiner Lebensbestimmung gemäß.

2.4 Gegenwärtigkeit

Die Existenz des Menschen ist mit Vergangenheit, Gegenwart und Zukunft gleichermaßen verknüpft. Es fragt sich, ob eine dieser Zeitlichkeiten den Menschen mehr bestimmt als die andere. Die Zeit ist im existentialistischen Denken immer etwas Zukünftiges, zu dem sich Gegenwart und Vergangenheit jeweils zuordnen lassen. Grundlage dieses Zeitverständnisses ist das „Dasein zum Tode" (HEIDEGGER); gemeint ist damit die unabänderliche Tatsache, die Gewißheit des *zukünftig* eintretenden Todes. Der eigentliche Sinn des Daseins in Gegenwart und Vergangenheit resultiert daher folgerichtig aus einem „Vorlaufen" (HEIDEGGER) auf die Zukunft. Dem steht gegenüber, daß Vergangenheit und Gegenwart für den Menschen viel konkreter erfahrbar sind als die Zukunft. Die Zukunft liefert zwar den Sinn unserer Existenz, aber erfahren haben wir unsere Existenz in der Vergangenheit bzw. erfahren sie in der Gegenwärtigkeit unseres Seins. SARTREs Begriff des „Entwurfs" baut hier eine Brücke des Verständnisses; wenn ich eine Situation, in der ich mich in der Gegenwart befinde, ändern will, weil sie mich nicht zufrieden macht, dann basiert mein „Entwurf" (im Sinne intentionalen Handelns) auf der Antizipation von Zukunft, da die Änderung meiner Situation ja nur in der Zukunft gesehen werden kann: d. h. die „Überschreitung" meiner Gegenwärtigkeit ist ein Entwurf des Augenblicks auf die Zukunft. Die Ereignisse der Vergangenheit dagegen sind bereits Fakten und nicht mehr zu ändern, doch ihre Wertigkeit ergibt sich ebenfalls aus dem auf Zukunft gerichteten gegenwärtigen Entwurf.

2.5 In-der-Welt-Sein

Das Verständnis des „In-der-Welt-Seins" bildet das Kernstück der HEI-DEGGERschen Existenzphilosophie.

In diesem Begriff kreuzen sich bei HEIDEGGER die philosophischen Strömungen der Existenzphilosophie KIERKEGAARDs und der Phänomenologie HUSSERLs; denn einerseits ist das „In-der-Welt-Sein" ein existentielles Merkmal des Menschen, zugleich steht dieser Begriff aber auch für die wissenschaftliche Methode der Phänomenologie, die HEIDEGGER für unentbehrlich zur Erforschung der Frage nach dem „Sinn von Sein" hält.

2.5.1 In-der-Welt-Sein als existentielles Merkmal des Menschen

Der Mensch bildet mit der ihn umgebenden Welt ein „Feld" (MERLEAU-PONTY), innerhalb dessen er nicht *neben*, sondern immer nur in Verbindung mit den Dingen und Menschen seiner Umwelt vorkommt, d. h. die Existenz des Menschen ist ohne die ihn umgebende Welt gar nicht denkbar und umgekehrt. Genau wie die zwei Aspekte der Geworfenheit (Angst und Freiheit) als individuelle Einheit hervortreten, so erklärt HEIDEGGER das Individuum und die Welt ebenfalls zum einheitlichen Ganzen. HEIDEGGER verhilft uns damit zu einer Sichtweise, die im einen Falle die Trennung von Angst und Freiheit, im anderen Falle die von Mensch und Umwelt aufhebt. Nur dieses „In-der-Welt-Sein" ermöglicht die Entwicklung von der „Uneigentlichkeit" des unverbindlichen „Man" zur „Eigentlichkeit" (HEIDEGGER) bzw. „Begegnung" im BUBERschen Sinne. Was bei BUBER stärker zum Tragen kommt, ist der „dialogische" Charakter der Beziehungen zwischen Mensch und Welt, der sich als „stündlicher" Kampf zwischen den Polaritäten der menschlichen Existenz, der „Ich-Du-Beziehung" und dem „Ich-Es-Verhältnis", austrägt. Die Welt der Ich-Es-Verhältnisse verspricht Ruhe, Ordnung, Struktur und Sicherheit, die der Ich-Du-Beziehungen fordert auf zu Grenzüberschreitung, zu Wagnis, Risiko und Gefahr. Nur im ständigen Wechsel dieser „Zweiheit" kann das Individuum seine Existenz zur Einheit mit der Welt bringen. Was hier bei BUBER (und ähnlich bei JASPERS und SARTRE) mitschwingt, ist der Gedanke der „permanenten Evolution", d. h. die Weiterentwicklung von Individuum und Gesellschaft sind ineinander verwoben, eine Entwicklung gibt es nur, wenn beide sich entwickeln. Zu dieser Entwicklung gehören Miteinander genauso wie Gegeneinander, Nähe genauso wie Distanz, Ruhe genauso wie Spannung und Sicherheit genauso wie Wagnis. In der permanenten Auseinandersetzung zwischen diesen Polen des Menschentums „trägt sich die Geschichte aus" (JASPERS).

2.5.2 In-der-Welt-Sein als phänomenologische Grundlage des existenzphilosophischen Wissenschaftsverständnisses

Die ganzheitliche Sicht des Menschen in Form der Eingebundenheit der menschlichen Existenz als „In-der-Welt-Sein" erfordert ein Wissenschaftsverständnis, das den Menschen oder Forscher nicht mehr losgelöst bzw. unabhängig von seinem Untersuchungsgegenstand bestehen läßt; denn Forschung ist immer eine Form des Seins bei der Welt. Das menschliche Sein zeichnet sich für HEIDEGGER ja gerade dadurch aus, daß der Mensch eben nicht nur existiert, sondern über die „Erschlossenheit", die TUGENDHAT mit dem englischen Wort „awareness" übersetzt, nach dem Sinn der eigenen Existenz fragen kann und damit direkten Zugang zu seinem „In-der-Welt-Sein" hat.

Die phänomenologische Herangehensweise ist daher neben einem objektiven Interesse immer zugleich auch subjektiv bestimmt, Fragestellungen sind daher letztlich immer verschiedene Formen des Seins bei der Welt und basieren auf dem jeweiligen Sinn, in dem die Welt dem Forschenden erscheint. Wenn ich darauf achte, was Gegenstände oder Phänomene in der Welt für mich bedeuten, erfasse ich immer gleichzeitig, wer und was ich selber bin. Mensch und Welt, Subjekt und Objekt, Sein und Bewußtsein, Innen und Außen stellen letztlich immer eine untrennbare Einheit dar. Daraus resultiert, daß jeder wissenschaftlichen Tätigkeit subjektive „Entscheidungen" zugrunde liegen, die der Wissenschaftler auch allein verantworten muß.

Der bewußte Verzicht auf objektive Wahrheit und objektives Interesse läßt den Aspekt der Eigenverantwortlichkeit des Wissenschaftlers deutlich werden; denn es wird klar, daß nicht abstrakte Fragen und Probleme untersucht werden, sondern daß der Wissenschaftler „entscheidet", ob und wie er einer Fragestellung nachgeht.

KAPITEL III

Zentrale Konzepte der Humanistischen Psychologie

1 Kurt GOLDSTEIN (1878–1965)
Lust zur Spannung – Holismus und organismische Selbstverwirklichung

1.1 Persönlicher Hintergrund

Persönliches habe ich über Kurt GOLDSTEIN wenig in Erfahrung bringen können. Er entstammt einer wohlhabenden jüdischen Familie aus Kattowitz in Oberschlesien. Für seine Eltern war klar, daß eine akademische Ausbildung die beste Vorbereitung auf das Leben darstellt. Er war ein guter, doch sehr schüchterner Schüler, der die Schule ohne größere Schwierigkeiten durchlief.

Er studierte zunächst Philosophie und Literatur in Breslau und Heidelberg, wechselte dann aber über zum Medizinstudium, das er 1903 in Frankfurt abschloß. Nach dem Examen arbeitete er zunächst am „Sneckenbergischen Neurologischen Institut" als Assistent von Ludwig EDINGER. Es folgten Aufenthalte in Freiburg, Berlin und Königsberg, wo er hauptsächlich mit psychiatrischen Patienten zu tun hatte. 1914 ging er wieder zurück nach Frankfurt und gründete während des Ersten Weltkrieges das „Institut zur Erforschung der Folgeerscheinungen von Hirnverletzungen", wo er mit Adhémar GELB (1878–1936) zusammenarbeitete. Im Mittelpunkt der Forschungen stand die Frage, welche Auswirkungen Hirnverletzungen auf sensorische und motorische Funktionen des menschlichen Organismus sowie auf Wahrnehmung und Sprache haben. Die Ergebnisse dieser Arbeiten führten zur Formulierung einer ganzheitlichen Auffassung vom Organismus.

1930 ging GOLDSTEIN nach Berlin (Krankenhaus Moabit), wurde aber 1933 verhaftet und ging nach seiner Ausweisung nach Amsterdam. Hier entstand in einem Jahr sein berühmtes Werk „Der Organismus", das 1934 in Holland noch in deutscher Sprache erschien, ehe es 1939 nach GOLDSTEINs Übersiedlung nach New York (1935) unter dem Titel „The Organism. A Holistic Approach to Biology Derived from Pathological Data in Man" erschien. In New York hatte GOLDSTEIN eine psychiatrische Praxis eröffnet und arbeitete zusätzlich an Krankenhäusern und Hochschulen, ehe er 1965 im Alter von 87 Jahren starb.

1.2 Das ganzheitliche Konzept des Organismus

Für GOLDSTEIN ist es wichtig, einerseits Geist und Leben einzelheitlich zu betrachten, sie aber letztlich als Einheit zu begreifen, in der sie durch eine „Spannung" aufeinander bezogen sind; er lehnt eine Überordnung des einen über das andere ab, sondern will sie in gegenseitiger Abhängigkeit zueinander verstanden wissen: „Der Geist verleugnet nicht die Sinne, sondern hilft . . . jene Anpassung herzustellen, in der die von uns . . . künstlich getrennten Natur und Geist in jener Einheit sein können, in der alles menschliche Sein sich verwirklicht"[159]. GOLDSTEIN spricht hier von der „Tendenz, sich den Umständen entsprechend zu verwirklichen"[160], was bei ihm aber immer auf der Grundlage der „Spannung" entsteht, „aus der das eigentliche Sein, das stets positiv ist, erst wird"[161].

In diesem Zusammenhang unterscheidet GOLDSTEIN auch den Menschen vom Tier: „Die Spannung ist andersartig; sie besteht nicht nur wie beim Tier in einem momentanen Gefühl der Bedrohung, der Angst, sondern wird bewußt, erscheint in gegenständlicher objektiver Gestalt. Sie ermöglicht so eine ganz andere Stellungnahme, die in Erscheinung tritt im Phänomen der Furcht und dem der Freiheit, sich trotz der Gefahr zu verwirklichen und die Welt zu gestalten"[162].

Der Organismus bewegt sich bei GOLDSTEIN immer in einem Spannungszustand zwischen dem „Sein in Ordnung" und dem „Sein in Unordnung"[163]; diesen Spannungszustand nennt er „Katastrophe", die immer dann entsteht, „wenn der Organismus in produktiver Auseinandersetzung mit der Welt zusammenstößt"[164]. Dieser Prozeß „von Katastrophe zu Katastrophe" führt in ständiger Eingebundenheit in die Welt letztlich zur „Selbstverwirklichung, die Schritt für Schritt mit der Eroberung, d. h. Einbeziehung und Umgestaltung der Welt einhergeht"[165]. Diese permanente Unruhe ist bei GOLDSTEIN ein wesentliches Element einer sich

---

159 1934, 300/301
160 a.a.O. 295
161 a.a.O. 301
162 a.a.O. 302
163 a.a.O. 350
164 a.a.O.
165 a.a.O. 351

selbst verwirklichenden Persönlichkeit: „Normal, gesund nennen wir den, bei dem die Tendenz zur Verwirklichung von innen heraus schafft, und der die Störungen, die durch den Zusammenstoß mit der Welt entstehen, überwindet, nicht aus Angst, sondern aus *Freude an der Überwindung*"[166]. FREUD wirft er in diesem Zusammenhang vor, er kenne „nur die Lust an der Entspannung nicht die Lust der Spannung"[167], und – den Begriff der „Verdrängung" kritisierend – schreibt GOLDSTEIN: „Nicht fortwährende Verdrängung liegt vor, sondern fortwährende Neugestaltung"[168]. Hier wird ganz deutlich, daß GOLDSTEIN dem FREUDschen Konzept eines eher passiv der Umwelt und den ihm innewohnenden psychischen Systemen ausgelieferten Organismus eine Auffassung entgegenstellt, die den Sinn in der Auseinandersetzung mit der Umwelt in einem aktiven Bewältigen der „Erschütterungen" sieht. Die Bewältigung dieser Erschütterungen, die Tendenz, von ungeordnetem zu geordnetem Verhalten zu gelangen, sind es, die zur Selbstverwirklichung führen, dem eigentlichen Hauptmotiv GOLDSTEINs. Bedürfnisse wie Hunger, Sexualität, Leistungsbedürfnis oder Neugierde sind für ihn lediglich Erscheinungsformen des obersten Lebenszieles, sich selbst zu verwirklichen. Die Befriedigung eines bestimmten Bedürfnisses steht sofort im Vordergrund, wenn dadurch die Tendenz des Gesamtorganismus, sich selbst zu verwirklichen, unterstützt wird. Im Zuge der Selbstverwirklichung wird der Mensch schöpferisch.

1.3 Einfluß der Gestaltpsychologie

Einen großen Einfluß auf GOLDSTEINs Arbeit hatte die „Gestaltpsychologie" der Berliner Schule mit ihren Vertretern WERTHEIMER (1880–1943), KÖHLER (1887–1967), KOFFKA (1886–1941) und Kurt LEWIN (1890–1947), die, wie schon erwähnt, Zeitgenossen GOLD-STEINs waren. Sie traten in den Jahren vor dem Ersten Weltkrieg gegen die atomistische Experimentalpsychologie G. E. MÜLLERs (1850–1943) und WUNDTs (1832–1920) an und entwickelten Grundprinzipien der Ge-

---

166 a.a.O. 197
167 a.a.O. 218
168 a.a.O. 211

staltpsychologie wie Tendenz zur guten Gestalt, das „Figur-Grund-Phänomen" und die daraus abgeleiteten „Gestaltgesetze" wie z. B. Prägnanz,
Nähe, Geschlossenheit, Kontrast, Konstanz, Variabilität, Stabilität, Mehr-
deutigkeit usw. Sie vertraten die Auffassung eines ganzheitlichen Wahr-
nehmungsfeldes des Menschen und differenzierten dieses Wahrneh-
mungsfeld in „Figur" und „Hintergrund"; auf dieser Grundlage erforschten
sie die jeweiligen Eigenschaften von „Figur" und „Hintergrund" und ihre
gegenseitige Abhängigkeit voneinander.

GOLDSTEIN widmet der Gestaltpsychologie ein ganzes Kapitel seines Buches[169] und setzt sich auch außerhalb dieses Kapitels intensiv und
kritisch mit diesen beiden Grundprinzipien auseinander. Die Tendenz zur
guten Gestalt stellt für ihn „eine ganz bestimmte Form der Auseinandersetzung von Organismus und Welt dar, nämlich die, in der der Organismus sich am besten seinem Wesen entsprechend verwirklicht"[170], und an
anderer Stelle: „Sie (die Tendenz zur guten Gestalt, H. Q.) . . . ist der besondere Ausdruck der allgemeinen Tendenz, mit möglichst geringem
Kraftaufwand Höchstleistungen zu ermöglichen"[171]. Es geht GOLD-
STEIN immer wieder um den Gesamtzusammenhang. Der Organismus
selbst ist für ihn eine „Ganzheit", eine „Gestalt"[172]; diese Ganzheit ist wieder Teil eines Umwelt-Ganzen und gleichzeitig in ständiger Auseinandersetzung mit diesem Umwelt-Ganzen begriffen; daraus folgt, daß „die Untersuchung der Gestalten uns so nicht nur etwas über das Sein des Organismus, sondern auch über das Sein der Welt lehren" kann[173]. Das „Figur-Grund-Phänomen" hat ebenfalls einen hohen Stellenwert in GOLD-
STEINs organismischer Theorie. Während er in Kapitel 10 seines Buches
die Auffassung der Berliner Schule hinsichtlich der „Tendenz zur guten
Gestalt" kritisiert und ein eigenes Verständnis entwickelt (s. o.), übernimmt er die Ergebnisse zum „Figur-Grund-Phänomen" ohne Widerspruch in seine Theorie: „Die Leistungen an einzelnen Stellen des Organismus erfolgen umso präziser, je mehr sie sich gegenüber dem Verhalten des übrigen Organismus abheben, je mehr sie im ‚Vordergrund' ste-

---

169 a.a.O. Kap. 10
170 a.a.O. 321
171 a.a.O. 326/327
172 a.a.O. 320
173 a.a.O. 322

hen gegenüber dem ‚Hintergrund', den der übrige Organismus darstellt,
je besser, je präziser sich das Verhältnis zwischen Nahevorgang (‚Vor-
dergrundsvorgang') und Vorgang im übrigen System (‚Hintergrundsvor-
gang') gestaltet. Welche Leistungen wir auch auf die Struktur ihres Geschehens hin analysieren mögen, immer stoßen wir auf die gleiche Struktur. Ich bin deshalb geneigt, die ihr entsprechende Erregungsgestaltung
in Form eines Vordergrund-Hintergrundgeschehens als die *Grundform
des nervösen Geschehens überhaupt* zu betrachten"[174]. „Figur" und
„Grund" sind so feste Bestandteile seiner „Ganzheitstheorie des Organismus"[175]; Geist, Körper und Seele erscheinen dabei nicht als „drei isolierte
Seinssphären", sondern „als Besonderheiten, weil jeweilig die eine oder
andere mehr oder weniger als ‚Figur' in den Vordergrund rückt, während
die anderen dann den Grund bilden"[176].

1.4 Philosophischer Hintergrund und Wissenschaftsverständnis

Es ist nicht leicht, Kurt GOLDSTEIN in den Zusammenhang einer existentialistischen bzw. der späteren Humanistischen Psychologie einzuordnen. Er war ein Zeitgenosse von HUSSERL, HEIDEGGER, JASPERS,
v. WEIZSÄCKER, SCHELER, BUYTENDIJK, BUBER, CASSIRER,
BINSWANGER, WERTHEIMER, KÖHLER und KOFFKA, die alle zwischen 1874 und 1889 geboren wurden. Obwohl die Einflüsse HUSSERLs
und HEIDEGGERs sichtbar sind, nimmt er in seinem Hauptwerk[177] nicht
explizit Bezug auf sie.

   Der deutlichste Berührungspunkt mit HEIDEGGER zeigt sich in GOLD-
STEINs Ausführungen zum „Wählen" und „Entscheiden"; auch GOLD-
STEIN erwähnt hier die Möglichkeit sowie die Verpflichtung zur Entschei-
dung, er spricht von der „Erkenntnis eines bedeutsamen menschlichen
Zuges überhaupt, nämlich seiner *Möglichkeit* und *Notwendigkeit* zur

---

174 a.a.O. 74

175 vgl. Kap. 6 seines Buches

176 a.a.O. 206

177 „Der Aufbau des Organismus" (1934)

freien Entscheidung"[178]; sinngleich mit HEIDEGGER kommt er zu dem Ergebnis: „ . . . der (kranke) Mensch *hat* zu wählen"[179].

Auch sein Verständnis von „Sein" als „Sein in der Welt"[180], seine Bemerkungen zum „Sein in der Zeit"[181], zum „Verfallen-Sein"[182] und zum „Wesen"[183] erinnern sehr an HEIDEGGER. In seiner Einleitung findet sich möglicherweise eine Erklärung, warum diese Verbindung zu HEIDEGGER nicht offenbar wird. GOLDSTEIN schreibt: „Man kann es mir vielleicht zum Vorwurf machen, daß ich in der folgenden Darstellung die Anschauungen anderer Autoren zu wenig angeführt habe, obgleich doch zweifellos mancherlei Anknüpfungen, ja vielleicht Übernahmen von solchen vorliegen. Ich darf dazu sagen: Meine Absicht geht auf Klarstellung von Prinzipien, nicht auf eine historische Darstellung der Entstehung dieser. Der Kundige wird die Beziehungen sehen, vielleicht besser als ich selbst. In der lebendigen Arbeit kann man und soll man sich nicht immerfort überlegen, ob eine Auffassung, ein Vorgehen von einem anderen bestimmt ist oder nicht"[184].

Wenn wir berücksichtigen, daß GOLDSTEINs Werk 1934, d. h. nur acht Jahre später als HEIDEGGERs „Sein und Zeit" (1926) erschien, würde es vor dem Hintergrund der o. a. Äußerung erklärlich machen, wenn er sich zwar auf HEIDEGGER bezieht, dies aber nicht erwähnt.

Die Verbindung zu HUSSERL ist deutlicher insofern, als GOLDSTEIN sich ausführlich auf Max SCHELER (1874–1928), einen Schüler HUSSERLs, bezieht; GOLDSTEIN nimmt Bezug auf SCHELERs Buch „Die Stellung des Menschen im Kosmos" (1928). SCHELER, der sich der Phänomenologie HUSSERLs anschloß, entwickelte in Abgrenzung zur formalen Ethik KANTs eine eigene Wertethik. Ansatzpunkt zur Beantwortung aller Fragen des menschlichen Lebens, der Weltanschauung, der Kultur und der Moral waren die „Werte"; SCHELERs Grundvorstellung war, daß biologische oder ökonomische Faktoren die Möglichkeiten der

---

178 1934, 282

179 a.a.O. 281, Hervorhebg. H. Q.

180 a.a.O. 206

181 a.a.O. 349

182 a.a.O. 351

183 a.a.O. 80, 197, 218, 248, 266 u. a.

184 a.a.O. 8

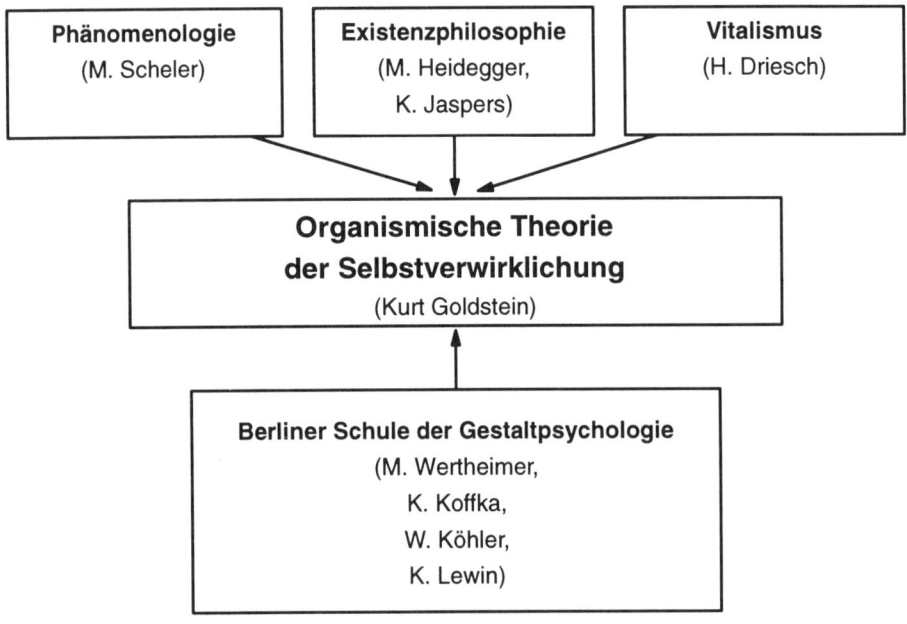

Philosophische und psychologische Bezugspunkte der Organismischen
Theorie der Selbstverwirklichung von Kurt Goldstein

Aktualisierung dieser Werte blockieren oder freigeben können, je nach
den historischen Gesamtbedingungen.

Ähnlich wie schon bei BINSWANGER und BOSS, so findet sich auch
bei GOLDSTEIN eine enge Verbindung zwischen Inhalt und Methode seiner Forschungsarbeiten. GOLDSTEIN besteht zwar auf der Wichtigkeit
des empirischen Vorgehens, betont jedoch immer die ganzheitliche
Grundlage, auf der die Einzeldaten betrachtet werden; schon den Vorgang der Erhebung selbst will er in die ganzheitliche Vorgehensweise ein-
bezogen haben; er will „die Frage nach dem Tatsachencharakter jeder Erscheinung"[185] in den Mittelpunkt der Forschung gerückt haben und distanziert sich (wie HEIDEGGER) von der reinen Philosophie HUSSERLs:
„Eines wollen wir in methodischer Hinsicht von vornherein betonen: wir
werden uns nicht mit irgend einer Form *intuitiver Schau* begnügen . . . Wir

---

185 a.a.O. 347

wollen, wie jede Naturwissenschaft . . . von der isolierenden Analyse, von den ‚Teilen' des Organismus ausgehen"[186] und wendet sich gleichzeitig dagegen, daß die einzeln feststellbaren „Glieder" des Organismus als niedere Wirkungseinheiten gegenüber der höheren Wirkungseinheit des Organismus betrachtet werden: „Bei einer solchen Auffassung vergißt man, daß auch die Glieder nur künstlich isolierte Teile des Organismus sind, die erst in der isolierenden Betrachtung hervortreten, daß der Organismus zwar gegliedert ist, aber nicht aus Gliedern besteht, daß auch die festgestellten Glieder nur auf das Ganze des Organismus hinweisen, ihn aber weder zusammensetzen, noch im Gegensatz zu ihm stehen . . . Es gibt weder einen Kampf der Teile miteinander im Organismus, noch einen Kampf des Ganzen mit den Teilen"[187].

GOLDSTEIN will sich daher einerseits grundsätzlich auf empirische, mit „analytisch-naturwissenschaftlichen Methoden gewonnene Erscheinungen"[188] stützen, jedoch nicht durch Häufung von Tatsachen bzw. Daten zu einem Induktionsschluß gelangen, sondern sich – wie BINSWANGER es nannte „liebevoll in Wesen und Gehalt des einzelnen Phänomens versenken"[189].

GOLDSTEINs methodisches Vorgehen läßt sich so charakterisieren: er studiert Einzelfälle und verwendet dabei verschiedene Erhebungsmethoden (Interview, Tests, Beobachtungen),

– Untersuchungseinheit ist die ganze Person: da der Mensch immer als organisiertes Ganzes funktioniert, muß die Untersuchungseinheit auch dieses organisierte Ganze sein,

– das Verstehen menschlichen Verhaltens geschieht auf der Grundlage von Systemprinzipien wie z.B. „Selbstverwirklichung" bzw. „Auseinandersetzung mit der Welt".

---

186 a.a.O. 7, Hervorhebg. H. Q
187 a.a.O. 262/263
188 a.a.O. 255
189 BINSWANGER, 1947, 201

1.5 GOLDSTEINs Beitrag zur Humanistischen Psychologie

Die Verbindung GOLDSTEINs zum Existentialismus HEIDEGGERs liegt nahe, ist aber nicht nachweisbar; es gibt auch keine sichtbare Verbindung zwischen ihm und seinem zeitgleich lebenden Psychiatrie-Kollegen BINSWANGER. Einzig zur Phänomenologie ließ sich über die Verbindung zum HUSSERL-Schüler SCHELER ein Bezug nachweisen. Die Bedeutung von GOLDSTEINs Lehre für die Humanistische Psychologie läßt sich in folgenden Punkten zusammenfassen:

Wahl und Entscheidung als Existenzmerkmal des Menschen

Analog zu HEIDEGGER und SARTRE vertritt GOLDSTEIN die Auffassung, daß „Wahl" und „Entscheidung" nicht nur eine „Möglichkeit" der menschlichen Existenz darstellen, sondern daß der Mensch sich aufgrund seiner Eingebundenheit in die Welt sowie der Tendenz seines Organismus zur Selbstverwirklichung vor die „Notwendigkeit" gestellt sieht, immer wieder neu zu wählen und zu entscheiden.

Selbstverwirklichung als organismischer und ganzheitlicher Prozeß

Das Hauptmotiv menschlichen Lebens ist für GOLDSTEIN die „Selbstverwirklichung"; die Annahme mehrerer Antriebe wie bei FREUD lehnt er ab; er ordnet sie alle der Selbstverwirklichung unter; er beschreibt damit einen Menschen, der permanent und ununterbrochen darauf ausgerichtet ist, die ihm innewohnenden Möglichkeiten zur Entfaltung zu bringen; durch dieses Hauptmotiv wird sowohl die Richtung der Entwicklung festgelegt (vom Ungeordneten zum Geordneten) als auch deutlich gemacht, daß es sich beim Prozeß der Selbstverwirklichung um einen einheitlichen, ganzheitlichen Prozeß handelt.

Lust zur Spannung

Ein wesentlicher Bestandteil dieses Selbstverwirklichungsprozesses ist die Auseinandersetzung mit der Umwelt, die zu „Erschütterungen" und „Katastrophen" führen; der Organismus tritt dieser Umwelt als zunächst geschlossenes System gegenüber, das an den Grenzen seines Systems ständig Berührung hat mit der ihn umgebenden Welt; Spannung wird als lustvoll definiert.

Berufung auf Gestaltprinzipien

GOLDSTEIN integriert im wesentlichen zwei Gestaltprinzipien in seine Theorie vom Organismus: das „Figur-Grund-Phänomen" und die „Tendenz zur guten Gestalt"; im Gegensatz zur Berliner Schule, die sich bei der Erforschung dieser Phänomene auf Teilbereiche des Organismus wie Wahrnehmung und Lernen beschränkte, wollte GOLDSTEIN die Gültigkeit dieser Prinzipien für alle Funktionen und Erscheinungen des Organismus nachweisen.

Phänomenologisches Wissenschaftsverständnis

GOLDSTEINs wissenschaftliche Herangehensweise war grundsätzlich phänomenologisch, obwohl er immer betonte, daß seine Studien auf einer empirischen Grundlage stehen. Trotzdem begann seine Analyse nicht bei Einzeldaten, die dann in Form eines Induktionsschlusses in einen Zusammenhang gebracht wurden, sondern umgekehrt: die Analyse beginnt mit dem gesamten Organismus, der dann in seinen Teilen einzeln untersucht wird; dabei wird jeder Einzelaspekt immer unter der Prämisse seiner Zugehörigkeit zum gesamten Organismus erforscht. Die atomistische Vorgehensweise wird klar abgelehnt.

Mit dieser Grundposition ist GOLDSTEIN so etwas wie ein „Vater" der Humanistischen Psychologie. Er war es, der durch die vom Nationalsozialismus erzwungene Emigration im Jahre 1935 eine sowohl existenzphilosophisch als auch gestaltpsychologisch beeinflußte Theorie des Menschen in die USA transportierte und durch Lehrtätigkeit an Universitäten wie Harvard, Columbia und Brandeis an deren Weiterverbreitung aktiv beteiligt war. Sein bedeutendster Schüler ist Fritz PERLS.

2 Fritz PERLS (1893–1970)
Unterbrechung und Wiederherstellung von Kontakt –
Das Konzept der Gestalttherapie

Fritz PERLS gilt als der Begründer der Gestalttherapie. Er selbst bezeichnet sich als „Wiederentdecker"[190] der Gestalttherapie, weil das zugrundeliegende Gedankengut lange vor ihm" existierte und er seinen eigenen
Beitrag darin sieht, diese z. T. sehr alten Gedanken und Ideen in die konkrete Form der Gestalttherapie gegossen zu haben.

Es ist nicht einfach, ein Bild von PERLS zu vermitteln. Zum einen hat
er selbst nicht viel geschrieben, zum anderen ist der wichtigste theoretische Text, das von ihm zusammen mit HEFFERLINE und GOODMAN
herausgegebene Buch „Gestalt-Therapie – Lebensfreude und Persönlichkeitsentfaltung", nicht von ihm selbst, sondern von Paul GOODMAN
geschrieben worden.

2.1 Persönlicher Hintergrund

PERLS wurde 1893 als Kind jüdischer Eltern in Berlin[191] geboren. Sein
Vater war aufgrund seiner beruflichen Tätigkeit viel außer Haus ("selling
his wines and ideals")[192]; zwischen seinen Eltern erinnert er viel Streit:
"My father and my mother had many bitter fights, when he beat her . . .
He often called her a piece of furniture"[193]. Seine Mutter war sehr ehrgeizig und hatte große Pläne mit ihm und seinen beiden älteren Geschwi-
stern Else und Grete. Trotzdem oder gerade deswegen verstand er sich
mit ihr nicht besonders gut: "I drove my mother slowly, but surely, to des-
pair. The great ambition of her life melted away"[194]. Er bekam viel Schläge
mit dem Teppichklopfer, aber es gelang ihr nicht, ihn in die Richtung zu

---

190 1969a, 24
191 Ansbacher Straße 53
192 1969b, 283
193 a.a.O. 280
194 a.a.O. 252

erziehen, wie sie es haben wollte. In einem Punkt hatte sie jedoch Erfolg: sie weckte und förderte seine Neugier für die Kunst, vor allem für das Theater. Aus diesem Interesse entwickelte sich später ein enger Kontakt zu Max REINHARDT (1873–1943), dem damaligen Leiter des „Deutschen Theaters" in Berlin. Der heranwachsende PERLS war sehr beeindruckt von der Intensität, mit der Max REINHARDT versuchte, die Ideen und Träume der Dichter in die Wirklichkeit des Zuschauers umzusetzen[195]. Er übernahm des öfteren Statistenrollen, um sein Taschengeld aufzubessern, und lernte, wie intensiv REINHARDT mit Stimme, Haltung, Mimik und Gestik arbeitete und wie wichtig ihm die Übereinstimmung zwischen diesen verschiedenen Ausdrucksformen war. Genau diese Kongruenz ist später ein wichtiger Bestandteil der Gestalttherapie.

Die Schule ist im Vergleich zu diesen aufregenden Erfahrungen eher eine lästige und nebensächliche Angelegenheit. PERLS besucht das Mommsengymnasium, scheitert[196] und wechselt über zum Askanischen Gymnasium, wo er bis zum Abitur bleibt.

Er studiert Medizin. Der Erste Weltkrieg unterbricht das Studium. 1916 muß er zur Armee und erlebt die Sinnlosigkeit des Krieges. Er verliert seinen einzigen Freund und gerät in eine tiefe Krise. Nach dem Krieg nimmt er das Studium wieder auf und läßt sich nach dem Staatsexamen als Psychiater in Berlin nieder. Trotz der beruflichen Stabilisierung bleibt er kritisch und hat viel Kontakt mit Bauhaus-Künstlern und politischen Linken, die versuchen, gegen die autoritären Strukturen anzukämpfen. Hier lernt er Salomo FRIEDLÄNDER kennen. Er ist beeindruckt von dessen Philosophie der „schöpferischen Indifferenz", die dieser in dem gleichnamigen Buch darlegte[197]. Wie ich noch zeigen werde, sind die Grundgedanken FRIEDLÄNDERs wichtig für PERLS' Vorstellungen von „Homöostase".

1926 wurde er Assistent bei Kurt GOLDSTEIN am Institut für hirnverletzte Soldaten. PERLS wurde hier mit einem neuartigen Verständnis

---

195 "Max Reinhardt was the first creative genius I met . . . Characters out of touch with their co-players had to go. Nothing was left untouched, until a play transcended into a world of reality, yet left enough room for the audiences fantasy" (a.a.O. 282).

196 "That school was a nightmare for me", a.a.O. 178
      "The basic attitude was discipline and anti-Semitism", a.a.O. 251

197 "His philosophical work 'Creative Indifference' had a tremendous impact on me" (a.a.O. 74).

vom Organismus konfrontiert und hörte zum erstenmal den Begriff „Selbstverwirklichung", ohne die Bedeutung dieses Begriffs zu verstehen: "He (GOLDSTEIN, H. Q.) used the term self – actualization without my understanding it. When I heard the same expression twenty-five years later from MASLOW I still could not quite get it, except that it seemed to be a good thing . . . it took me still some more years to understand the nature of self-actualization in terms of Gertrude STEINs ‚A rose is a rose is a rose'[198]".

Seine psychoanalytische Ausbildung beginnt PERLS in Berlin bei Karen HORNEY, setzt sie fort bei Clara HAPPEL in Frankfurt, Helene DEUTSCH und Eduard HITSCHMANN in Wien, Eugen HARNIK in Berlin und wendet sich schließlich auf Empfehlung von Karen HORNEY an Wilhelm REICH. Hier bekommt er entscheidende Impulse, weil REICH sich offen zeigt für Veränderungen im therapeutischen Vorgehen. PERLS erlebt, daß Körpersprache, Mimik, Gestik eine große Bedeutung für REICH hatten. Genau wie bei REINHARDT, für den diese Ausdrucksformen in künstlerischer Hinsicht wichtig waren, so waren sie in der REICHschen Analyse zentrales Hilfsmittel bei der Arbeit mit den Widerständen der Patienten im Hier-und-Jetzt. In Frankfurt leben zu der Zeit auch existentialistische Denker wie BUBER, TILLICH und SCHELER; obwohl PERLS mehrere Jahre in Frankfurt lebte, hatte er wenig Kontakt zu ihnen. Trotzdem hatte diese Denkrichtung einen großen Einfluß auf ihn: "This much has penetrated", schreibt PERLS, "existential philosophy demands taking responsibility for ones existence"[199]. Ich komme darauf noch zurück.

1933 flieht er mit seiner Familie[200] nach Holland, von wo er 1934 nach Südafrika geht und in Johannisburg ein „Psychoanalytisches Institut" gründet. Die Jahre in Johannisburg waren wohl insgesamt gesehen eine große Enttäuschung. Zwar hat er auch hier Anregungen, z. B. von SMUTS[201], bekommen und die grundlegenden Ideen der späteren Gestalttherapie in seinem Buch „Das Ich, der Hunger und die Aggression"[202]

---

198 a.a.O. 4/5

199 a.a.O. 60

200 Heirat 1929 mit Lore, später amerikanisiert in Laura; Tochter Renate wurde 1931 geboren.

201 „Holismus und Evolution", 1926

202 geschrieben 1941/42, veröffentlicht 1946

niedergelegt, aber die fachliche Anerkennung wurde ihm versagt. 1936 versuchte er zum erstenmal, öffentlich auf dem „Internationalen Psychologischen Kongreß" in der Tschechoslowakei seine abweichenden Gedanken vorzustellen, und wurde arg enttäuscht[203]. Hinzu kam, daß sich das Familienleben nicht so entwickelte, wie er es sich erhofft hatte. Es kam zu großen Spannungen zwischen ihm und seiner Frau, die selbst auch als Analytikerin stark beruflich engagiert war. Die Folge war eine zunehmende Verschlechterung der Beziehung zu seinen Kindern. Martin SHEPARD, der die einzige Biographie neben der Autobiographie von PERLS geschrieben hat, nennt ihn einen "Sisyphus on his stone" und faßt die zwölf Jahre in Südafrika so zusammen: "So here he was – an unhappy married fifty-three-year-old man, with a daugther nearly fifteen, an eleven-year-old son, and so evolving therapeutic approach that was still in the process of being born – once more upon unfamiliar shores, preparing, once again, to roll the stone back up the mountain"[204].

1946 geht PERLS nach New York. Karen HORNEY und Erich FROMM unterstützen ihn bei der Einrichtung einer Praxis. In New York lernt er u. a. Paul GOODMAN kennen; mit ihm und Ralph HEFFERLINE schreibt er das Grundlagenwerk „Gestalt Therapy", das 1951 erscheint.

HEFFERLINE ist Psychologieprofessor an der Columbia-Universität. Er hatte mit seinen Studenten die Gestalt-Übungen experimentell erprobt und als praktischen Teil in das o. a. Buch eingebracht. Den theoretischen Teil hat Paul GOODMAN formuliert, weil PERLS aufgrund seiner vielen beruflichen Verpflichtungen die Zeit dazu nicht fand. Lange Zeit war nicht klar, ob sie das Buch „Concentration Therapy" nennen sollten, wie es auch Laura PERLS vorgeschlagen hatte; aber schließlich entschied PERLS sich für den Titel „Gestalt Therapy".

1959 holt Wilson van DUSEN, ein Phänomenologe der Westküste, PERLS nach Kalifornien. PERLS war für ihn jemand, der die schwierige Theorie des Existentialismus in eine praktische Form gebracht hatte: "We had gobs of existential psychological theory from BINSWANGER, MIN-

---

203 "I wanted to contribute to psychoanalytic theory, but I did not realize, at that time, how revolutionary that paper was . . . The verdict ‚all resistances are anal' (und nicht auch oral, wie PERLS es in seinem Papier darzulegen versuchte, H.Q.) left me dumbfounded" (a.a.O. 45)

204 SHEPARD, 1975, 54 86

KOWSKI, HEIDEGGER. But there was a man who could put into practise a rather tortured theory"[205].

1966 findet PERLS eine neue Heimat in Esalen/ Kalifornien und befriedigt schreibt er: "Gestalt Therapy is on the map. I finally find a community, a place of being: Esalen"[206]; "Esalen has become the symbol . . . for the humanistic-existential revolution, for finding and promoting new ways of sanity, growth, and the development of the human potential"[207]. Hier findet er in Ansätzen das, wovon er träumt: die Gründung eines Kibbuz, in dem "the split between seminarians and staff has to be abolished"[208]. Kurz vor seinem Tode erfüllte sich dieser Traum in Kanada nahe Vancouver. Im Sommer 1969 wird der Kibbuz am „Lake Cowichan" auf dem Gelände eines ehemaligen fishing-motels gegründet. Ein halbes Jahr später begab sich PERLS, 76jährig, auf seine alljährliche Europareise. Er starb im März 1970 vor der Rückkehr nach Cowichan.

Wichtig zu erwähnen wäre noch PERLS' Beziehung zu Sigmund FREUD. Er selbst nennt diese Beziehung "one of the . . . unfinished situations in my life"[209]. Bis zum Schluß hatte er eine gespaltene Beziehung zu FREUD. Einerseits war und blieb er sein großes Vorbild[210], derjenige, der bahnbrechend und revolutionär die Entwicklung der Psychologie und Psychiatrie beeinflußte, z. B. durch die Bedeutung des Unbewußten und des Geschlechtstriebes oder die Entdeckung der doppelten Natur eines neurotischen Symptoms (Einzigartigkeit und Abwehr zugleich). Und noch in seinem Buch „Das Ich, der Hunger und die Aggression" definiert er seine Konzeption als eine Weiterentwicklung des psychoanalytischen Ansatzes und spricht vom „Übergang von der orthodoxen Psychoanalyse zur Gestalt-Methode"[211]. Aber die Erfahrungen und Erkenntnisse aus seiner Arbeit in Südafrika, wo er ohne Kontrolle und Einschränkung experimentieren konnte, vor allem aber die Unbeweglichkeit der psychoanaly-

---

205 a.a.O. 9

206 1969b, 62

207 a.a.O. 262

208 a.a.O. 289

209 a.a.O. 57

210 "FREUD was a sincere scientist, a brillant writer and discoverer of many secrets of the mind", 1969b, 142; „I see in FREUD the EDISON of psychiatry", a.a.O. 34

211 1978, 11

tischen Vereinigungen, die in ihrer Meinungsbildung total auf FREUD selbst fixiert waren, entfernten ihn und andere Kollegen/innen wie HOR-NEY, JUNG, ADLER, FROMM, RANK und REICH immer weiter von dieser Konzeption. Entscheidend für diese Abwendung waren wohl zwei Ereignisse. Zum einen die Erfahrung mit seinem Vortrag auf dem Kongreß in Jugoslawien (s. o.), zum anderen seine persönliche Begegnung mit FREUD im Jahre 1936. Anläßlich eines Kongresses in Wien machte er einen Termin mit ihm und "was received by an elderly woman (I believe his sister) and waited. Then the door opened about 2 1/2 feet wide and there he was, before my eyes. It seemed strange that he would not leave the door frame, but at that time I knew nothing about his phobias"[212]. PERLS sagte: "I came from South Africa to give a paper and to see you." "Well, and when are you going back?" he said. I don't remember the rest of the (perhaps four-minute long) conversation. I was shocked and disappointed"[213]. Diese Erfahrungen machten auf ihn den Eindruck, daß FREUD kein Interesse daran hatte, Theorie und Praxis der Psychoanalyse weiterzuentwickeln; PERLS' Überzeugung von der Wichtigkeit der Funktion des Hungertriebes und des Ichs, der Gegenwart und der Zielgerichtetheit, der Konzentration, der spontanen Reaktion von Figur und Hintergrund usw. hatte keine Chance, in das psychoanalytische Vorgehen integriert zu werden. Viele Freunde kritisierten PERLS hinsichtlich seines polemischen Verhältnisses zu FREUD und forderten ihn auf, sich weniger mit ihm zu beschäftigen. Er antwortete ihnen, daß das für ihn unmöglich sei, weil FREUD trotz allem viel zu wichtig für ihn sei, daß seine Bewunderung, Verwirrung und seine Rachegefühle viel zu stark seien, und kommt zu dem Schluß: "I am deeply grateful for how much I developed through standing up against him"[214].

Ich habe all dies deshalb so ausführlich dargelegt, weil es wichtig ist zu sehen, auf welchem persönlichen Hintergrund das Konzept der Gestalttherapie entstanden ist. PERLS war ein sehr schwieriger und komplizierter Mann mit vielen Widersprüchen. Aber er ist seinen Weg gegangen, hat das, was er theoretisch vertreten hat, persönlich gelebt, mit allen

---

212 1969, 56
213 a.a.O.
214 a.a.O. 45

Freuden und Leiden, die das mit sich bringt; seine Frau Laura nannte ihn nicht zufällig "half a prophet, half a bum"[215].

2.2 Theorie der Gestalttherapie

Neben FRANKLs Logotherapie, BINSWANGERs und BOSS' Daseins-analyse ist die Gestalttherapie für PERLS „eine der ... drei Arten existentieller Therapie[216]. PERLS betont, daß sein existentialistisch-phänomenologischer Ansatz – im Gegensatz zu den übrigen existentialistischen Philosophien[217] – auf dem in der Natur gegebenen Phänomen der Gestalt basiert, d. h. PERLS suchte eine Lehre, die nicht ihrerseits wieder auf einer anderen Lehre fußte: "Is there then no possibility of an antic orientation where *Dasein* – the fact and means of existence – manifests itself?"[218]. Die Lösung liegt für ihn in der Gestalt-Psychologie; denn "gestalt is ... something, that is inherent in nature"[219].

Als Assistent von Kurt GOLDSTEIN ist PERLS sehr beeindruckt von der Anwendung der Gestaltprinzipien in der Arbeit mit hirnverletzten Soldaten. PERLS setzt die Arbeit GOLDSTEINs insofern fort, als er die Gestaltpsychologie in eine Theorie über den menschlichen Organismus integriert und – darauf fußend – das Konzept der Gestalttherapie entwikkelt[220].

Ich habe bereits im Zusammenhang mit Kurt GOLDSTEIN auf wesentliche Aspekte der Gestaltpsychologie der Berliner Schule hingewiesen (vgl. Kap. III, Abschnitt 1.3). Gestalt wird hier verstanden als ein Muster oder eine Figur, als eine ganzheitliche Organisationsform von Einzel-Elementen. Die Grundannahme der Gestaltpsychologie ist, daß die Natur

---

215 SHEPARD 1975, 3

216 1979c, 24

217 "What is TILLICH without his protestantism, BUBER without his chassidism, MARCEL without his catholicism? Can you imagine SARTRE without support from his communist ideas, HEIDEGGER without support from his language, or BINSWANGER without psychoanalysis?" (1969b, 60)

218 a.a.O. 61

219 a.a.O. 61

220 Sein Buch „Das Ich, der Hunger und die Aggression" (1946, dtsch: 1978) ist dem Andenken an Max WERTHEIMER gewidmet.

des Menschen aus solchen ganzheitlichen Strukturen besteht und deshalb auch nur innerhalb dieser Ganzheiten erfahren und verstanden werden kann. Der Begriff „Gestalt" beinhaltet daher den Aspekt der „Ganzheit" und ähnelt hierin dem östlichen Konzept des Tao. Beide gehen davon aus, daß Vordergrund und Hintergrund ein vollständiges Ganzes bilden; sie können nicht voneinander getrennt werden, ohne dabei ihre jeweilige individuelle Bedeutung zu verlieren bzw. die Ganzheit zu zerstören.

2.2.1 Selbstregulierung des Organismus

Die Existenzform des Menschen ist der Organismus. Er existiert als biologischer und als sozialer Organismus. PERLS geht davon aus, daß alles organische Leben nach dem Prinzip der Homöostase funktioniert. Unter Homöostase versteht PERLS einen Prozeß, in dessen Verlauf der Organismus in einem ständigen Wechsel von Gleichgewicht und Ungleichgewicht seine Bedürfnisse befriedigt. PERLS geht daher auch davon aus, daß es nicht Instinkte, d. h. durch genetische Information artspezifisch vorgeprägte Verhaltensweisen sind, die unser Handeln hervorrufen, sondern Bedürfnisse, die sich als individuelle Reaktionen auf diesen homöostatischen oder auch Anpassungsprozeß ergeben.

PERLS ist hier stark beeinflußt von Sigmund FRIEDLÄNDER und dessen Theorie von der „Creative Indifference"[221]. Der Grundgedanke bei FRIEDLÄNDER ist, daß Gegensätze aufeinander bezogen sind. Die Mitte zwischen diesen Gegensätzen ist der Ort, wo sie sich aufheben. FRIEDLÄNDER war der Meinung, daß diese Mitte der Ort sei, wo Menschen am ehesten ein Gleichgewicht zwischen ihren widersprüchlichen Bestrebungen und Bedürfnissen finden könnten.

PERLS sieht im Organismus die Tendenz, sich im ständigen Kampf zwischen Selbsterhaltung (d. h. Geborgenheit, Sicherheit, Ruhe usw.) auf der einen und Wachstum (d. h. Veränderung, Bewegung, Risiko, Entwicklung usw.) auf der anderen Seite auf dieses Gleichgewicht, das „zero-center of opposites"[222] hin zu bewegen: „Wir schieben also die Triebtheorie beiseite und betrachten den Organismus einfach als ein Sy-

---

221 vgl. 1978, 19

222 1969b, 70

stem, das im Gleichgewicht ist und das ordentlich funktionieren muß. Jedes Ungleichgewicht wird als ein Bedürfnis erlebt, dieses Ungleichgewicht zu korrigieren"[223].

Diesen Prozeß der Homöostase bringt PERLS in Verbindung mit der Gestaltbildung, d. h. mit dem Hervortreten von Figuren auf Hintergründen; d. h. das jeweils stärkste Bedürfnis, die „dringendste Situation"[224] tritt aus dem Hintergrund der verschiedenartigsten Bedürfnisse als Figur hervor, und der ganze Organismus, jedes Organ, die Sinne, Bewegungen, Gedanken ordnen sich diesem "emerging need" unter. Ist es befriedigt, löst es sich sofort in den Hintergrund auf und ein neues Bedürfnis wird Figur usw. In einem solchen Prozeß gibt es nie das Stadium eines endgültigen Zufriedenseins; denn die Schließung der Gestalt ergibt Befriedigung, aber die gleichzeitige Wiederöffnung ergibt Frustration. Entscheidend an diesem Prozeß ist der ständige Wechsel zwischen diesen Polen mit der ständigen Tendenz zum Gleichgewicht, zur Mitte hin.

Im Verlaufe dieses immerwährenden Strebens nach Gleichgewicht muß der Organismus in Kontakt treten mit sich selbst und mit der Umwelt; er muß Dinge aus der Umwelt in sich aufnehmen, wenn sie fehlen, bzw. sich ihrer entledigen, wenn sie überflüssig sind; das übergeordnete Ziel, das „Grundgesetz" dieses Prozesses ist „Selbsterhaltung und Wachstum"[225]. Der menschliche Organismus hat zwei Systeme, mit denen er mit der Welt in Verbindung treten kann: den Sinnesapparat und den Bewegungsapparat[226].

Diese beiden Systeme wurden in der naturwissenschaftlich orientierten Psychologie immer fein säuberlich getrennt, als „voneinander unabhängige Wesenheiten"[227]. Gegen diesen „psycho-physischen Parallelismus" setzt PERLS ein „holistisches, ganzheitliches Konzept"[228]. Die „Holistische Doktrin", wie er sie an anderer Stelle nennt, ermöglicht eine Zu-

223 1979c, 25
224 a.a.O.; in Anlehnung an MASLOWs Bedürfnishierarchie vgl. S. 227
225 1979a, 61
226 „Der Sinnesapparat ist für die Orientierung da; er ist der Sinn für Berührung dort, wo wir mit der Welt Kontakt aufnehmen. Mit dem Bewegungsapparat treten wir in die Auseinandersetzung ein. Er ist das Handlungssystem, vermittels dessen wir mit der Welt umgehen" (1979c, 68).
227 1976, 32
228 a.a.O. 33

sammenschau dieser beiden organismischen Systeme und läßt Gedanken, Gefühle und Handlungen „aus demselben Stoff" bestehen mit der Konsequenz, daß „wir von einer auf die andere Ebene übertragen und transportieren" können[229]. Homöostase und Holismus sind angeborene Tendenzen mit dem Ziel des Organismus, sich selbst – so wie er ist – zu verwirklichen."[230]

2.2.2 Theorie des Selbst

Selbst, Kontakt, Kontaktgrenze

PERLS, HEFFERLINE und GOODMAN (im folgenden P/H/G) unterteilen in ihrer Selbsttheorie das Selbst in drei Teilsysteme: das Ich, das Es und die Persönlichkeit. Entsprechend der holistischen Doktrin ist es natürlich nicht so, daß man das Selbst in diese drei Segmente aufteilen könnte, wie einen Kuchen etwa, sondern diese drei Teilsysteme treten jeweils als Figuren auf dem Hintergrund des Organismus dominierend in Erscheinung, so daß sie „unter je besonderen Umständen das (ganze) Selbst zu sein scheinen"[231].

Dieses Selbst mit seinen Teilsystemen dient der Kontaktnahme im Organismus/Umwelt-Feld, an der „Kontaktgrenze". „Kontakt" und „Kontaktgrenze" sind wichtige Begriffe in diesem Zusammenhang; sie werden daher hier erläutert:

Es war bereits die Rede von der Einheit des Organismus hinsichtlich seiner verschiedenen Systeme (Denken, Gefühle, Körper). Jedes Zusammenwirken innerhalb dieser Einheit ist ein „Kontaktvorgang", der an der „Oberflächengrenze im Organismus/Umwelt-Feld" geschieht[232]. Die „Kontaktgrenze" muß man sich als eine „Radarstation" vorstellen, die die Aufgabe hat, auf allen Ebenen des Organismus/Umwelt-Feldes neue und unbekannte Situationen zu erfassen und an den Organismus weiterzuleiten. Die Kontaktgrenze ist damit der zentrale Ort für die Begegnung und den Austausch mit der Umwelt, der zentrale Ort für positive und negative Veränderungen. „Zentral" steht in diesem Zusammenhang nicht für

---

229 a.a.O.

230 „Eine Rose ist eine Rose ist eine Rose" (1979c. 39).

231 1979a, 159

232 a.a.O. 40

„Mitte" (wie z. B. bei Charlotte Bühler der „core", den man sich tief mitten im Innern des Körpers vorzustellen hat), sondern für „Intensität" hinsichtlich eines potentiellen Wachstums des Organismus. Diese Kontaktgrenze ist auch keine starre geometrische Linie. sondern bewegt sich, je nach Situation, mal mehr im Bereich des Organismus, mal mehr im Bereich der Umwelt, je nachdem, welcher Art der Kontaktprozeß ist, der gerade abläuft. Ich komme darauf noch zurück.

Das Selbst mit seinen verschiedenen Teilsystemen wird daher als „Kontaktgrenze in Tätigkeit"[233] definiert. Diese Tätigkeit besteht aus der ständigen „Erschaffung von Figuren und Hintergründen"[234]. Hier ist der Ort, an dem die Spannung zwischen Selbsterhaltung und Wachstum ins Gewahrsein (awareness) gelangt und mit der Tendenz zur Wiederherstellung des Gleichgewichts verarbeitet wird. Das kann geschehen bei der Nahrungssuche, beim Essen, bei der Liebe und beim Liebesakt, beim Angreifen, Kämpfen, Kommunizieren, Wahrnehmen, Lernen, bei der Fortbewegung usw.

Phasen des Kontaktprozesses

P/H/G unterscheiden vier verschiedene Phasen des Kontaktprozesses: 1 Vorkontakt, 2 Kontaktanbahnung/Kontaktnahme, 3 Kontaktvollzug und 4 Nachkontakt.

Phase 1: Vorkontakt

Entsprechend dem homöostatischen Prinzip erregen innere (organismische) und äußere (feldbedingte) Mangel- bzw. Überschußzustände die Kontaktgrenze; dies gilt für alle Körperfunktionen wie Stoffwechsel, Bedürfnis nach Abspaltung, nach Orgasmus, Bewegungs- und Ruhebedürfnis. Aus diesem Grunde hat das Atmen eine so große Bedeutung für die Psychotherapie; denn „nirgendwo sonst sehen wir so deutlich, wie sehr das Lebewesen ein ‚Feld' ist, wie sehr die Umwelt ‚in' ihm ist"[235]. Diese Mangel- bzw. Überschußzustände werden auch als „unerledigte Situationen" bezeichnet.

---

233 a.a.O. 17
234 a.a.O.
235 a.a.O. 191

Phase 2: Kontaktanbahnung/Kontaktnahme

Diese Erregungen ermöglichen dem Organismus, in dem ihn umgebenden Feld solche Objekt-Figuren schärfer und einfacher zu konturieren,
die es ermöglichen, die unerledigte Situation zu integrieren und Neues zu
assimilieren bzw. Überflüssiges abzustoßen: „Dieser Prozeß der Kontaktnahme – das Berühren des geliebten, begehrten oder interessanten
Objekts oder das Ausstoßen des gefährlichen oder unangenehmen Objekts durch Vermeiden oder Vernichten – ist im allgemeinen eine Abfolge
von Gründen und Figuren, in der jeder Grund sich leert und seine Energie
auf die sich bildende Figur überträgt, die ihrerseits wieder Grund für eine
schärfere Figur wird"[236].

Bei diesem Vorgang spielen die Gefühle eine wichtige Rolle; sie sind
„Mittel des Erkennens. Sie sind nicht etwa Denkhindernisse, sondern einzigartig und unersetzlich als Träger von Informationen über den Zustand
des Organismus/Umwelt-Feldes"[237]; mit ihrer Hilfe können wir z. B. die
Angemessenheit unserer Wünsche klären.

Die Funktion des Ich besteht in diesem Zusammenhang darin, sich mit
der zur Figur gewordenen Erregung entweder zu identifizieren oder sich
von ihr zu distanzieren. Wichtig ist nicht, in welche der beiden Richtungen
das Ich entscheidet, sondern daß es überhaupt entscheidet; denn „der
Organismus fällt keine Entscheidungen. Entscheidung ist eine vom Menschen gemachte Einrichtung. Der Organismus arbeitet stets auf der
Grundlage der Vorrangigkeit"[238]. Ohne diese willentlichen Entscheidungen kann es nicht zu einer „schöpferischen Anpassung" im Rahmen des
Kontaktprozesses kommen. Oft geschehen diese Identifizierungen oder
Entfremdungen sehr spontan und selbstverständlich, in anderen Situationen kommt es hier zu Konflikten; dieser Konflikt drückt sich in einer
„Störung der Homogenität des Grundes" aus und „verhindert das Vortre-
ten einer scharf und lebhaft konturierten nächsten Figur"[239]. Identifizierung bzw. Distanzierung bedeuten in diesem Zusammenhang nicht die
Entscheidung für oder gegen die eine oder die andere der konkurrieren-
den Figuren; gemeint ist auch nicht die „Vereinheitlichung in einer ein-

---

236 a.a.O. 193
237 a.a.O. 199
238 1979c, 29
239 1979a, 202

zigen Figur, um . . . zu einer bequemen Lösung gelangen zu können"[240],
sondern die „Entscheidung zugunsten des Konfliktes als solchem"[241];
denn nur in diesem Falle wird die Figur „erregend und energisch sein,
aber auch voller Zerstörung und Leiden"[242].

Das Ich hat die Funktion zu entscheiden, und das Selbst (als „Kontaktgrenze in Tätigkeit"[243]) hat die Funktion, diesen Konflikt zu „durchleben
und das Gegebene zu verändern"[244].

Das Erleben und Durchleben von Konflikten ist für P/H/G ein notwendiger Bestandteil im Prozeß der schöpferischen Anpassung. Es geht nicht
darum, die Konflikte immer der gewünschten Lösung zuzuführen, sondern es geht vielmehr darum, die Tatsache bzw. die Existenz des Konflikts
als solchen zu bejahen. Das ist sehr schwer, weil Konflikte auch Angst
machen: „Die Ängstlichkeit erwächst aus zwei Quellen: aus der Schmerz-
haftigkeit der steigenden Erregung . . . und aus Furcht, abzulehnen oder
abgelehnt zu werden"[245]. So schwankt der gesunde Organismus immer
hin und her zwischen dem Wunsch nach Sicherheit und dem damit verbundenen „Sichfesthalten am status quo" auf der einen Seite und dem
Bestreben nach Veränderung der Grenzen in Begleitung von schmerz-
voller Erregung, die die „Sicherheit zu zertrümmern" droht[246] auf der anderen Seite. In dieser schwierigen Situation hat der Mensch zwei Möglichkeiten, zwischen denen er sich jedesmal neu entscheiden kann und
muß:

1. Das Selbst bewegt sich innerhalb der vertrauten Sicherheit und bezahlt
   dies mit einer Anhäufung unerledigter Situationen, die immer wieder-
   kehren, bzw. mit dem Erlebnis der Niederlage: „Im populären Sprach-
   gebrauch nennt man das ‚sich die Hörner abstoßen'. Was dabei nur
   fehlt, sind Erregung, Wachstum und das Gefühl, lebendig zu sein"[247].

---

240 a.a.O. 203
241 a.a.O.
242 a.a.O.
243 a.a.O. 17
244 a.a.O. 203
245. a.a.O. 204
246 a.a.O.
247 a.a.O. 205

2. Das Selbst setzt seine Kräfte ein mit dem Risiko des Scheiterns und des Erlebens der eigenen Unsicherheit; dies geht einher mit „Erregung, einem gewissen verrückten Optimismus, daß die Realität zu ändern sein werde, und einer gewohnheitsmäßigen Zuversicht, daß der Organismus sich schon von selbst regulieren" werde[248].

Phase 3: Kontaktvollzug

Der Kontaktvollzug ist ein Moment, ein Höhepunkt im Kontaktprozeß, wo Bedürfnisse bzw. Interessen mit dem Selbst zu einer Einheit verschmelzen; das Selbst ist für einen Moment die Figur, „für einen Augenblick gibt es praktisch keinen Hintergrund"[249]. Das Gewahrsein, das normalerweise ohne Hintergrund nicht existieren kann, hat keinen Umwelt- oder Körperhintergrund; das ist nur deshalb möglich, weil es sich im Kontaktvollzug um eine Form des Gewahrseins handelt, in der

1. jedes Teil des Ganzen jeweils mit allen anderen Teilen dieses Ganzen zusammen erlebt wird und

2. das Ganze nur aus den Teilen besteht. die erlebt werden.

Das ist sehr kompliziert ausgedrückt. Gemeint ist ein Zustand des „mittleren Modus"[250], in dem es zu einer völligen Übereinstimmung zwischen Organismus und Umwelt kommt (z. B. beim Orgasmus); das Selbst „hört auf, Selbst zu sein"[251] und verwandelt sich in das, was man einen Entwicklungsschritt oder eine Veränderung nennen könnte. Die Einheit von Wahrnehmungs-, Bewegungs- und Gefühlsfunktionen ist Charakteristikum des gesamten Kontaktprozesses, aber „erst im Kontaktvollzug mit seiner Spontaneität und seinem Hingerissensein kommt es vielleicht dazu, daß alle diese Funktionen Vordergrund sind, sie sind die Figur: Man gewahrt die Einheit. Das heißt, das Selbst (das nichts als Kontakt ist) gewahrt sich selbst. Was es fühlt. ist die Interaktion des Organismus und der Umwelt"[252].

Auch im Kontaktvollzug gibt es zwei verschiedene Möglichkeiten des Verschmelzens: „Helle Zustände dieser Art sind Mitgefühl, Liebe, Freude,

---

248 a.a.O. 205/206

249 a.a.O. 207

250 a.a.O. 208

251 a.a.O.

252 a.a.O.

Heiterkeit, ästhetisches Genießen, Einsicht usw . . . Dunkle Zustände . . . sind Verzweiflung, Trauer usw., und wir können nun sehen, wie
furchtbar sie sind, denn hier gibt es kein Ich mehr und kein Du, nur ein Gefühl wie vor einem Abgrund"[253].

Phase 4: Nachkontakt

„Die Nachwirkung des Kontakts (ausgenommen Vernichtung) ist Wachstum", das sich physiologisch im Organismus niederschlägt. Wir müssen
uns das so vorstellen, daß nach dem Kontakt ein Zustrom von Energie
stattfindet, der die Energie des bisherigen Organismus um die im Kontaktvollzug assimilierten Elemente erweitert. Diese assimilierten Elemente sind mit dem Moment des Kontaktvollzuges Teil der organismischen
Selbstregulierung. Die Kontaktgrenze, die sich (in Form des Selbst) für
einen Moment quasi aufgelöst hatte, bildet sich neu, umschließt den Organismus und „liegt nun ‚außerhalb' des Assimilierten, des Gelernten,
der Gewohnheiten, bedingten Reflexe usw."[254]. Dieses Wachstum kann
verschiedene Erscheinungsformen haben, je nachdem, welche Veränderungen im Kontaktprozeß geschehen sind. So kann sich Wachstum
ausdrücken in „Größenwachstum, Wiederherstellung, Zeugung, Verjün-
gung, Assimilation, Lernen, Erinnerung, Gewohnheit, Nachahmung,
Identifizierung"[255]. All dies sind Beispiele schöpferischer Anpassung, die
allesamt als Leistung des Selbst verstanden werden müssen.

Entstehung der Neurose durch Kontaktunterbrechung

Auch die Neurose ist das Ergebnis schöpferischer Anpassung, sie ist genauso assimiliert wie die vorher beschriebenen Erfahrungen wie Essen
oder Sexualität. P/H/G erklären die Entstehung einer Neurose mit einer
Unterbrechung des beschriebenen Kontaktprozesses; je nachdem, an
welcher Stelle im Kontaktprozeß sich die Unterbrechung ereignet, entstehen verschiedenartige neurotische Veränderungen.

Im Gegensatz zum Kontaktprozeß des Wachstums wird im neurotischen Prozeß das „vorsätzliche Bemühen um Kontrolle" zum Hintergrund

---

253 a.a.O. 211/212
254 a.a.O. 220
255 a.a.O. 212

für eine Figur, die aus einer „gehemmten Erregung" besteht[256]. Der Körper erlebt dies als unangenehm, weil die Erregung durch eine gegenläufige „Kontraktion" (z. B. Zähnezusammenbeißen, Fäusteballen) gestoppt wird. Da dieser Figur/Grund-Prozeß unbefriedigend ist, lockert der Organismus die Kontrolle „und versucht es noch einmal"[257]. Falls dieser erneute Versuch und weitere Versuche ebenso frustrierend verlaufen, ist dies deshalb schwer zu verarbeiten, weil eine neue Situation entsteht, „während die alte noch unerledigt ist"[258]. Um sich nun der neuen Situation zuwenden zu können, muß die unerledigte Situation notwendigerweise unterdrückt werden: „Der Grund für die Kontaktnahme zu der neuen Figur ist gestört durch die Existenz der unangenehmen Unterdrückung, welche manche Ich-Funktionen lahmlegt"[259]. Die Energien, die für das Lösen der neuen Situation erforderlich wären, sind durch Aufrechterhaltung der absichtlichen Unterdrückung der „zweiten Natur"[260] gebunden. P/H/G gehen davon aus, daß auf die Dauer aus der absichtlichen Unterdrückung eine Gewohnheit, eine „Verdrängung"[261] wird, die gelernt wird wie andere Gewohnheiten auch und genauso assimilierter Bestandteil des Organismus wird wie Wachstumserfahrungen.

Das Leben des Neurotikers befindet sich daher nicht mehr in einem fließenden Gleichgewicht, sondern wird bestimmt durch ständige Selbstunterbrechungen. Das Auftauchen und Verschwinden von Bedürfnissen und deren Assimilation mit dem Ergebnis von Wachstum ist dadurch blockiert, daß er seine ganzen Energien darauf verwendet, sein neurotisches Gleichgewicht, das Gleichgewicht seiner zweiten Natur, aufrechtzuerhalten. Das Gleichgewicht verändert seinen Charakter: an die Stelle von Lebensgenuß tritt Überlebenstraining. Seine Aggressionen kann er nicht für sein Wachstum nutzen, sondern richtet sie letztlich gegen sich und andere. Das „unerledigte Geschäft" bzw. die „incomplete Gestalt" werden auf diese Weise nicht mehr zur Figur und haben daher auch nicht die Mög-

---

256 a.a.O. 221
257 a.a.O.
258 a.a.O. 222
259 a.a.O.
260 a.a.O. 223
261 a.a.O.

lichkeit, im Prozeß der schöpferischen Anpassung im Hintergrund aufzu-
gehen.

Den Mechanismus dieser ständigen Kontaktunterbrechung bezeichnen P/H/G als „Vermeidung"; die Psychoanalyse nennt es „Widerstand".
Hinter diesen verschiedenen Begriffen stehen auch verschiedene Konzepte. Während FREUD davon ausging, daß der Mechanismus des Ver-
meidens von den Eltern übernommen wird, betonen P/H/G die Eigenverantwortlichkeit des Organismus, d. h. sie gehen nicht davon aus, daß die
unerledigten Geschäfte (in der Psychoanalyse sind es die „Fixierungen")
quasi über den Menschen kommen, sondern daß er sie auch immer wieder *aktiv herbeiführt*. Diese verschiedenen Begriffe sind gleichzeitig Ausdruck unterschiedlicher Menschenbilder. Während die Begriffe „Widerstand" und „Fixierung" eher dem Kausalitätsprinzip der naturwissenschaftlich orientierten Philosophie entspringen, sind „Vermeidung" und
„unerledigte Geschäfte" Ausdruck einer existentialistischen Haltung, die
den Menschen nicht aus seiner Verantwortung für sein Handeln im
Hier-und-Jetzt entläßt. Nicht die Fixierung ist für P/H/G neurotisch, sondern die Nicht-mehr-Fähigkeit bzw. die Noch-nicht-wieder-Fähigkeit,
Konfliktsituationen durch Entscheidungen zu lösen.

Der Versuch, z. B. im Verlauf der Therapie, Verdrängungen bzw. die
damit verbundene Hemmung durch Konfrontation mit dem Konflikt zu lok-
kern, löst sofort Angst aus; denn „die Erregungssituation wird dabei neu
lebendig und muß prompt gedrosselt werden"[262].

Aber: die Konfliktvermeidung führt zwangsläufig dazu, daß auch der
Kontakt vermieden bzw. erneut unterbrochen wird. P/H/G unterscheiden
verschiedene neurotische Störungen, je nachdem, an welcher Stelle der
Kontaktprozeß unterbrochen wird:

1. Konfluenz:
   Kontaktunterbrechung „vor der primären Erregung"[263].
2. Introjektion:
   Kontaktunterbrechung „während der Erregung"[264].

---

262 a.a.O.
263 a.a.O. 244
264 a.a.O.

3. Projektion:
   Kontaktunterbrechung „bei der Auseinandersetzung mit der Umwelt"[265],
4. Retroflexion:
   Kontaktunterbrechung „während des Konflikts. beim Zerstören"[266],
5. Egotismus:
   Kontaktunterbrechung „während des Kontaktvollzuges"[267].

Wenn ich jetzt die einzelnen Formen der Kontaktunterbrechung näher erläutere, ist zu beachten, daß sie immer einen Doppelcharakter haben, d. h. auch wenn ich sie jetzt aus der Perspektive der Neurose erläutere, heißt das nicht, daß Konfluenz, Introjektion, Protektion, Retroflexion und Egotismus nur Ausdruck einer Neurose sind; in einem Kontaktprozeß, der konstruktiv verläuft, sind alle diese Phänomene Ausdruck eines Wachstumsprozesses. Ich werde daher in der Kürze der Darstellung immer beide Seiten erwähnen[268]:

Konfluenz

Die gesunde Form der Konfluenz ereignet sich in Momenten der „Ekstase oder extremer Konzentration"[269]; Organismus und Umwelt gehen ineinander über, z. B. wenn sich ein Mensch völlig mit einer Gruppe identifiziert oder im Liebesakt die Partner im Orgasmus verschmelzen. Der neurotisch konfluente Mensch hingegen kennt nicht mehr den Wechsel zwischen solchen Situationen und solchen, in denen es notwendig ist, sich klar gegen die Umwelt abzugrenzen: er „verknotet seine Bedürfnisse, seine Emotionen und seine Aktivitäten in ein hoffnungsloses Knäuel, bis er sich selbst nicht mehr bewußt ist, *was* er tun möchte, und *wie* er sich daran hindert"[270]. Pathologisch konfluente Beziehungen zeichnen sich z. B. dadurch aus, daß die Beteiligten immer – die Betonung liegt auf *immer* –

---

265 a.a.O.
266 a.a.O.
267 a.a.O.; zum Begriff „Egotismus" vgl. die Ausführungen auf Seite 123
268 der Einfachheit halber nenne ich diese beiden Seiten „gesund" und „neurotisch"
269 1976, 56
270 a.a.O. 57

von „Wir" sprechen. Sie vermeiden den Wechsel vom gesunden Kontakt
des „Wir" zum gesunden Kontakt und Konflikt zwischen „Ich" und „Du"[271].

Introjektion

Introjektion ist die Form der Unterbrechung. die während der Erregung
eintritt: „das Selbst introjiziert dann, es ersetzt einen eigenen möglichen
Trieb durch den eines anderen" Menschen[272]. Die Introjektion geschieht
während der Kontaktanbahnung bzw. Kontaktnahme, indem wir Theorien, Tatsachen, Verhaltensnormen, moralische, ethische, ästhetische
oder politische Werte unkritisch in uns hineinlassen. PERLS bringt hier
den Vergleich zum Essen und schreibt, daß „die psychische Nahrung, die
die Außenwelt uns anbietet, . . . ganz genauso assimiliert werden muß
wie unsere wirkliche Nahrung. Sie muß zerstört, analysiert, vereinnahmt
und dann in die Form gegossen werden, die für uns am wertvollsten
ist"[273]. Introjekte sind unzerkaute Fremdkörper, die, auch wenn wir sie in
uns hineingelassen haben, weiter Bestandteil der Umwelt bleiben. Mit Introjektion ist der Mechanismus bezeichnet, durch den „diese fremden Ge-
wächse der Persönlichkeit hinzugefügt werden"[274].

Auch die Introjektion hat ihre zwei Seiten. Viele Dinge in der Umwelt,
z. B. „Sprachkonventionen. Kleidung, Stadtpläne und Institutionen"[275]
können wir durchaus unzerkaut in uns hineinlassen, weil es uns „nicht so
viel ausmacht, ob sie nun so oder so sind"[276]. PERLS bringt noch das Beispiel eines Examenskandidaten, der Fakten speichert, um durch die Prüfung zu kommen. Ich könnte mir auch schwierige Entscheidungssituatio-
nen vorstellen, in denen ich mich auf der Basis von Vertrauen der Meinung eines Freundes anschließe und diese Meinung zunächst unzerkaut
in mich hineinlasse. Neurotisch hingegen ist „diejenige Situation, in der
die Konvention ein Zwang und mit lebhafter Erregung unvereinbar ist und
wo, um die Kränkung des Dazugehörens zu vermeiden . . ., das Verlangen selbst gehemmt wird – und die verhaßte Umgebung sowohl vernich-

---

271 vgl. R. COHN, Abschnitt 7
272 1979a, 246
273 1976, 52
274 a.a.O. 51
275 1979a, 246
276 a.a.O.

tet wie auch hingenommen wird, indem man sie ganz herunterschluckt und austilgt"[277]. PERLS weist darauf hin, daß in der Introjektion „eine doppelte Gefahr"[278] liegt. Zum einen kann kein Wachstum erfolgen, weil die ganze Energie für die Kontaktunterbrechung benötigt wird; denn immer mehr „unerledigte Geschäfte" sammeln sich an und hemmen den Kontaktprozeß neuer Situationen. Zum anderen kommt es durch die Introjektion zur „Spaltung der Persönlichkeit"[279]; und zwar ist es nicht nur die Tatsache, daß sich immer mehr Unerledigtes ansammelt, sondern daß die einzelnen unerledigten Situationen zum Teil unvereinbar sind und aus der Persönlichkeit ein „Schlachtfeld"[280] gegensätzlicher Introjekte machen. Sämtliche Energie ist gebunden, und „der innere Konflikt des Neurotikers ist gewöhnlich bis zum Patt ausgefochten, wo keiner gewinnen kann und die Persönlichkeit für jedes weitere Wachstum und jede Entwicklung unfähig gemacht worden ist"[281].

Projektion

Auch die Projektion ist eine Kontaktunterbrechung, die während der Kontaktanbahnung bzw. Kontaktnahme stattfindet: „Wenn die Erregung anerkannt wird und man sich der Umwelt zuwendet, so ist ein Gefühl da, die Verknüpfung eines Verlangens oder Triebes mit einem vage vorgestellten Objekt. Wenn es in diesem Stadium zur Unterbrechung kommt, ist Projektion die Folge"[282].

Auch hier gilt es zu unterscheiden zwischen gesunder und neurotischer Projektion. Die gesunde Form der Projektion äußert sich darin, daß der Mensch sich sehr stark auf seine Umwelt konzentriert, Beobachtungen anstellt und Vermutungen und Phantasien entwickelt mit dem Ziel, die Umwelt anstelle der eigenen Person zu aktivieren.

Gesunde Formen der Projektion kennen wir z. B. vom Schachspieler. der mehrere Züge vorausdenkt, vor allem auch versucht vorauszudenken, was der Gegner denkt und plant. Auch in der Kunst und im normalen

---

277 a.a.O.
278 1976, 52
279 a.a.O.
280 a.a.O. 53
281 a.a.O.
282 1979a, 247

Leben gibt es viele Situationen, wo Projektionen nützlich und konstruktive Funktionen haben: „Normalerweise ist Projektion unverzichtbar. ‚Ins Blaue hinein' zu projizieren ist der Anfang zweckfreien Gestaltens, das dann später ein objektives Gegenstück zu dem freischwebenden Gefühl oder der Intuition bildet; in normalen schöpferischen Anpassungsleistungen ist sie das in den ersten Annäherungen notwendige halluzinatorische Moment"[283].

Der Neurotiker hingegen kann dieses freischwebende Gefühl der Phantasie oder Halluzination letztlich nicht als einen Teil von sich selbst erkennen; statt dessen schreibt er es Dingen oder Menschen aus der Umwelt zu. Auf diese Weise verschieben sich die Grenzen zwischen uns selbst und der Umwelt so, daß es möglich wird, Aspekte unserer Persönlichkeit, die wir negativ finden, zu „verleugnen und zu verwerfen", und sie in die Verantwortlichkeit der Umwelt zu geben. Meist handelt es sich hierbei um unsere Introjekte, die Anlaß für Selbstverachtung und Entfremdung geben und Projektionen verursachen. Insofern ist die introjizierende Person, die – eher passiv – zum Schlachtfeld unvereinbarer Fremdkörper *wird*, eine Parallele zur projizierenden Persönlichkeit, die „die Welt zum Schlachtfeld *macht*"[284].

Retroflexion

Retroflexion wird ein Verhalten genannt. mit dem der Organismus seine Energien, die eigentlich gegen Dinge oder Personen in der Außenwelt gerichtet sind, gegen sich selbst richtet bzw. sich selbst das erfüllt, was er eigentlich von der Umwelt haben möchte. Die nach außen gerichteten Energien des Organismus gehen eine Verbindung ein mit der Umwelt; der Organismus befindet sich im Stadium des Kontaktvollzuges und wird mit den Gefühlen wie Liebe, Wut, Mitleid, Trauer usw. „nicht fertig und muß unterbrechen, er fürchtet, zu verletzen (zerstören) oder verletzt zu werden. Die beteiligten Energien werden nun gegen die einzigen ungefährlichen Objekte im Felde gekehrt, die eigene Persönlichkeit und den Körper"[285]. Die gesunde Retroflexion wird in Akten „absichtlichen Sichbe-

---

283 a.a.O.
284 1976, 56; Hervorhebg. H. Q.
285 1979a, 248

herrschens" wirksam[286]; denn der Mensch tut gut daran, nicht allen Impulsen freien Lauf zu lassen und einige absichtlich zurückzuhalten. Nur muß unterschieden werden zwischen dem bewußten Zurückhalten zerstörerischer Impulse und der neurotischen Retroflexion, wo diese Impulse nicht zurückgehalten, sondern gegen den eigenen Organismus, vom „Ich" gegen das „mich" gerichtet werden.

Während der Neurotiker im konfluenten Verhalten die Kontaktgrenze und damit das Selbst nicht mehr wahrnimmt mit dem Ergebnis, daß Organismus und Umwelt „verschwimmen", befindet sich in der Introjektion die Kontaktgrenze zu sehr im Bereich des Ich, d. h. des Organismus, und in der Projektion zu sehr im Bereich des Du, d. h. der Umwelt. Im Unterschied zu Konfluenz, Introjektion und Projektion wird nun in der Retroflexion die Umwelt total ausgeschaltet, das „mich" tritt als Interaktionspartner des Ich an die Stelle der Umwelt.

Egotismus[287]

Auch der Egotismus ist eine Unterbrechung im Stadium des Kontaktvollzuges. Das Verhalten bzw. die Erfahrung, die zum Wachstum führen könnte, werden unterbrochen. Das, was P/H/G als Egotismus bezeichnen, äußert sich in einem neuerlichen Überprüfen bzw. Sichabsichern vor Gefahr oder Überraschung. Die gesunde Form des Egotismus ist „in jedem langwierigen Verfeinerungs- und Reifungsprozeß unentbehrlich, andernfalls kommt es zu voreiligen Entscheidungen und dem entmutigenden Bedürfnis, ungeschehen zu machen"[288]. Der gesunde Egotismus ist daher zögernd, skeptisch, zurückhaltend usw. Beim neurotischen Egotismus dagegen kommt es aufgrund mangelnder Spontaneität und zunehmender Kontrolle zu „Verstrickungen mit dem absichtlichen Gewahrsein" mit dem Ziel, das „Unbeherrschbare und Überraschende zu vernichten"[289]; die Folge ist, daß der neurotische Mensch sich nicht von der Wahrnehmung seiner selbst lösen kann.

---

286 a.a.O. 249

287 In der deutschen Übersetzung ist „Egotismus" (Eigenliebe bzw. die Neigung, das Gefühl für die eigene Person zu pflegen) fälschlicherweise mit „Egoismus" übersetzt (eine auf die Wahrung des eigenen Vorteils und Interesses gerichtete Gesinnung oder Willenshaltung)

288 a.a.O. 250

289 a.a.O.

2.3 Praxis der Gestalttherapie

Das Konzept der Gestalttherapie setzt nun genau an diesen Unterbrechungen an. In der Therapie muß herausgefunden werden.
1. in welchem Stadium des Kontaktprozesses der Mensch den Kontakt unterbricht und
2. auf welche Weise er den Kontakt unterbricht; im Gegensatz zur Psychoanalyse steht nicht das „Warum", sondern das „Wie" des Unterbrechens im Vordergrund.

Wenn klar ist, in welcher Phase die Unterbrechung stattfindet, ist es möglich, sich mit den Mitteln der Gestalttherapie auf diese Unterbrechung zu „konzentrieren". Wie die Übersicht zeigt, ändert sich das gefühlsmäßige

	Erleben des Neurotikers	Erleben des Selbst in der „Konzentration"
Konfluenz	kein Gewahrsein, Gleichgültigkeit	bedrückende Dunkelheit
Introjektion	alles ist normal und in Ordnung	das „Normale" wird als Fremdkörper gespürt
Projektion	alles im Griff, Beweise vorhanden	Lücke, Loch
Retroflexion	eifrig bei der Sache	sich übergangen und ausgeschlossen fühlen
Egotismus	um keine Ausrede und Erklärung verlegen	leer, ohne Bedürfnis und Interesse

Erleben in der Konzentration erheblich: „In der Konfluenz ist dem Neurotiker nichts gewahr, und er hat nichts zu sagen, während das Selbst in der Konzentration sich von einer bedrückenden Dunkelheit umschlossen fühlt. In der Introjektion rechtfertigt der Neurotiker als normal, was das Selbst in der Konzentration als einen Fremdkörper spürt, den es ausspeien möchte. In der Projektion ist der Neurotiker überzeugt, er hätte greifbare Beweise vor Augen, während das Selbst in der Konzentration eine Lücke im Erleben spürt. In der Retroflexion ist der Neurotiker eifrig bei der Sache, wo sich das Selbst in der Konzentration übergangen und aus der

Umwelt ausgeschlossen fühlt. Im Egotismus ist dem Neurotiker alles bewußt, und über alles weiß er etwas zu sagen, während das Selbst in der Konzentration sich leer fühlt, ohne Bedürfnis und Interesse"[290].

PERLS geht davon aus, daß die Entscheidung, sich an einen Therapeuten zu wenden, eine bewußte Handlung und von daher schon ein Akt schöpferischer Anpassung ist. Denn der Mensch, der sich in einer „existentiellen Krise"[291] befindet bzw. das Bedürfnis hat, seine Persönlichkeit weiterzuentwickeln, bekennt sich mit diesem Schritt öffentlich zu einem Teil seiner Person, mit der er nicht zufrieden ist. PERLS unterscheidet hierbei nicht zwischen neurotisch und gesund: „Ich bin der Meinung, daß die Persönlichkeit von heute die neurotische Persönlichkeit ist"[292]. Er ist der Meinung. daß wir in einer „irren Gesellschaft" leben, wo der Mensch nur die Wahl hat, „entweder an dieser kollektiven Psychose teilzunehmen oder Risiken einzugehen und gesund zu werden"[293]; und derjenige, der sich zur Teilnahme an einer Therapie oder Selbsterfahrungsgruppe entschlossen hat, hat sich für das Risiko entschieden. Dies wiederum ist eine Voraussetzung für die konstruktive Arbeit des Therapeuten.

Der wesentliche Unterschied zu den analytischen Therapieformen ist der, daß die Gestalttherapeuten nicht „analysieren", sondern „integrieren"[294] und die Therapie – übereinstimmend mit ROGERS – als einen „Prozeß des Werdens" betrachten[295]. Das Ziel dieses Prozesses ist es. Kontakt herzustellen bzw. wieder-herzustellen, d. h. „sich selbst als Teil eines Gesamtfeldes zu sehen und in Beziehung zu sich selbst und zur Welt zu treten"[296].

---

290 1979a, 257
291 1976, 62
292 1979c, 38
293 a.a.O.
294 1979c, 73
295 1979a, 27
296 1976, 92

2.3.1 Prinzipien der Gestalttherapie

Um den Klienten in diesem Ziel zu unterstützen, betont die Gestalttherapie folgende Prinzipien:

1. Hier-und-Jetzt,
2. Awareness (Selbst-Bewußtheit, Gewahrsein),
3. Konfrontation,
4. Ich-Du-Beziehung zwischen Therapeut und Klient.

Hier-und-Jetzt

Es ist für den Menschen normalerweise einfacher, sich gedanklich oder
gefühlsmäßig in der Zukunft oder der Vergangenheit aufzuhalten, als gegenwärtig zu sein, im Augenblick, im Hier-und-Jetzt zu leben. Für viele
Menschen beginnt deshalb das „eigentliche" Leben irgendwann in der
Zukunft, nach dem Examen, nach der Heirat, nach der Pensionierung
usw. Diese Orientierung auf die Zukunft oder die Vergangenheit erweist
sich daher in der Gestalttherapie als wesentlicher Punkt des Widerstands. Dies erscheint zunächst paradox, weil alles, was in der Gegenwart gedacht oder gefühlt wird, sich immer auch auf etwas Zukünftiges
bzw. Vergangenes bezieht. Die Vergangenheit ist entweder assimiliert
oder existiert weiter in Form von „unerledigten Geschäften". Die Zukunft
hingegen ist ungewiß, bedeutet potentielle Veränderung, Risiko und
Angst: „Angst ist die Kluft zwischen dem Jetzt und dem Später. Wenn du
im Jetzt bist, kannst du keine Angst haben, denn deine Erregung geht unmittelbar über in andauernde spontane Aktivitäten"[297].

Diese Sichtweise unterscheidet sich wesentlich von der der Psychoanalyse, die davon ausgeht, daß Erfahrungen der Vergangenheit auf
zweierlei Weise existieren: einmal als Erfahrungen der Vergangenheit
und – verschieden davon – als Erfahrungen der Gegenwart. Für PERLS
gibt es Existenz jedoch nur in der Gegenwart.

Erste Aufgabe in der Gestalttherapie ist es daher, den Klienten mit seinen Gedanken und Gefühlen in die Gegenwart zu holen. Wenn es dem
Klienten gelingt, auf diese Weise seine gegenwärtige Existenz zu erleben, wird er von ganz allein „das Material aus der vergangenen Erfahrung

---

297 a.a.O. 11/12

heranschaffen, das nötig ist, um die Gestalt zu schließen, eine Erinnerung zu assimilieren und die organismische Balance zu berichtigen"[298].

Awareness

Jetzt und *Wie* sind „die beiden Beine, auf denen die Gestalttherapie geht und steht . . . *Jetzt* umfaßt alles, was existiert. Die Vergangenheit ist nicht mehr, die Zukunft ist noch nicht. *Jetzt* schließt das Gleichgewicht des Hierseins ein, ist Erleben, Engagement, Phänomen, Bewußtheit"[299].

Awareness ist „eine flatterhafte Zwillingsschwester der Aufmerksamkeit"[300]; awareness ist diffuser als Aufmerksamkeit, bedeutet soviel wie Selbst-Bewußtheit oder Gewahrsein. Es handelt sich hierbei um eine entspannte Form der Aufmerksamkeit, in der der lebendige Organismus in Kontakt ist mit sich und der Umwelt[301].

Zum *WIE* kommt noch das *WAS*. Beim *WAS* kommt es nicht auf bewertende Beschreibung einer Sache, eines Vorganges, eines Gefühls von Gestik, Mimik, Körperhaltung, Stimme, Atmung usw. an, sondern ganz schlicht auf deren offensichtliche Existenz (obvious existence). Der Klient soll wahrnehmen. daß er z. B. auf einem Stuhl sitzt, daß er sich jetzt anders hingesetzt hat, daß er lächelt, daß sein Herz klopft usw. Dieses *WAS* ist Grundlage für den nächsten Schritt, das *WIE*. In diesem Stadium soll der Klient phänomenologisch beschreiben, *wie* er das *WAS* wahrnimmt: „In der Gestalttherapie fangen wir mit dem an, *was* ist, und schauen, welche Abstraktionen, welcher Kontext, welche Situation da zu finden ist, und setzen die Figur, die Vordergrund-Erfahrung in Beziehung zum Hintergrund, zum Inhalt, zur Perspektive, zur Situation, und diese zusammen bilden die Gestalt. Sinn ist die Beziehung der Vordergrund-Figur zu ihrem Hintergrund[302]. Hierbei kann ihm der Therapeut insofern helfen, als er ihn ständig dazu anhält, sich phänomenologisch auf das Offensichtliche (the obvious) seines Organismus zu konzentrieren. Die Betonung der Bewußtheit des *WAS* und *WIE* im Hier-und-Jetzt ist Grundlage für die Erfor-

---

298 1976, 83

299 1979c, 52

300 1976, 29

301 "Awareness is experience of utmost privacy. I cannot be aware of your awareness" (1969b, 37).

302 a.a.O. 68

schung des Kontaktprozesses und damit auch für die Analyse der Kontaktunterbrechung. Ist es eine Kontaktunterbrechung im Kontakt mit der Umwelt oder mit mir selber? Oder ist es eine Kontaktunterbrechung im Kontakt mit meiner Phantasie?

Konfrontation

Diese Bewußtheit im Hier-und-Jetzt ist bereits der nächste Schritt der Konfrontation, nämlich der Konfrontation mit sich selbst (der erste Schritt war die Entscheidung zur Teilnahme an einer Therapie o. ä.). Primäres Ziel der Gestalttherapie ist daher nicht, Probleme zu *lösen*, sondern sie „gegenwärtig zu machen, damit sie sich aus neuen Stoffen in der Umwelt speisen und zu einer Krise getrieben werden können"[303], d. h. die bewußte Konfrontation mit der persönlichen und der sozialen Realität, die Anerkennung der Person, die man wirklich ist, ist der erste Schritt zur Veränderung, zur Mobilisierung der Potentiale, zum Wachstum; dies ist der Hauptgedanke von PERLS' „Paradoxer Theorie der Veränderung"[304].

Der nächste Schritt in der Therapie ist das Experimentieren, das bewußte Hineingehen in Situationen, die verändert werden sollen: „Die Behandlungsmethode besteht darin, den Kontakt mit der aktuellen Krise immer weiter voranzutreiben, bis man den Sprung ins Unbekannte riskiert"[305]. Dieselbe Angst, die den Menschen normalerweise am Wachstum hindert, wird in dem Moment zur Chance, wo der Organismus beim Aufkommen der Angst den Kontakt zu dieser Angst nicht unterbricht, sondern bewußt aufnimmt.

Die Beziehung Therapeut – Klient

Ähnlich wie schon bei ROGERS wird eine Ich-Du-Beziehung im Verhältnis Therapeut – Klient angestrebt. Die Person des Therapeuten dient im *Jetzt* und im *Wie* als Vehikel, als Teil der Umwelt; wesentlichste Aufgabe des Therapeuten ist es, darauf zu achten, daß der Klient den Zustand der Bewußtheit nicht verläßt und nicht durch Abschweifen in Zukunft oder Vergangenheit den Kontakt mit sich selbst oder der Umwelt unterbricht.

---

303 1979a, 144
304 vgl. BEISSER, A., in: FAGAN, J. und SHEPHERD, I.. 1970
305 1979a, 23

Zu diesem Zweck muß er den Klienten häufig frustrieren, wenn dieser nämlich mit allen möglichen Tricks z. B. durch langes Erzählen, durch Fragenstellen, durch Angriffe auf den Therapeuten usw. versucht, dem angstmachenden Hier-und-Jetzt zu entkommen. Über allem jedoch steht das, was bei ROGERS „Echtheit" bzw. „Kongruenz" heißt, d. h. der Therapeut muß trotz aller Therapeuten-Qualifikation noch *Person* bleiben.

RANKs Einfluß wird deutlich, wenn PERLS – wie auch ROGERS – Therapie als „Hilfe zur Selbsthilfe" charakterisiert. Der Therapeut soll eine entspannte und freundliche Situation schaffen, gleichzeitig erstrebenswert ist „die Erzeugung einer geschützten Notsituation" mit dem Ziel der Konfrontation mit dem Widerstand[306]; das Hauptziel jedoch ist der Übergang vom "environmental support" zum "self support", d. h. daß der Klient bewußt konfrontativ und eigenverantwortlich ohne Hilfe weitermachen kann.

2.4 Philosophischer Hintergrund und Wissenschaftsverständnis

Bei abschließender Betrachtung wird deutlich, daß PERLS' Konzept der Gestalttherapie im wesentlichen die Gedanken der Existenzphilosophie aufnimmt. Es fehlt zwar in allen Schriften der strenge Nachweis, doch die inhaltlichen Aussagen rechtfertigen diese Einschätzung.

Aufgrund der persönlichen Vorgeschichte ist es nicht verwunderlich, daß in keinem von PERLS' Büchern eine zusammenhängende Darstellung seiner philosophischen bzw. wissenschaftstheoretischen Vorstellungen zu finden ist; trotzdem wird man ihm nur gerecht. wenn man die Entwicklung der Gestalttherapie im Zusammenhang mit den Ideen westlicher und östlicher Philosophie betrachtet. PERLS ist vom Zen-Buddhismus beeinflußt[307]. Die Bereitschaft, den Menschen so zu nehmen, wie er ist, ihn in seinen Möglichkeiten und seinen Grenzen als in der Gegenwart des Hier-und-Jetzt lebend zu begreifen und wahrzunehmen sowie der Verzicht des Buddhismus auf eine höchste Autorität haben PERLS sehr beeindruckt. Einen stärkeren Einfluß hatten jedoch die philosophischen Strömungen der Existenzphilosophie und der Phänomenologie: „Gestalt-

---

306   auch hier Übereinstimmung mit RANKs Konzept des „negativen Willens"
307   1960 hielt er sich für mehrere Monate in einem japanischen Zen-Kloster auf.

therapie ist ein existentieller Ansatz; das bedeutet, daß wir nicht nur damit beschäftigt sind, Symptome und Charakerstrukturen zu behandeln, sondern daß wir mit der ganzen Existenz eines Menschen befaßt sind"[308]. Zu dieser ganzen Existenz gehören Geburt *und* Tod, Sinn *und* Absurdität, Klarheit *und* Verwirrung usw. Die wenig ängstliche, sondern gleichzeitig bejahende Ehrfurcht der Existentialisten vor der „Geworfenheit" der menschlichen Existenz haben z. B. im Konzept der Konfrontation ihren Niederschlag gefunden. SARTRE scheint durch, wenn PERLS schreibt: „Die ganze Philosophie des Nichts ist sehr faszinierend . . . Wenn wir dieses Nichts, diese Leere, annehmen und da hineingehen, dann fängt die Wüste zu blühen an"[309]. Der einzelne muß letztlich entscheiden[310] und die Verantwortung für sein Handeln und sein Befinden übernehmen. Mit Hinweis auf KIERKEGAARD geht PERLS davon aus, daß die Verzweiflung zum Menschen gehört[311] und daß der Mensch gleichzeitig diese negativen Gefühle wie Angst, Verzweiflung und Verwirrung meidet: „Die wichtigste existentielle Feststellung ist also, daß wir . . . uns vor der Zukunft fürchten. Wir füllen die Kluft, den Ort der Zukunft, mit Versicherungspolicen . . ., bloß um die Möglichkeit des Offenseins gegenüber der Zukunft nicht zu erfahren"[312] und die Verantwortung dafür zu übernehmen.

Wenig später spricht PERLS davon, daß „Verantwortung in einem bestimmten Kontext die Idee der Verpflichtung" ist[313]. Die Verwendung der Begriffe „Möglichkeit" und „Verpflichtung" im Zusammenhang mit existentiellem Sein sowie die Verwendung der Begriffe „Dasein"[314] und „Mitwelt"[315] machen eine gedankliche Nähe zu HEIDEGGER sehr wahrscheinlich, obwohl PERLS selbst die Übereinstimmung mit HEIDEGGER nur in der Bedeutung der Sprache für die menschliche Existenz er-

---

308 1979c, 74

309 a.a.O. 65

310 „existentielle Wahl", 1976, 84

311 "whether you know it or not" (1969b, 228)

312 1979c, 53

313 a.a.O.

314 „Dasein – the fact and means of our existence" (1969b, 61)

315 1969a, 15, 1969b, 146

wähnt[316]. Sprache bietet für PERLS sowohl die Möglichkeit der individuellen Identifizierung im „orientation system" (d. h. im sensorischen System, H. Q.) und im „coping system" (d. h. im motorischen System. H. Q.) als auch die Möglichkeit des Sich-In-Beziehung-Setzens zu anderen Menschen. Hier ist PERLS stark von BUBER beeinflußt, den er ja während seiner Frankfurter Jahre persönlich kennenlernte. Sowohl die individuelle Charakterisierung des Individuums mit seinen zwei Strömungen[317] als auch die „Ich-Du-Beziehung" tauchen konzeptionell bei PERLS auf. Ähnlich wie bei BUBER beginnt die Beziehung zum anderen bei der „Fähigkeit zu *sein*, was man *ist*, die durch das Wort ‚Ich' ausgedrückt wird"[318]. PERLS beruft sich hierbei an anderer Stelle auf KIERKEGAARDs Beziehung vorn „Selbst zum Selbst": "The communication does not go from self to other to self, but from self to self"[319]. Gleichzeitig ist jedes Individuum aber auch Teil einer Umwelt. Dies nennt PERLS den „Grundwiderspruch" der menschlichen Existenz: „Wir finden uns einerseits als Individuen, die sich selbst verwirklichen wollen, wir finden uns aber auch eingebettet in eine Gesellschaft"[320], deren Forderungen sich von den individuellen Forderungen (vom Selbst zum Selbst) unterscheiden. In Übereinstimmung mit HEIDEGGERs Vorstellung des „In-der-Welt-Seins" geht PERLS davon aus, daß wir den Teil der Umwelt, in dem wir gerade leben, immer auch als einen Teil von uns selbst betrachten: „Wo immer wir hingehen, nehmen wir irgendwie Welt mit"[321]; dies nennt PERLS die „Mitwelt": "If we have two or rnore people together, then their personal worlds will, to a large extent, coincide; the ‚Umwelt' becomes a ‚Mitwelt'[322]". Wichtig daran für die Konzeption der Gestalttherapie ist, daß es für PERLS ein „wir" nicht gibt, sondern nur ein „Ich" und ein „Du", die sich im Rahmen der ‚Mitwelt' treffen[323].

---

316   "I feel a little bit like HEIDEGGER, getting deep into language to the point where language meets existence" (a.a.O. 278).

317   BUBER spricht von der Welt der „Orientierung" und der der „Realisierung", PERLS spricht von "orientation system" und "coping system".

318   1979c, 73

319   1969b, 214

320   a.a.O. 39

321   a.a.O. 15

322   1969b, 146; deutsche Begriffe im Original, H. Q.

323   vgl. das Gestaltgebet von PERLS in Fußnote 534 auf S. 193

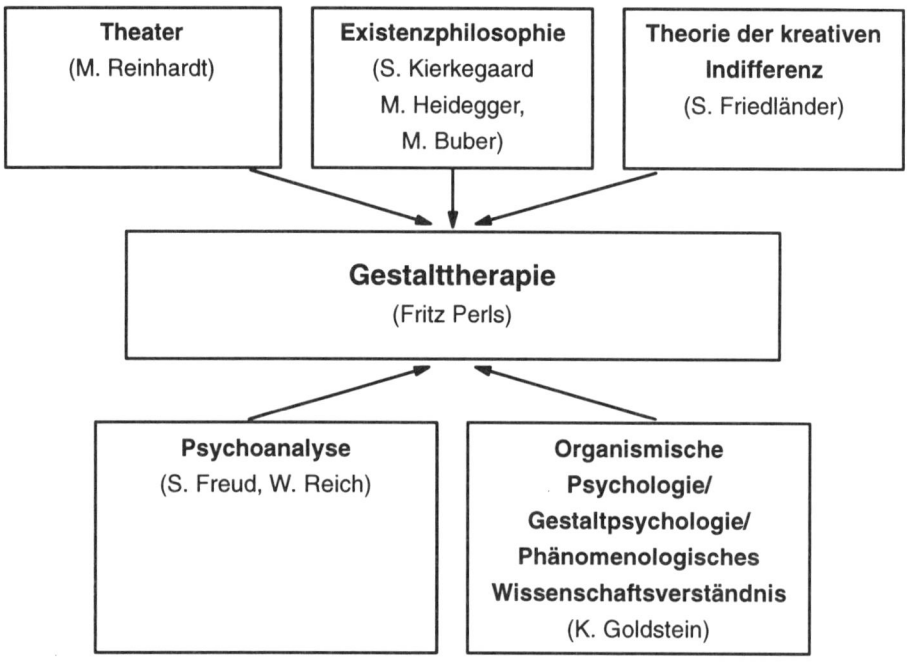

Philosophische und psychologische Bezugspunkte des Konzepts der
Gestalttherapie von Fritz Perls

Das Wissenschaftsverständnis von PERLS ist an dem der Phänomenologie orientiert. Er lehnte es ab, dem Phantom der „Objektivität" nach-
zujagen: „Ich persönlich glaube, daß Objektivität nicht existiert. Die Objektivität der Wissenschaft ist auch nichts weiter als eine Angelegenheit
wechselseitiger Übereinkunft"[324]. Die ausführlichste Auseinandersetzung zum Wissenschaftsverständnis findet sich in PERLS, HEFFERLI-
NE, GOODMAN: Gestalt-Therapie – Wiederbelebung des Selbst"
(1979b). Die Autoren wehren sich sowohl gegen die Aufspaltung des Organismus in Einzelteile als auch die Abspaltung des Organismus von der
ihn umgebenden Umwelt: „Der isolierte Organismus und seine Abstraktionen – Geist, Seele, Leib – und die isolierte Umwelt sind Gegenstand
vieler Wissenschaften, z. B. der Physiologie, Geographie usw.; sie sind

---

324 a.a.O. 21

nicht das Anliegen der Psychologie"[325]. PERLS, HEFFERLINE und GOODMAN (P/H/G) unterscheiden zwischen „experimenteller" und „klinischer" Psychologie. Während die experimentelle Psychologie versuchte, durch Einhaltung der von den traditionellen Naturwissenschaften vorgegebenen Methoden ebenfalls als Naturwissenschaft anerkannt zu werden, war die klinische Psychologie aufgrund der eher praxis- und lebensorientierten Probleme immer auch stark intuitiv orientiert: „Gewöhnlich in Zeitnot, unter dem Zwang, etwas vorzutäuschen, unter Nichtachtung oder Verachtung der Beweisleidenschaft des experimentierenden Wissenschaftlers. ersann er (der klinische Psychologe, H. Q.) Theorien, die bizarre Mischungen aus scharfer Einsicht und unbegründeter Spekulation waren"[326]. Diese Auseinandersetzung hatte ihren Höhepunkt in der Auseinandersetzung zwischen den Vertretern des Behaviorismus und denen der Humanistischen Psychologie in den 50er und 60er Jahren. P/H/G kommentieren diese Situation so: „Dem Experimentierenden erschien der Kliniker in seiner Funktion als Wissenschaftler wie ein ungezähmter Wilder, der trunken die Räume von Theorie und Praxis durchkreuzte, während umgekehrt dem Kliniker der Experimentierende wie ein ungezähmter Besessener erschien, der, elend gefesselt an seine Sucht, Berechnungen anzustellen, im Namen der reinen Wissenschaft immer mehr über immer weniger lernte"[327]. P/H/G sind gegen die Aufteilung in „objektive" und „subjektive", in „richtige" und „falsche" Wissenschaft, sondern vertreten eher einen Standpunkt, der beide Herangehensweisen miteinander verbindet[328]. Natürlich trägt dieser Versuch, die beiden Richtungen „kooperativ" miteinander zu verbinden, die Handschrift existentialistischer bzw. phänomenologischer Denkweise, d. h. es wird zwar anerkannt, daß die experimentelle Psychologie „den Organismus als Tätigkeit erkannt (hat), was er zweifellos ist" und „Aktivitäten entdeckt, die andere Aktivitäten regulieren, was sie zweifellos tun"[329], doch all dies ist zwar ein

---

325 a.a.O. 15
326 a.a.O. 22
327 a.a.O.
328 vgl. auch ROGERS, Kap. III, Abschnitte 3.5 und 3.6
329 a.a.O. 35

wichtiger Teil der Wissenschaft vom Organismus, „aber das ist nicht sein Leben"[330].

P/H/G fordern daher in Übereinstimmung mit dem „In-der-Welt-Sein" HEIDEGGERs ein Wissenschaftsverständnis. das bei Anerkennung der Wichtigkeit experimenteller Methoden (z. B. über den Grad chronischer Muskelverspannung oder die Verständlichkeit von Anweisungen usw.) der Subjektivität des menschlichen Lebens, und damit dem „Mut zur Lükke" eine große Bedeutung zumißt.

Für ein Untersuchungsdesign zur Erforschung der menschlichen Entwicklung bedeutet das: „Wir schließen den Experimentator in das Experiment mit ein!"[331]; denn der Experimentator, z. B. der Therapeut oder der Lehrer. jeder von ihnen ist „auch ein menschliches Wesen, das ein Leben lebt"[332], und die von diesen Menschen hervorgebrachte Wissenschaft ist letztlich „ein Produkt von Menschen . . ., die selbst mit der erregenden Aufgabe beschäftigt sind, ihr persönliches Leben zu leben"[333].

Im Mittelpunkt der Wissenschaftsauffassung PERLS' und seiner Kollegen stehen daher die Vorgänge von „Gewahrsein" (awareness) und „Bewußtsein". Das Bewußtsein umfaßt für PERLS „drei Bereiche: bewußtes Wahrnehmen des Selbst, bewußtes Wahrnehmen der Welt und bewußtes Wahrnehmen dessen, was dazwischen ist – des Zwischenreichs der Phantasie"[334]. Voraussetzung für dieses Bewußtsein ist awareness, das Gewahrsein dieser verschiedenen Ebenen, auf denen Bewußtsein sich manifestieren kann. PERLS schreibt in seiner Autobiographie: "I have made awareness the hub of my approach, recognizing that phenomenology is the primary and indispensible step towards knowing all there is to know"[335].

---

330 a.a.O.
331 a.a.O. 22/23
332 a.a.O. 35
333 a.a.O. 38
334 1979c, 57
335 1969b, 69

2.5 PERLS' Beitrag zur Humanistischen Psychologie

Die Gestalttherapie hat einen wichtigen Beitrag sowohl zur „Humanistischen Psychologie" geleistet. Ich nenne folgende Punkte:

Das Verständnis von „Kontakt" als Ausdruck existentialistischer Seinsweise

Im Mittelpunkt des psychologisch-therapeutischen Denkens PERLS' steht das Konzept des „Kontakts". Beeinflußt von existentialistischem Gedankengut, bricht PERLS auf seine Weise mit der Vorstellung, daß das Zentrum einer Person tief im Inneren des Körpers oder der Seele anzusiedeln sei. Das von HEIDEGGER übernommene Konzept des „In-der-Welt-Seins" und „Mitseins" sieht den Menschen nicht nur mit einem „Zentrum" oder einem „Kern", sondern mit der ganzen Person, dem Selbst, mit seiner Umwelt verbunden. Die Haut oder der Atem des Menschen bilden daher z. B. die „Kontaktgrenze" mit der Umwelt. Es ist keine Grenze „zwischen", sondern eine Grenze „mit" der Außenwelt, d. h. der Mensch ist immer auch Teil der Umwelt, und die Umwelt ist immer auch Teil des einzelnen Menschen. An dieser Grenze ereignet sich das Leben in allen seinen Erscheinungsformen.

Seine persönlichen Lebenserfahrungen machten PERLS offen für die Ideen der Existenzphilosophie: der Mensch, hineingeworfen in diese Welt, ist von Anfang an konfrontiert mit beiden Seiten des Lebens, mit Liebe, Freude, Lust und Kreativität genauso wie mit Angst, Verzweiflung, Scheitern und Tod. Es widerspricht dem Wesen des Menschen, so die einhellige Meinung von KIERKEGAARD, HEIDEGGER, BUBER, JASPERS und SARTRE, wenn er dieser Realität auszuweichen versucht; er muß vielmehr beide Seiten realisieren und in „existentieller Wahl" und „Entscheidung" die Verantwortung für den Verlauf seines Lebens tragen. PERLS entläßt den Menschen damit nicht in die Unverbindlichkeit eines „wir", sondern Menschengemeinschaft ergibt sich für ihn im Sinne BUBERs aus der Begegnung von „Ich" und „Du". Diese Begegnung ist eine Funktion der Kontaktgrenze, die – wie schon gesagt – nicht trennend zwischen Ich und Du steht, sondern immer „Mitwelt" im HEIDEGGERschen Sinne ist, d. h. eine dauernd sich verändernde Grenze im Begegnungsfeld von Ich und Du.

Der einzelne Mensch ist damit immer auf zweierlei Weise Bestandteil des Kontakts: als einzelnes Wesen und gleichzeitig als Teil der Umwelt bzw. Mitwelt. Der Kontaktbegriff beinhaltet daher auch den Aspekt der „Ganzheit", der als „Holistische Doktrin" bei PERLS auftaucht. Es geht auch hier sowohl um die ganzheitliche Sicht des menschlichen Organismus, d. h. um die Einheit aus Geist. Körper und Seele als auch um die Einheit von Mensch und Umwelt. PERLS steht damit – wie alle Humanistischen Psychologen – im Widerspruch zur Tradition der naturwissenschaftlichen Psychologie, die unter dem Anspruch von Objektivität den Menschen und die Welt in möglichst viele, klar voneinander abgrenzbare Einheiten aufteilte; das existentialistische Verständnis des In-der-Welt-Seins geht jedoch einher mit einer phänomenologischen Wissenschaftsauffassung, die Wert legt auf ganzheitliche Betrachtung des zu untersuchenden Gegenstandes und, was noch entscheidender ist, den Forscher immer auch als Teil, d. h. in Einheit mit dem Forschungsgegenstand begriffen haben will. Nur ein solches Wissenschaftsverständnis, in dem das In-der-Welt-Sein bzw. das Ich und Du nicht nur existentielles Merkmal des Menschen ist, sondern gleichzeitig auch zur methodischen Maxime wird, ist die Aufhebung der Subjekt-Objekt-Beziehung zugunsten einer Beziehung von Subjekt zu Subjekt möglich. PERLS würde sagen, Menschen, die sich im Rahmen einer Subjekt-Objekt-Beziehung gegenüberstehen, stehen nicht im „Kontakt" miteinander; denn Kontakt ist weder ein einzelheitliches, atomistisches Phänomen und unterliegt auch nicht nur objektiven Gesetzen, sondern besitzt eine ganzheitliche Struktur, in der die Subjektivität einen wichtigen Platz hat.

Die Gerichtetheit (Intentionalität) des menschlichen Organismus auf „Selbstverwirklichung", Werte, Sinn, Ziele, seine Tendenz zur „guten Gestalt" und zur Grenzüberschreitung versuchen PERLS, HEFFERLINE und GOODMAN in ein Wissenschaftsverständnis zu integrieren, das bei Anerkennung der Wichtigkeit experimenteller Methoden der Subjektivität des menschlichen Lebens eine große Bedeutung zumißt.

Zur Theorie der Kontaktunterbrechung

Kontakt als Begegnung von Individuum und Umwelt unterliegt dem Prinzip der Homöostase. Darunter versteht PERLS einen Prozeß, in dessen Verlauf der Organismus in einem ständigen Wechsel von Gleichgewicht und Ungleichgewicht seine Bedürfnisse befriedigt. Er bezieht sich dabei auf FRIEDLÄNDERs Vorstellung, daß Gegensatze aufeinander bezogen sind und die Mitte zwischen diesen Gegensätzen der Ort ist, wo der Mensch in Kontakt mit sich und der Umwelt sein kann; dieser Kontakt entsteht immer im Zusammenhang mit dem jeweils stärksten Bedürfnis des Organismus[336], das in Form von Gestaltbildung als „Figur" aus dem „Hintergrund" der verschiedenartigsten Bedürfnisse hervortritt. Charakteristisch für diesen Kontaktprozeß ist, daß er nie beendet ist bzw. sich nie endgültig in einer bestimmten Mitte einpendelt, sondern daß, sobald eine Gestalt geschlossen ist, sofort eine neue unvollendete Gestalt als Figur in den Vordergrund tritt. Dieser ständige Prozeß des Schließens und gleichzeitigen Öffnens von Gestalten im Bereich der Kontaktgrenze ist der Dreh- und Angelpunkt des therapeutischen Ansatzes von PERLS. Jedes Hervortreten eines Bedürfnisses in Form einer geöffneten Gestalt konfrontiert das Individuum mit der „Geworfenheit" seiner Existenz.

Die Spannung zwischen Selbsterhaltung und Wachstum gelangt ins Gewahrsein (awareness) und tendiert zur Mitte, zum Gleichgewicht, und jedesmal neu sieht sich das Individuum der Möglichkeit und Notwendigkeit „existentieller Wahl" gegenüber. Der einzelne muß entscheiden, ob er sich einläßt oder nicht, was oft besonders schwierig ist, wenn Angst, Verzweiflung, Scheitern und Tod als Kontakt-Figur in den Vordergrund des Kontaktprozesses treten[337].

Die Entstehung und Veränderung der Neurose hängt dabei weniger davon ab, ob die Entscheidung zugunsten der Identifizierung oder der Ablehnung einer im Vordergrund stehenden Figur fällt, sondern vielmehr davon, daß überhaupt entschieden wird, d. h. von der Entscheidung zugunsten des Konflikts als solchem. KIERKEGAARD, BUBER, JASPERS und SARTRE klingen nach, wenn PERLS schreibt: „Wenn wir dieses Nichts, diese Leere annehmen, dann fängt die Wüste zu blühen an"[338]; genau dies ist der Kern von PERLS' „Paradoxer Theorie der Veränderung": Die Entscheidung, für einen Moment derjenige zu sein, der man wirklich ist, führt zum „Kontakt" mit sich selbst und der Umwelt und macht

---

336 vgl. MASLOW, Kap. III, Abschnitt 6.2

337 Um Irrtümer auszuschließen: Oft genug ist das Hervortreten von Glück, Freude, Liebe usw. eine ebenso große Herausforderung für das Individuum.

338 1979c, 65

es möglich, die jeweilige Figur in einem Prozeß schöpferischer Anpassung in den Organismus zu „integrieren".

In dem Falle, wo das Individuum nicht entscheidet, bleiben „unerledigte
Geschäfte" zurück, die in Form einer „zweiten Natur" alle folgenden Kon-
taktprozesse behindern. Immer mehr Energien werden abgezogen, um
in Form von „Vermeidung" das Gleichgewicht der „zweiten Natur" aufrechtzuerhalten; an die Stelle von „Kontakt" mit der Möglichkeit des
„Wachstums" tritt die „Kontaktvermeidung" als Überlebenstraining.

In der Verwendung des Begriffs „Vermeidung" in Abgrenzung gegen
den psychoanalytischen „Widerstand" begegnet uns erneut eine existentialistische Haltung: während FREUD – dem Kausalitätsprinzip der naturwissenschaftlichen Philosophie verhaftet – davon ausging, daß der Mechanismus der Vermeidung von den Eltern übernommen wird, betonen
PERLS und seine Kollegen die Eigenverantwortlichkeit des Menschen
und gehen davon aus, daß der Mensch die Vermeidung nicht passiv erlei-
det, sondern auch selbst aktiv herbeiführt. Entsprechend dieser Theorie
der „Kontaktunterbrechung" stehen zwei Fragen im Mittelpunkt der Gestalttherapie:

    1. In welchem Stadium des Kontaktprozesses findet die Unterbre-
       chung statt?

    2. *WIE* (und nicht warum) wird der Kontakt unterbrochen?

HEIDEGGERs „Erschlossenheit" kommt zum Tragen, wenn versucht
wird, durch Konzentration auf das WIE der Kontaktunterbrechung die
„awareness" im Hier-und-Jetzt neu zu beleben. Awareness bedeutet dabei so viel wie „Gewahrsein seiner selbst" oder „Selbst-Bewußtheit", ohne
die eine Wiederherstellung des Kontakts in Form einer „existentiellen
Wahl" nicht möglich ist. Diese Konfrontation mit momentanen, aktuellen
Gefühlen, Gedanken und körperlichen Erscheinungen gleicht einem Of-
fenbarungseid gegenüber der eigenen Person als Voraussetzung für ein
Wachstum der Persönlichkeit.

Große Bedeutung kommt hierbei dem persönlichen Verhältnis zwischen Therapeut und Klient zu. Ähnlich wie ROGERS[339] bezieht sich
PERLS auf RANKs Vorstellung von Therapie als „Hilfe zur Selbsthilfe"[340],
die nur möglich ist auf der Basis einer gleichberechtigten Beziehung zwi-

---

339 vgl. Abschnitt 6
340 vgl. Ausführungen zu RANK, Kap. III, Abschnitt 3.3

schen den Beteiligten. BUBERs Vorstellung von „Ich und Du" scheint durch, wenn PERLS betont, daß der Therapeut „Person" bleiben muß, d. h. daß er bei aller notwendigen Distanz immer in Kontakt mit sich selbst bleibt, z. B. auch negative Gefühle gegenüber dem Klienten als Teil des therapeutischen Prozesses begreift und den Klienten auch damit konfrontiert.

3 Carl ROGERS (geb. 1902)
Hilfe zur Selbsthilfe –
Das Konzept der Gesprächstherapie

ROGERS stellt seine Arbeit selbst in Zusammenhang mit seinen ganz persönlichen Erfahrungen, mit seiner eigenen familiären und beruflichen Sozialisation. Grundlage seiner theoretischen und philosophischen Überzeugung ist, daß man als Psychologe, Lehrer, Wissenschaftler usw. dem Menschen in erster Linie als „Mensch" begegnet; daraus folgt für ROGERS zweierlei:

1. Man selbst ist immer in ganz persönlicher Weise Betroffener dessen, was man gerade tut, d. h. man ist persönlich Teil einer wissenschaftlichen Arbeit – z. B. des Schreibens eines Buches und man ist auch persönlich Teil der Beziehungen, die man zu Menschen hat; ohne dies so zu nennen, greift ROGERS hier auf das Verständnis des „In-der-Welt-Seins" bei HEIDEGGER, MERLEAU-PONTY sowie auf den Gedanken der Ich-Du-Beziehung bei BUBER zurück und weist hierin Parallelen zu PERLS, COHN, MASLOW, GOLDSTEIN auf.
2. Man muß diesen Bezug offenlegen, damit nicht nur man selbst, sondern auch andere Menschen diesen Zusammenhang sehen können.

3.1 Persönlicher Hintergrund

So ist es nicht verwunderlich, daß wir in den Büchern von ROGERS außergewöhnlich viel Autobiographisches finden. Er läßt uns wissen, daß er in seinem „vom Pietismus geprägten Elternhaus"[341] gelernt hat, sich von anderen Menschen möglichst fernzuhalten. Die positiven Dinge des Lebens geschahen nach dieser Auffassung nicht „draußen", sondern nur „innerhalb der Familie". Er war ein Einzelgänger, was sicher auch daran lag, daß Gefühle und private Gedanken nicht ausgesprochen wur-

---

341 1980, 185

den: „Ich wußte, meine Eltern liebten mich, aber es wäre mir nie in den Sinn gekommen, ihnen persönliche oder private Gedanken oder gar Gefühle mitzuteilen, weil ich wußte, daß diese beurteilt und für mangelhaft befunden worden wären"[342]. Das Ergebnis war, daß seine Kinderjahre gekennzeichnet waren „durch das völlige Fehlen dessen, was ich heute als enge und kommunikative interpersonale Beziehung mit anderen bezeichnen würde. Meine Haltung anderen gegenüber zeichnete sich durch Distanz und Zurückhaltung aus, eine Haltung, die ich von meinen Eltern übernommen hatte"[343]. In dieser Atmosphäre der Abkapselung und Einsamkeit – ROGERS sammelte und züchtete in dieser Zeit Nachtfalter „als Ersatz für das Fehlen enger Bindungen"[344] – entwickelte er sein Interesse an therapeutischen Gesprächen mit Menschen: „Hier gab es einen gesellschaftlich anerkannten Weg, Menschen wirklich nahe zu kommen und vielleicht ein wenig den Hunger nach Kommunikation zu stillen, den ich selbst verspürt hatte"[345]. ROGERS macht klar, was sein Interesse an anderen mit ihm selbst zu tun hat. Er schildert auch sehr eindrucksvoll die Entwicklung seines Verständnisses von „Hilfe" und macht das an einem Beispiel deutlich, wo er als Betreuer einer Jugendgruppe des CVJM das Verschwinden von Geld aufklären wollte: „Alles deutete auf einen Jungen hin. So nahmen ein paar Berater und ich ihn beiseite, um ein Geständnis zu erlangen. Die Bezeichnung ‚Gehirnwäsche' war damals noch nicht erfunden, aber wir waren Fachleute darin. Wir schmeichelten, argumentierten, versuchten zu überreden, wir waren freundlich und tadelten . . . "[346]. Ein Schlüsselerlebnis für sein späteres Verständnis hilfreicher Gespräche war der „Fall" eines schwierigen Kindes, das mit seiner Mutter zu ihm ins Rochester Guidance Center[347] kam. Während ein Kollege sich des Kindes in einer Spieltherapie annahm, hatte ROGERS zwölf Gespräche mit der Mutter. Offensichtlich war es während dieser zwölf

---

342 a.a.O. 185

343 a.a.O. 185/186

344 a.a.O. 186

345 a.a.O. 189

346 a.a.O. 187. Rückblickend charakterisiert ROGERS diese Art von Hilfe folgendermaßen: „Man bringt einen Menschen dazu, sein schlechtes Verhalten zu bekennen, auf daß er dann belehrt werden kann, welches der rechte Weg sei" (1980, 187).

347 ROGERS war Direktor dieses Centers.

Kontakte immer um den Jungen gegangen, um eine fachliche Beratung, was man am besten macht, damit der Junge wieder auf den richtigen Weg kommt. Als in der Situation des Abbruchs dieser Beratung in der zwölften Sitzung die Mutter fragt: „Beraten sie hier auch Erwachsene" und es anschließend nur so aus ihr heraussprudelt, wird ROGERS klar, daß die von ihm und seinen Kollegen praktizierte Art von hilfreichen Gesprächen nicht an die eigentlichen Probleme heranführen: „Was sie (die Frau, H. Q.) mir da erzählte, ähnelte in keiner Weise der glatten Geschichte, die ich ihr *entlockt* hatte"[348].

Dieser Weg vom „klassischen" Psychologen und dem damit verbundenen Bild vom Menschen bis hin zu der von ihm selbst erfahrenen und entwickelten Vorstellung war für ROGERS hart, mühsam und sehr lang: „ Ich glaube, . . . daß ich über die Jahre hinweg einen sehr weiten Weg zurückgelegt habe, wenn man bedenkt, von welchen Annahmen ich ausgegangen war: daß der Mensch im wesentlichen böse ist, daß man als professioneller Helfer ihn am besten als Objekt behandelt; daß Hilfe sich auf Fachwissen gründet; daß der Experte den einzelnen beraten, manipulieren und formen darf, um das gewünschte Ergebnis zu erreichen"[349].

3.2 Theorie der Klientenzentrierten Gesprächspsychotherapie

Im Mittelpunkt von ROGERS' theoretischem Interesse stand immer die Therapie, d. h. die Möglichkeit der Veränderung der menschlichen Persönlichkeit im therapeutischen Prozeß. Der Zusammenhang zwischen diesem theoretischen Schwerpunkt und seiner individuellen Lebensgeschichte wurde bereits weiter oben dargestellt[350]. Alle theoretischen Arbeiten ranken sich letztlich um die Theorie der Therapie herum. In einem Beitrag in KOCHs Sammelwerk "Psychology: A Study of a Science" (1959) findet sich ROGERS' fundierteste theoretische Abhandlung. Er benötigte fast vier Jahre für diesen Beitrag und arbeitete an dieser theoretischen Formulierung „härter . . . als an allem, was ich davor oder danach geschrieben habe. Nach meiner Auffassung ist dies die am rigorosesten

---

348 a.a.O. 191; Hervorhebg. H. Q.
349 a.a.O. 196
350 vgl. Abschnitt 3.1

formulierte Theorie des Prozesses der Veränderung, die ich jemals hervorgebracht habe"[351]. Trotzdem blieb sie die unbekannteste seiner Veröffentlichungen, und ROGERS schreibt: „Ich bin verwundert und gekränkt wegen der Mißachtung dessen, was ich als meine theoretische Exaktheit betrachte"[352]. Derjenige, der sich in die Theorie der Persönlichkeitsveränderung einarbeiten will, kann an diesem Beitrag trotz allem nicht vorbeigehen.

Von fundamentaler Bedeutung für seine gesamte Theorie sind die Auffassungen über den „Organismus" und über das „Selbst". Diese Auffassungen sollen der Darstellung des therapeutischen Konzepts vorangestellt werden:

3.2.1 Der Organismus

ROGERS trägt die tiefe Überzeugung in sich, daß jeder lebende Organismus, also auch der Mensch, mit einer Aktualisierungstendenz ausgestattet ist. Hier weiß er sich einig mit GOLDSTEIN und MASLOW[353]. ROGERS schreibt dem Organismus die Fähigkeit zu, Erfahrungen, Eindrükke und Reize zu bewerten, wobei die Aktualisierungstendenz der Maßstab für diese Bewertung ist, d. h. der Organismus bewertet ein Ereignis dann positiv, wenn es die Aktualisierungstendenz unterstützt, bzw. negativ, wenn es ihr zuwiderläuft. Diese Aktualisierungstendenz ist gekennzeichnet durch ein Streben in Richtung auf Ziele wie Gesundheit, Bedürfnisbefriedigung, durch Expansion und selbstbeschränkende Anpassung[354], körperliches und seelisches Wachstum im Spannungsfeld zwischen Autonomie und Anpassung, Abhängigkeit und Unabhängigkeit, Integration und Differenzierung. Die menschliche Natur wird als im Grunde und zutiefst positiv betrachtet, sowohl hinsichtlich der individuellen Entwicklung als auch der konstruktiven und kreativen Auseinandersetzung in Beziehungen mit anderen Menschen und der Welt. So ist jede vom

---

351 1980, 45

352 a.a.O. 50

353 „Ich bin nicht der einzige, der eine solche Selbstverwirklichungstendenz für die fundamentale Antwort auf die Frage hält, was einen Organismus in Gang halt. GOLDSTEIN, MASLOW (1954) . . . haben ähnliche Ansichten vertreten und mein eigenes Denken beeinflußt" (1978, 267).

354 vgl. BÜHLER, Kap. III, Abschnitt 5

Menschen getroffene Wahl für ROGERS Ausdruck der Suche nach Selbstverwirklichung, nach ganzheitlichem Wachstum. Dieses Streben nach persönlicher Fülle ist für ihn ein Charakteristikum der menschlichen Existenz.

Im Unterschied zu MASLOW und BÜHLER, für die Selbstverwirklichung so etwas wie ein „Punkt" im Leben eines Menschen ist, den sie, wenn überhaupt, erst gegen Ende ihres Lebens erreichen können, begreift ROGERS die Selbstverwirklichung eher als „Prozeß"[355]. Jeder Mensch stellt seiner Meinung nach zwei Fragen: „Wer bin ich?" und „Wie kann ich ‚ich selbst' werden?"[356] Um diese Fragen zu beantworten, muß der Mensch sich durch ein Dickicht von Abwehrmasken hindurchkämpfen, bevor er „den Fremden entdeckt, der hinter diesen Masken gelebt hat – den Fremden: sich selbst"[357]. Ein Mensch, der diesen Prozeß durchläuft, ist nach ROGERS ein Mensch, der „Vertrauen zum eigenen Organismus . . . entwickelt, der Bewertungen aus *sich* heraus vornimmt, . . . der sein Leben als fließenden *Prozeß* (sieht), in dem er ständig neue Aspekte seines Wesens im Strom seiner Erfahrung entdeckt"[358]. Ein solcher Aktualisierungsprozeß, der sich über das ganze Leben erstreckt, enthält „ein Ausdehnen und ein Wachsen . . . zu einem Sein, in dem man zunehmend seine eigenen Möglichkeiten *ist*. Der Mut zum Sein ist darin inbegriffen. Es bedeutet, sich völlig in den Strom des Lebens hineinzubegeben. Das ist aber das höchst aufregende beim Menschen: wenn das Individuum innerlich frei ist, wählt es als das ‚gute Leben' diesen *Prozeß des Werdens*" (process of becoming)[359].

3.2.2 Das Selbst

Ursprünglich ausgehend von William JAMES (1842–1910)[360], der die Grundlagen der Theoriebildung über das Selbst gelegt hat, entwickelte sich das Verständnis vom Selbst grundsätzlich in zwei Richtungen: auf

---

355 „Es ist hoffentlich . . . evident, daß die Hauptbetonung auf dem Prozeß und *nicht auf Endzuständen* des Seins liegt" (a.a.O. 387; Hervorhebg. H. Q.).

356 How may I become myself?

357 1973, 129

358 a.a.O.; Hervorhebg. H. Q.

359 a.a.O. 195, Or. 196; Hervorhebg. H. Q.

360 "The Principles of Psycholoyy", New York, 1890; vor allem das 10. Kapitel

der einen Seite das „Self-as-object", das die Selbst-Wahrnehmungen und Selbst-Einschätzungen des Menschen bezeichnet; in diesen Wahrnehmungen und Einschätzungen kommt zum Ausdruck, wie eine Person von sich als einem Objekt denkt; zum anderen das „Self-as-process", wo das Selbst als aktiv Handelnder gesehen wird. Im Gegensatz zu früheren Auffassungen, z. B. der Psychoanalyse, ist in beiden Fällen nicht eine tief im Menschen verankerte Instanz gemeint, sondern mit Selbst-Begriffen werden entweder das Objekt psychologischer Prozesse wie Denken, Erinnern, Wahrnehmen oder aber diese psychologischen Prozesse selbst bezeichnet. Der Ort dieser Prozesse ist für ROGERS die über den Organismus erfahrene Wirklichkeit, das „phänomenale Feld"[361], ein individueller Bezugsrahmen, den nur jeweils das Individuum selbst kennt[362].

Obwohl das phänomenale Feld nicht mit dem Bewußtseinsfeld identisch ist, sind sowohl bewußte wie auch unbewußte Erfahrungen und Ereignisse Bestandteil des phänomenalen Feldes, da der Organismus für Erfahrungen aus beiden Feldern sensibel ist und adäquates Verhalten eines Individuums sich schließlich daraus ergibt, daß die bewußten Erfahrungen mit der Realität „draußen" verglichen werden, d. h. die subjektive Wirklichkeit der objektiven Wirklichkeit gegenübergestellt wird. Dieser Vorgang ist insofern problemträchtig, als er die Fähigkeit des Individuums voraussetzt, zwischen einem subjektiven Bild, das die Realität nicht adäquat wiedergibt, und einem Bild, das der Realität entspricht, unterscheiden zu können. ROGERS vertritt hier die Auffassung, daß es sich bei dem subjektiven Bild, das der Mensch sich von der Realität macht, um eine Vorannahme handelt, die dann durch Prüfung der Realität bestätigt oder verworfen wird. Diese Prüfungsstruktur nennt ROGERS das „Selbst", das sich im Laufe der Entwicklung eines Menschen mehr und mehr aus dem phänomenalen Feld ausgliedert. Wichtig in diesem Verständnis vom Selbst ist, daß der Mensch nicht ein Selbst *hat*, sondern das Selbst *ist*; er ist eine Anhäufung von Erfahrung, die durch das Selbst repräsentiert wird; obwohl das Selbst sich in einem ständig fließenden Veränderungsprozeß befindet, bleibt seine integrierte und geordnete Struktur immer erhalten.

---

361 ROGERS übernimmt diesen Begriff von COMBS und SNYGG, 1959, 15 und 58.

362 "It can never be known to another except through empathic inference and then can never be perfectly known" (ROGERS, 1959, 210).

Auch wenn sich eine Person in ihrer Persönlichkeit immer weiter von der Realität entfernt, wird dies oft von einem Zustand innerer Übereinstimmung mit dem Selbstbild begleitet (Konsistenz). Das Verständnis der Selbst-Konsistenz, das ROGERS von LECKY (1945) übernommen hat, beinhaltet das Streben des Organismus nach Aufrechterhaltung der inneren Ordnung. Im Rahmen der Entwicklung einer Wertestruktur bewertet das Individuum schließlich sich selbst; diese Selbst-Wertschätzung ist die psychologische Grundlage seiner Existenz und die Erfahrungen werden so organisiert, daß dieses bestehende Wertesystem nicht aus dem Gleichgewicht gebracht werden kann. Daher wird der menschliche Organismus, so ROGERS, sich in der Regel so zu verhalten trachten, daß – zunächst unabhängig von der Umwelt – gezeigtes Verhalten und Selbstkonzept konsistent sind, d. h. übereinstimmen.

Übereinstimmung (congruence) bzw. Nichtübereinstimmung (incongruence) kann es nach ROGERS auf drei verschiedene Weisen geben[363]:

– zwischen dem Selbst, wie es vom Individuum wahrgenommen wird, und dem konkreten organismischen Erleben (Konsistenz),
– zwischen der subjektiven Wirklichkeit des phänomenalen Feldes und der Realität der Welt „draußen",
– zwischen dem Selbst und einem gewünschten Selbst („ideal self"); mit dem „ideal self" bezeichnet ROGERS das Selbstkonzept "which the individual would most likely posess, upon which he places the highest value for himself. In all another respects it is defined in the same way as the self-concept"[364].

Der Zustand der Inkongruenz ist für den Menschen dann bedrohlich, wenn er nicht ins Bewußtsein dringt. Normalerweise gelangen Differenzen z. B. zwischen Selbstbild und konkreter Erfahrung dadurch ins Bewußtsein, daß der Mensch seine Erfahrungen symbolisiert; es ist aber genauso möglich, daß Erfahrungen nicht symbolisiert werden und dem Bewußtsein vorenthalten bleiben, damit das Selbst-Konzept des Organismus weiterhin mit der Erfahrung übereinstimmt (Konsistenz); denn eine Inkongruenz zwischen Selbstwahrnehmung und Erfahrung stellt eine Bedrohung der Konsistenz dar. Der Organismus wehrt diese Bedrohung

---

363 1959, 203 und 205/206
364 a.a.O. 200

ab, indem er die gemachte Erfahrung verleugnet oder verzerrt. Die Folge ist, daß diese Erfahrungen nicht in die Persönlichkeitsstruktur integriert werden, sondern „draußen vor" bleiben, Angst erzeugen und defensive Prozesse in Bewegung setzen.

ROGERS erklärt die Störungen in der kindlichen Entwicklung genau an diesem Punkt: Unterschied zwischen Selbst und Erfahrung. Allerdings geht er zunächst davon aus, daß es ein zentrales Bedürfnis des Kindes ist, geliebt und anerkannt zu werden, nicht nur von seinen Eltern, sondern von seiner Umwelt schlechthin. Wenn ein Kind von seinen Eltern "unconditional positive regard" erfährt, gibt es keinen Grund für das Kind, die Eigenwahrnehmungen bzw. Eigenerfahrungen abzuwehren und ein eigenes Anerkennungssystem aufzubauen („Self-regard")[365]. Erhält es diese Zuwendung und Anerkennung aber nicht, so muß es sich zunehmend an den Werten anderer, z. B. der Eltern, orientieren, weil es ja von der Zuwendung abhängig ist. Das führt dann sehr schnell dazu, daß das Verhalten des Kindes mehr durch die Wertungen anderer als durch die eigene Wertung beeinflußt wird; es entsteht eine Diskrepanz zwischen Verhalten und Erfahrung. Oft ist es auch so, daß Eltern ihre Liebe, Wärme und Zuneigung sowie ihren Respekt regelrecht davon abhängig machen, und das Kind hat keine andere Möglichkeit, als seine eigenen Erfahrungen nicht zu beachten; will es die Liebe der Eltern nicht verlieren, muß es Erfahrungen für gut befinden, die es nicht selbst gemacht hat und die eigenen Erfahrungen vor dem Bewußtsein leugnen. Das Ergebnis ist, daß sein Selbstkonzept mehr oder weniger viele Elemente aufweist, die „fremd", d. h. nicht Ergebnisse eigener Erfahrungen sind.

3.2.3 Entwicklung der Gesprächspsychotherapie

Man kann die Entwicklung von ROGERS' Theorie der Psychotherapie in drei Etappen einteilen. Die erste Phase (1940–1950) ist charakterisiert durch die Betonung des nondirektiven Verhaltens des Therapeuten mit dem Schwerpunkt der Reflexion von Gefühlen des Klienten durch den Therapeuten („Empathy", Einfühlendes Verstehen). ROGERS distanziert sich in einem späteren Artikel von diesem Verständnis. Er erinnert daran, wie aufregend die Zeit damals war, als er mit der wissenschaftlichen Erforschung von Gesprächsverläufen begann: „Ich kann unsere Aufregung

---

365 a.a.O.

damals kaum beschreiben, als wir uns um das Tonbandgerät drängten, wo wir uns selbst hören konnten, und immer wieder die kritischen Stellen abspielten, an denen das Gespräch eindeutig danebenging"[366]. Es war die Zeit, wo ihm und seinen Mitarbeitern – u. a. einer RANK-Schülerin – die Erkenntnis kam, daß „die beste Antwort eines Therapeuten darin bestehe, diese Gefühle dem Klienten zu ‚reflektieren', zurückzuspiegeln – ein Wort, das mich im Laufe der Jahre zusammenzucken ließ, das aber zu der Zeit meine Arbeit als Therapeut verbesserte[367]. ROGERS mußte erkennen. daß die Forderung nach empathischem Verhalten große Probleme mit sich brachte, weil verschiedene Menschen Verschiedenes darunter verstanden. So faßten manche Therapeuten „nondirektiv" eher als „passiv" auf und wirkten uninteressiert; andere intellektualisierten den therapeutischen Prozeß und machten daraus eine Formulierungstechnik.

In der zweiten Phase (1950–1957) verlegte ROGERS daher den Schwerpunkt vom nondirektiven hin zum klientenzentrierten Therapeutenverhalten. Die Betonung lag nunmehr auf der Kongruenz, der Echtheit des Verhaltens, womit ROGERS verdeutlichen wollte, daß Empathie in therapeutischen Gesprächen nur dann hilfreiche Entwicklungen fördert, wenn es nicht als Technik praktiziert wird, sondern wenn es Ausdruck der *Einstellung* des Therapeuten ist. TAUSCH/TAUSCH, deren großes Verdienst es ist, das Konzept von ROGERS in Deutschland bekanntgemacht zu haben, definieren Empathie als „Einfühlendes nicht-wertendes Verstehen der inneren Welt des anderen", das dann gegeben ist, wenn die helfende Person versucht, „die innere Erlebniswelt des anderen samt seinem Fühlen und persönlichen Bedeutungen, die dieser im jeweiligen Moment erlebt und die hinter seinen Äußerungen stehen, zu spüren, sich vorzustellen. Sie vergegenwärtigt sich die innere Erlebniswelt und den Strom des Erlebens . . . gleichsam von der ‚Innenseite' des anderen her", es ist „ein Bemühen, gleichsam unter die Haut des anderen zu schlüpfen, in seinen Schuhen einige Schritte in seiner Erlebniswelt zu gehen"[368]. Bei TAUSCH/TAUSCH finden wir auch, „was einfühlendes Verstehen *nicht* ist: Keine oberflächlichen, floskelhaften Äußerungen wie ‚Ich verstehe',

---

366 1980, 75

367 a.a.O.

368 TAUSCH/TAUSCH 1979, 32/33

‚Ich verstehe, was Sie handeln läßt', ‚Ich verstehe schon, was Sie meinen, aber . . .', ‚Ich habe so etwas Ähnliches erlebt wie Sie'. Kein Pseudoverstehen, kein Heucheln von Interesse und Anteilnahme. Es ist kein Analysieren, Diagnostizieren, kein kausales Erklären oder intellektuelles Interpretieren . . ., kein Bewerten der inneren Erlebniswelt des anderen"[369]. Wenn ROGERS zwischen 1950 und 1957 die Betonung auf „Einstellung" legt, dann impliziert das auch das Beteiligtsein bzw. persönliche Betroffensein des Therapeuten in der Gesprächssituation. Einfühlendes Verstehen „ist keine Passivität, kein Schweigen ohne eigenes Berührtsein und anteilnehmende Aktivität. Es ist im Gegenteil ein sehr intensives Bemühtsein um den anderen, das den Helfer oft selbst tief anrührt und beeinflußt"[370]. Dies wiederum hat viel mit Kongruenz zu tun[371]; denn einfühlendes Verstehen ist sofort „technisch", wenn das Therapeutenverhalten nicht echt ist; wirksam und hilfreich hingegen, wenn es von Echtheit begleitet wird. In einem inzwischen als Klassiker zu bezeichnenden Aufsatz aus dem Jahre 1957[372] nennt ROGERS zusammenfassend die Bedingungen für eine therapeutische Veränderung der Persönlichkeit:

1. Zwei Personen stehen in Kontakt miteinander.
2. Die erste Person, die wir Klient nennen, befindet sich in einem Zustand innerer Unordnung, Verletzbarkeit oder Angst.
3. Die zweite Person, die wir Therapeut nennen, befindet sich in einem Zustand innerer Übereinstimmung (wenigstens während der Begegnung und bezüglich des Gegenstandes der Beziehung mit dem Klienten).
4. Der Therapeut bringt dem Individuum bedingungslose positive Zuwendung entgegen.
5. Der Therapeut bemüht sich um empathisches Verständnis für den inneren Bezugspunkt des Klienten.
6. Der Klient bemerkt – und sei es in noch so geringem Maße – das Vorhandensein der bedingungslosen positiven Zuwendung und des empathischen Verständnisses von seiten des Therapeuten.

---

369 a.a.O. 34
370 a.a.O. 35
371 TAUSCH/TAUSCH nennen es Echtsein, Ohne-Fassade-Sein, a.a.O. 86
372 Journal of consultinq psychology, 1957, 21, 2, S. 95–103

In der dritten Phase der Entwicklung der Gesprächstherapie (1957 bis
heute) legt ROGERS das Hauptaugenmerk auf die Situation, auf die Atmosphäre, auf die Begegnung von Person zu Person. Das Verständnis
davon, was hilfreiche Gespräche sind, entwickelt sich fortan immer mehr
weg von dem eher technischen Aspekt der Verbalisierung von Gefühlen
hin zu einer zwischenmenschlichen Begegnung, in der der Therapeut eine Beziehung zu seinem Gegenüber aufnimmt und auch eigene Gefühle
zeigt: „Es ist ein tranceartiges Sich-Fühlen in der Beziehung, aus dem sowohl der Klient wie ich am Ende der Stunde wie aus einem tiefen Brunnen
oder Tunnel auftauchen. In diesen Augenblicken existiert, um einen Ausdruck von BUBER zu verwenden, eine wirkliche Ich-Du-Beziehung, ein
zeitloses Leben in der Erfahrung *zwischen* dem Klienten und mir"[373]. Es
wird auch zunehmend deutlich, daß es nicht mehr nur um hilfreiche Ge-
sprächsformen in der Therapie, sondern um hilfreiche Begegnungen zwischen Menschen schlechthin geht. Das kommt auch klar in der Entwicklung der Begrifflichkeit zum Ausdruck: war zunächst die Rede vom „Patienten", dann „Klienten" und schließlich „Helfer" (facilitator), so hieß die
Gesprächsform erst „Non-direktiv", dann „klienten-zentriert" und schließlich „personen-zentriert". ROGERS wurde zunehmend deutlicher, daß er
sich nicht „auf eine neue Methode eingelassen hatte, sondern auf eine
andere Lebens- und Beziehungsphilosophie"[374].

3.2.4 Die therapeutischen Grundhaltungen in der Gesprächs-
psychotherapie

Die zwischenmenschliche Beziehung wird für ROGERS zum tragenden
Fundament bei der Formulierung der therapeutischen Grundhaltungen
oder Grundeinstellungen.

In einem Aufsatz von 1962 mit dem Titel „Die zwischenmenschliche
Beziehung: Das tragende Element in der Therapie" macht er deutlich,
daß er die therapeutischen Grundhaltungen wie Kongruenz, Empathie
sowie Wertschätzung und bedingungsfreies Akzeptieren auf dem Hintergrund einer *Begegnung* im BUBERschen Sinne verstanden wissen will.

---

373 1973, 200
374 1980, 192

Kongruenz

ROGERS versteht darunter in erster Linie die Übereinstimmung mit sich selbst. Er geht davon aus, daß „eine persönliche Weiterentwicklung begünstigt wird, solange der Therapeut lebt, was er wirklich ist, wenn er in seiner Beziehung mit dem Klienten echt und ohne Fassade bleibt, also ganz offen Gefühle und Einstellungen lebt, die ihn im Augenblick bewegen . . . Das heißt, er begibt sich in eine unmittelbare persönliche Begegnung mit seinem Klienten, indem er ihm von Person zu Person gegenübertritt. Es bedeutet, daß er gänzlich er selbst ist und sich nicht verleugnet"[375]. Einschränkend fügt er hinzu, daß es wohl niemanden gibt, der dies bis zur Vollkommenheit beherrscht, aber „je mehr der Therapeut imstande ist, akzeptierend auf das zu achten, was in ihm selbst vor sich geht, und je besser er es fertigbringt, ohne Furcht das zu *sein,* was die Vielschichtigkeit seiner Gefühle ausmacht, um so größer ist seine Übereinstimmung mit sich selbst"[376]. ROGERS versucht, der Beziehung Therapeut – Klient den Heiligenschein einer scheinbar naturgesetzlichen Hierarchie zu nehmen; daß beide, Therapeut und Klient, Menschen sind, läßt sich nicht durch Unterschiede im Wissen oder in akademischen Graden wegwischen; daß beide in der Hinsicht gleich sind, daß sie Menschen sind, soll die Grundlage für die Therapie abgeben: „Hoffentlich ist klar, daß ich ein reales Zugegensein des Beraters meine, das tief und aufrichtig ist und nicht an der Oberfläche bleibt. Mitunter dachte ich, das Wort Transparenz[377] helfe dieses Element persönlicher Kongruenz zu beschreiben. Wenn all das, was sich in mir abspielt und was für die Beziehung (von Mensch zu Mensch, H. Q.) maßgeblich ist, von meinem Klienten deutlich gesehen werden kann, er mich also ‚klar durchschauen' kann, und wenn ich willens bin, diese Echtheit in der Beziehung durchscheinen zu lassen, dann kann ich mir nahezu sicher sein, daß daraus eine Begegnung wird, welche tatsächlich etwas bedeutet und in der wir beide hinzulernen und uns weiterentwickeln"[378].

---

375 1962, 181/182

376 a.a.O. 182

377 Diesen Aspekt hat ROGERS in dieser Form offensichtlich von S. JOURARD übernommen; vgl. S. JOURARD: The transparent self: Selt-Disclosure and well being; Princeton, 1964

378 a.a.O. 183/184

Empathie

Empathie ist bei uns bekannt als „Einfühlendes nicht-wertendes Verstehen"[379]. Es ist dies der wohl heikelste Punkt im Therapeutenverhalten.
ROGERS ist hier sehr oft mißverstanden worden und wird auch weiterhin
mißverstanden. Das, was er meinte, und das, was andere verstanden
oder daraus machten, ging und geht zuweilen erheblich auseinander. Ich
lasse an dieser Stelle hauptsächlich ROGERS selbst sprechen, damit
sich der Leser ein möglichst authentisches Bild machen kann. Empathie
ist *nicht* „eine hölzerne Technik des Pseudoverstehens . . ., bei der der
Berater lediglich ‚widerspiegelt', was sein Klient soeben gesagt hat. Die
Ausdeutungen meines Ansatzes, wie sie sich mitunter in die Ausbildung
und Fortbildung eingeschlichen haben, muß ich aufs Schärfste mißbilli-
gen"[380]. Hier muß hinzugefügt werden, daß ein solcher Ton für ROGERS
sehr untypisch ist; es zeigt nur, wie sehr er mit dieser Entwicklung unzu-
frieden ist[381].

Für ROGERS zeigt ein Therapeut oder Berater dann Empathie, wenn
er „die innere Welt des Klienten mit ihren ganz persönlichen Bedeutungen so verspürt, als wäre sie die eigene, . . . die Verwirrung des Klienten,
seine Ängstlichkeit, seine Wut oder sein Gefühl, ungerecht behandelt zu
werden, so spürt, als seien es die eigenen Gefühle, und sich nicht mit der
eigenen Unsicherheit, Angst oder Wut darin verstrickt"[382]. Sich voll einem
anderen Menschen zuwenden, "a complete letting-go in understanding"[383], ohne dabei zum „Techniker" zu werden, das ist das erklärte Ziel:
„Ich glaube, daß Veränderung mit Wahrscheinlichkeit eintritt, wenn der
Therapeut das Erleben erfassen kann, das in der inneren Welt des Klienten von Augenblick zu Augenblick abläuft; wenn er sieht und fühlt wie der

---

379 TAUSCH/TAUSCH, 1979, 31 ff.

380 1962, 185

381 In einem späteren Aufsatz schreibt er: „Innerhalb weniger Jahre wurde der ganze
     Ansatz als‚Technik' bekannt. Die nicht-direktive Therapie, so sagte man, ist die
     Technik, die Gefühle des Klienten zu reflektieren. Eine noch schlimmere Karikatur
     war folgende: bei der nichtdirektiven Therapie wiederholt man das letzte Wort des
     Klienten. Ich war über diese Verzerrungen unseres Ansatzes so schockiert, daß ich
     jahrelang fast nichts mehr über empathisches Zuhören sagte . . . (1980, 76).

382 1962, 184

383 1961, 202

Klient, ohne aber die Eigenständigkeit seiner Identität in diesem Prozeß des Einfühlens zu verlieren"[384].

ROGERS schildert sehr eindrucksvoll, wie er durch die Praxis, durch die Arbeit mit anderen Menschen zu dieser Erkenntnis geführt wurde. Das für ihn „entscheidendste Ereignis", von dem bereits weiter vorn die Rede war, bestand darin, daß eine Mutter mit ihrem Sohn in die Klinik kam. ROGERS und ein Kollege kamen zu dem Ergebnis, daß „das Hauptproblem in der ablehnenden Haltung ihrem Sohn gegenüber lag", und beschlossen, daß ROGERS das Problem mit der Mutter bearbeiten, sein Kollege mit dem Jungen eine Spieltherapie durchführen sollte. ROGERS versuchte, der Mutter zu helfen, Einsicht in ihr Verhalten zu bekommen und daraus Rückschlüsse für die Beziehung zu ihrem Sohn zu ziehen. Das Ergebnis war unbefriedigend: „Alles zwecklos. Nach ungefähr zwölf Gesprächen sagte ich ihr, wir hatten ja nun den Versuch gemacht, ohne jedoch wirklich etwas zu erreichen, und wir sollten das Ganze besser aufgeben. Damit war sie einverstanden. Als sie dabei war, der, Raum zu verlassen, drehte sie sich um und fragte: ‚Beraten Sie hier auch Erwachsene?' Verwirrt antwortete ich, daß dies auch manchmal der Fall sei. Woraufhin sie zu ihrem Stuhl zurückkehrte, die Geschichte ihrer Schwierigkeiten zwischen ihr und ihrem Mann hervorsprudelte und von ihrem großen Bedürfnis nach Hilfe sprach. Ich war vollständig überwältigt. Was sie mir da erzählte, ähnelte in keiner Weise der glatten Geschichte, die ich ihr *entlockt* hatte. Ich wußte kaum, was tun, also hörte ich erst einmal zu ... Das war für mich eine Erfahrung von größter Bedeutung. *Ich war ihr gefolgt, nicht sie mir.* Ich hatte einfach zugehört, anstatt sie zu dem diagnostischen Verständnis zu bringen, das ich schon erreicht hatte"[385]. Auf diese Weise ist der Therapeut nichts anderes als eine Brücke zwischen zwei Fähigkeiten, die dem Klienten, wenn er zur Therapie kommt, bereits innewohnen: die Wahrnehmungsfähigkeit des Organismus wird verbunden mit der Entscheidungsfähigkeit des Individuums – Therapie als Hilfe zur Selbsthilfe.

---

384 1962, 185
385 1980, 191/192, Hervorhebg. H. Q.

Wertschätzung und bedingungsfreies Akzeptieren

Die Beziehung zum Klienten ist weder neutral noch distanziert, sondern
gekennzeichnet durch emotionales Engagement. ROGERS selbst nennt
es eine „Art von Zuneigung, die Kraft hat und die nicht fordert". Die freie
Äußerung von Gefühlen soll dadurch gefördert werden, daß der Therapeut den Klienten in seinem Verhalten und Erleben als eine eigenständige Person achtet und nicht bewertet[386], Das heißt nicht, daß der Therapeut alles das, was der Klient äußert, denkt oder fühlt, für gut befinden
muß, sondern daß der Klient in seinem jeweiligen So-Sein ohne Vorurteil
und Wertung angenommen wird.

3.2.5 Auswirkungen der therapeutischen Grundhaltungen

ROGERS' Ziel der Therapie und – wie wir später sehen werden – sein
Hauptanliegen in der Begegnung zwischen Menschen überhaupt ist:
„Das Selbst zu sein, das man in Wahrheit ist"[387]. Mit diesem Zitat von
KIERKEGAARD[388] überschreibt er das 8. Kapitel seines Buches "On Be-
coming a Person"[389] und führt detailliert aus, welche Entwicklungsrich-
tungen bzw. Veränderungen Menschen zeigen, wenn sie zu sich selbst
finden[390]:
- Weg von den Fassaden,
- weg vom „Eigentlich-Sollte-Ich" (away from oughts),
- weg vom Erfüllen kultureller Erwartungen,
- weg davon, anderen zu gefallen,
- Entwicklung zur Selbstbestimmung (Self-direction)
- Entwicklung zum Prozeß-Sein (Being process),
- Entwicklung zur Erfahrungsoffenheit,
- Entwicklung zur Komplexität (Being complexity),

---

386 „Das Gefühl, das ich beschreibe, ist weder patriarchalisch noch sentimental, auch
ist es nicht von einer oberflächlich-liebenswürdigen Zuwendung Es achtet den anderen Menschen als eigenständiges Individuum und ergreift nicht Besitz von ihm"
(a.a.O. 186).

387 To be the self that one truly is

388 Die Krankheit zum Tode, Jena, 1924

389 1961, dtsch: Entwicklung der Persönlichkeit, 1973

390 vgl. 1973, 167 ff.

- Entwicklung zum Akzeptieren der anderen,
- Entwicklung zum Selbstvertrauen (trust of self).

Die Erfahrungen in der psychotherapeutischen und pädagogischen Praxis mit dem personenzentrierten Ansatz haben gezeigt, daß der Mensch, sobald er sich dazu entscheiden kann, hinter seiner Fassade hervorzukommen und seine tatsächlichen Emotionen zum Ausdruck zu bringen, die Erfahrung macht, daß seine Gefühle, so widersprüchlich sie ihm auch vorkommen mögen, eine tragende Grundlage des Lebens sein können. Abwehrstrategien (mit der Tendenz des „Weg vom . . .", s. o.) reduzieren sich dann auf ein Minimum, und eine wirkliche Kommunikation mit anderen Menschen und mit sich selbst („Entwicklung zu . . ." s. o.) wird möglich. Neue, aus dem verschütteten Potential wieder zum Leben erweckte Handlungen und Ziele des Menschen werden authentischer, in sich stimmiger und risikobereiter, da sie nicht mehr so stark von außen, sondern aus der Person selbst bestimmt werden. In der Freiheit der therapeutischen Beziehung kommt der Mensch dahin, seine Zufriedenheit nicht von „Lösungen" abhängig zu machen, die an bestimmten Punkten erreicht sein müssen; es gelingt ihm, solche „festen Zielmarken fallenzulassen und eine größere Befriedigung in der Einsicht zu finden, daß er kein ein für allemal festgelegtes Wesen ist, sondern in einem *Entwicklungsprozeß* steht" (process of becoming)[391].

---

391 1973, 127/128, Or. 122; Hervorhebg. H. Q.

3.3 Exkurs: Einfluß von Otto RANK auf Carl ROGERS

Der entscheidende psychologische Impuls ging, so behaupte ich, von Otto RANK aus, obwohl ich nur eine Stelle gefunden habe, an der ROGERS dieser Begegnung eine Bedeutung einräumt: "Personal contact with RANK was limited to a three-day institute we arranged; nevertheless his thinking had a very decided impact on our staff and helped me to crystallize some of the therapeutic methods we were groping toward"[392].

Der Einfluß, den RANK auf die Gedanken von ROGERS hatte, läßt sich am anschaulichsten in RANKs Buch „Die analytische Reaktion in ihren konstruktiven Elementen"[393] nachweisen. Hier finden sich zahlreiche Gedanken, die später in der Klientenzentrierten Therapie, aber auch in ROGERS' Theorien der Persönlichkeit, der Zwischenmenschlichen Beziehungen sowie der Fully Functioning Person ihren Niederschlag bzw. ihre Fortsetzung finden.

Die Willenspsychologie von Otto RANK

Otto RANK (1884–1939), der selbst ausgebildeter Psychoanalytiker war, gehört mit JUNG (1875–1961), ADLER (1870–1937) und REICH (1897–1957) zu den bekanntesten Psychoanalytikern, die wegen „Ketzerei" aus dem Gründerkreis um FREUD ausgeschlossen wurden, weil sie u. a. den biologischen Determinismus und das damit einhergehende pessimistische Menschenbild nicht akzeptierten. RAN K kommt nicht, wie die meisten Psychoanalytiker, aus der Medizin; sein Interesse war sehr breit gestreut. Er beschäftigte sich intensiv mit Ingenieurwesen, Geschichte, Kunst, Psychologie und Philosophie. Zum Bruch mit FREUD kam es, weil für RANK der WILLE des Menschen als integrierende Kraft einer ganzheitlichen Persönlichkeit in der psychoanalytischen Konzeption FREUDs fehlte, und weil RANK außerdem der Meinung war, daß FREUD die Bedeutung des Geburtstraumas unterschätzte. Für RANK war das Geburtrauma Grundlage eines umfassenden Konzepts im Zusammenhang mit der Freiheit und dem Willen des Menschen. Er definierte den Willen als die Kraft, die eine integrierende Funktion für die Entwicklung einer ganzheitlichen Persönlichkeit hat. Für RANK ist klar, daß man

---

392 1959, 187

393 erschienen 1929 als Bd. 2 seines Werkes „Technik der Psychoanalyse"

keinen wissenschaftlichen Zugang zum Menschen haben bzw. ihm nicht therapeutisch helfen kann, wenn man sich nur auf eine Analyse seiner separaten biologischen und sozialen Kräfte beschränkt; gerecht wird man dem Menschen nur, wenn man ihn auch als in einer aktiven, willentlichen Auseinandersetzung mit sich selbst und der Welt stehend begreift.

Der Wille muß in Beziehung gesetzt werden zu natürlichen Prozessen wie Geburt, Wachstum und Tod. Der Wille ist der organische Antrieb für das Überleben und steht damit im Zusammenhang mit zwei Grundbedürfnissen:

1. Trennung (Wille),
2. Vereinigung (Liebe),

die miteinander in einer Balance stehen sollen. RANK beschreibt zwei Arten von Angst, mit denen der Mensch in diesem Zusammenhang lernen muß umzugehen:

1. die Lebensangst (bzw. Trennungsangst): der Embryo in der Gebärmutter bildet eine symbiotische Einheit mit seiner Umgebung (Ganzheit). Die Geburt bedeutet den Tod dieser Einheit und daraus folgend: Angst vor dem Leben. Es handelt sich hier weniger um eine physiologische Angst als vielmehr um eine über das ganze Leben andauernde Grundangst, die immer dann entsteht, wenn der Mensch sich von einer Entwicklungsstufe in eine nächste bewegt. Man kann es auch positiv ausdrücken: das ist die Angst, die es ermöglicht, daß der Mensch aus subjektiven Krisen und Erfahrungen mit einer gestärkten Persönlichkeit auf einem komplexeren Niveau hervorgehen kann; gemeint ist eine Angst, die überall dort auftritt, wo kreative Risiken und kreatives Wachstum geschehen.

2. die Todesangst.

RANK will diese beiden Ängste in einer abhängigen Balance begriffen haben:

- die Lebensangst (resultierend aus der Trennung) fordert Aktivität des Willens in Richtung Geborgenheit (Vereinigung) heraus,
- die Todesangst (resultierend aus Geborgenheit und Vereinigung) mobilisiert Energien des Willens in Richtung Trennung.

RANK leugnet nicht die Existenz von biologischen Impulsen (z. B. Sexualität, Hunger usw.); aber er weist zurück, daß diese Impulse allein die Persönlichkeit determinieren.

Wie stellt RANK sich also die Entwicklung eines Menschen vom Kind zum Erwachsenen vor? Das Geburtstrauma aktiviert, wie oben geschildert, den Willen. Nachfolgende Ablösungsprozesse (z. B. der Wechsel des Kindes von der Brust zur Flasche) führen zu größerer Individualität und Autonomie des Kindes, bis das Kind irgendwann sein Selbst als eine Einheit und seinen Willen als integrierende Kraft bewußt fühlt, be-greift. Daß der Mensch z. B. „nein" sagen kann zu dem, was die Umgebung präsentiert, vermittelt dem Kind die bewußte Erfahrung seiner eigenen Person als Einheit unabhängig vom Mutterleib und der Umwelt. Dieses ist für RANK die zentrale Erfahrung eines jeden Menschen: die Entdeckung des eigenen Willens als Schlüssel für die Entwicklung der kreativen Identität eines kreativen Selbst.

Für RANK wird man dem Menschen nur gerecht, wenn man ihn als in einer aktiven und *willentlichen* Auseinandersetzung mit sich selbst und der Welt stehend begreift. Die Psychoanalyse dagegen stützt sich darauf, daß das Bewußtmachen des Unbewußten, die Abreaktion der Affekte in der Katharsis bzw. das Übertragungsverhältnis Grundlage für die Lösung der psychischen Leiden seien. Für RANK mußten diese Konzeptionen scheitern, weil sie den Hilfesuchenden immer in Passivität, Abhängigkeit und Willensschwäche beließen, d. h. die Probleme, derentwegen der Patient in die Therapie kommt, nämlich gerade Passivität, Abhängigkeit und Willensschwäche, charakterisierten auch die therapeutische Situation, sprich: die Beziehung zwischen Therapeut und Patient. Dies bedeutete für RANK eine Sackgasse, aus der sowohl der Patient als auch die therapeutische Theorie nur herauskommen konnten, wenn das zur Wirkung gebracht wird, „was in jeder Beziehung zwischen zwei Menschen wirksam ist und deren Verhältnis bedingt: nämlich der *Wille*. Es stoßen zwei Willen aufeinander, von denen sich entweder der eine dem anderen unterwirft oder die beide miteinander und gegeneinander um die Herrschaft ringen"[394].

Das Ziel der Therapie besteht für RANK darin, daß „der Neurotiker überhaupt wollen lernt, d. h. wollen kann, ohne Schuldgefühle wegen des Wollens zu empfinden". Er fordert damit ein offenes und positives Bekenntnis zum menschlichen Willen und Wollen und wendet sich dagegen, daß die Psychoanalyse die „Tatsache des Willens" immer verleugnet hat

---

394 1929, 16

und ihn „einmal Gott, ein andermal Schicksal nennt oder einem Es zuschreibt"[395]. Dadurch aber, daß der Wille für die Psychoanalyse als das
„Erzübel"[396] des psychischen Apparates angesehen wird, kommt es zu
einer quasi schizophrenen Therapiesituation: der Wille des Patienten
wird vom Therapeuten als „Widerstand" behandelt und führt zu Schuldge-
fühlen beim Patienten, weil ja der „Widerstand" etwas ist, das er überwinden muß, d. h. umgekehrt, als positiv wird betrachtet, wenn der Patient
seine Widerstände überwindet, sprich: seinen Willen ausschalten lernt.
RANK will die Therapie aus dieser Sackgasse herausführen, indem er
das Wollen des Menschen als etwas Positives definiert, was der Neurotiker (wieder) lernen muß; für RANK ist „das eigentlich therapeutisch Wertvolle . . . die Willensäußerung als solche, die sich in der analytischen Situation nur als ‚Widerstand', als ‚Protest', d. h. aber nur als Gegenwille
manifestieren kann"[397].

RANK macht dies deutlich am Beispiel der „Terminsetzung", die er auf-
grund seiner Auffassung als aktives Moment in die Therapie einführte.
Die Terminsetzung betrifft die Festlegung des Zeitpunktes, an dem die
Therapie beendet werden soll, Für RANK war dies ein gutes Beispiel für
einen Willenskonflikt zwischen Therapeut und Patient, und er wollte diese
Situation „nicht durch Zwang zu einem Zankapfel machen, sondern durch
Wahl als einen rein innerlichen Willenskonflikt austragen lassen"[398]; denn
in diesem Prozeß werden sowohl der „Wille" des Patienten (die Therapie
beenden wollen im Sinne von „gesund werden") und gleichzeitig auch der
„Gegenwille" (die Therapiesituation aufrechterhalten, um die Zuwendung
und Aufmerksamkeit des Therapeuten nicht zu verlieren) aktiviert. RANK
gelingt es, diesen Willenskonflikt grundsätzlich positiv zu begreifen als
„menschliche *Fähigkeit*, Willen und Gegenwillen zu gleicher Zeit zu mobi-
lisieren"[399]; die Interaktion zwischen Therapeut und Patient ist dadurch
charakterisiert, daß „der Wille des Patienten nicht gebrochen werden,
sondern erstarken soll"[400].

---

395 a.a.O. 19

396 a.a.O. 20

397 a.a.O. 23

398 a.a.O. 24

399 a.a.O. 25; Hervorhebg. H. Q.

400 a.a.O. 27

Die Nähe zu existenzphilosophischem Denken sowie GOLDSTEINs Auffassung von der „Lust zur Spannung"[401] wird deutlich, wenn RANK zwar weiterhin dem psychoanalytischen Denken verhaftet bleibt, aber ein ganz anderes Menschenbild entwickelt: der neurotische Mensch ist nicht ein krankes Individuum, das darum kämpft, „normal" zu werden, sondern ein rebellierendes Individuum, das darum kämpft, frei – und angebunden zugleich! – zu sein. Der sogenannte „normale" Mensch kommt um viele dieser oft sehr schmerzvollen Kämpfe herum, aber der Preis ist hoch: Stillstand von Entwicklung und psychisches Sterben.

Die Verbindung zu ROGERS wird offensichtlich, wenn wir betrachten, wie RANK auf der Grundlage seines Menschenbildes folgerichtig eine Auffassung von Therapie entwickelte, der folgende Leitgedanken zugrunde liegen:

1. Therapie ist keine Technik, sondern eine Einstellung:

RANK geht davon aus, daß der Klient auf die gesamte therapeutische Situation *reagiert*[402], der Therapeut hingegen zunächst den aktiven Teil der „therapeutischen Aktion" darstellt; dieses aktive Verhalten aber, soll es für einen konstruktiven Prozeß förderlich sein, kann sich der Therapeut nicht technisch, wie ein Handwerkszeug, zulegen: „Der Therapeut lernt also praktisch, in der Lehranalyse, keine bestimmten Regeln und Vorschriften, Tricks und Fallen, allgemeine Theorien und typische Interpretationen, mit einem Worte, keine bestimmte Theorie und Technik der Psychoanalyse, sondern (er lernt) ‚analysieren', d. h. aber in meinem Sinne *Verständnis* und Handhabung der *Situation*"[403]. Für RANK hat Therapie daher sehr viel mit einer philosophischen Einstellung zu tun, und er war „eine Zeitlang versucht, an Stelle einer Technik der Psychoanalyse eine ‚Philosophie des Helfens' zu schreiben[404]. Ein solches Helfen erfordert eine ganz bestimmte *Einstellung*, durch die dann therapeutische Techniken und Methoden auf konstruktive Weise zur Wirkung gelangen[405]. RANK geht

---

401 vgl. Kap. III, Abschnitt 1.2

402 vgl. 1929, 6

403 a.a.O. 10; Hervorhebg. H. Q.

404 a.a.O. 4

405 „menschliches Verstehen . . ., das sich spontan in technisches Können umsetzen muß", a.a.O. 101

es um die „Gesamteinstellung des Analytikers zum ganzen therapeutischen Erlebnis . . . Wird der Wille des Patienten von Anfang an zum *Träger der gesamten therapeutischen Aktion* gemacht, so kann es dann praktisch keine Frage sein, ob seine Befreiungstendenz ‚nur' ein Wunsch oder bloß ein ‚Widerstand' ist"[406]. Hiermit grenzt RANK seine Willenstherapie klar gegen die Psychoanalyse ab: „Die eine (die Psychoanalyse, H. Q.) will erzieherisch wirken, die andere konstruktiv, d. h. *selbstbildend*"[407].

2. Verstehen durch Erleben der eigenen Gefühle:

Da RAN K sich in seiner Therapiekonzeption eindeutig auf die selbstheilenden Kräfte des Individuums stützt[408], geht er mit der moralisierenden, erzieherischen Herangehensweise der Psychoanalyse FREUDs hart ins Gericht: „Eine konstruktive Therapie hat den Patienten zum wirklichen Selbstverstehen zu führen, das nicht erst den erzieherischen Umweg über den Analytiker zu machen hat, der den Patienten . . . zum Selbstverstehen anleiten kann"[409]. RANK unterscheidet hier klar zwischen einem kognitiven Verstehen und einem erlebnismäßigen Verstehen. Er unterscheidet das „Bewußtmachen, das eigentlich ein Erklären, ein Deuten ist", vom „Bewußtwerden als einen im Individuum selbst sich vollziehenden Prozeß, der mittels der *Verbalisierung* erfolgt"[410]. Wirkliches Verstehen ist für RANK immer auch mit dem Erleben des Menschen verbunden: „Sein (des Patienten, H. Q.) Verstehen (ist) auch ein Erleben, d. h. aber, dieses Erleben, wie ich es in der therapeutischen Aktion verstehe, besteht im *Erleben und gleichzeitigen Verstehen*, so daß Erleben und Verstehen eins sind"[411]; und mit einem Seitenhieb auf die Psychoanalyse führt er aus, daß „das Therapeutische . . . im *Verbalisieren der bewußten Gefühle* (liegt), während das sogenannte Bewußtmachen des Unbewußten immer nur ein Interpretieren von sehr zweifelhaftem Werte, ein Erset-

---

406 a.a.O. 29

407 a.a.O. 30

408 „Der einzige therapeutische Ausweg . . . ist also, das Individuum seine eigene Entwicklung und Befreiung selbst machen zu lassen" (a.a.O. 87).

409 a.a.O. 33

410 a.a.O. 34

411 a.a.O. 39

zen einer Rationalisierung durch eine andere bleibt"[412]; das Verbalisieren
der Gefühle hingegen „ist sozusagen ein Geständnis an sich selbst, eine
Unterwerfung des eigenen Willens unter die Herrschaft des Gefühls und
ist daher weniger in Gefahr, zum Mißverstehen seiner selbst zu führen,
als die immer noch auf der Gefühlsverleugnung basierende Interpretation"[413].

3. Die entscheidenden Veränderungen kommen vom Klienten selbst:

RANK setzt sich intensiv auseinander mit der Frage, wodurch denn
schließlich die in jedem Individuum schlummernden Willenskräfte in
schöpferischer Weise zur Geltung kommen können. Er postuliert in diesem Zusammenhang den „Gesundheitswillen" des Menschen, der seiner
Meinung nach genauso vorhanden ist wie die Neurose, wenn ein Mensch
sich zu einer Therapie entschließt; der Erfolg der Therapie hängt dann
davon ab, ob es gelingt, den „Gesundheitswillen im Patienten selbst zu
erhalten und zu verstärken, anstatt ihn auf den Analytiker projizieren zu
lassen"[414]. Hauptziel einer konstruktiven Therapie, wie RANK seinen
Entwurf nennt, ist es daher, „das Individuum . . . zur willigen Akzeptierung
seiner selbst und seiner eigenen Verantwortlichkeit zu führen"[415]. An anderer Stelle sagt RANK: „Eine konstruktive Therapie soll das Individuum
nicht verändern wollen, sondern *entwickeln*, so daß es sich *akzeptieren
kann, wie es ist*"[416]. Er wendet sich daher entschieden gegen eine „erzie-
herische" Rolle des Therapeuten. Im therapeutischen Erlebnis, dessen
Ziel die Rückführung des Klienten auf seinen eigenen Willenskonflikt ist,
stellt der Therapeut „nur einen Umweg zum Ich"[417] dar. In der Rolle eines
„Hilfs-Ich"[418] soll der Therapeut „nicht moralpädagogisch auf den Inhalt
des Wollens, sondern ethisch, d. h. auf die Willensdynamik selbst orientiert sein"[419]. RANK definiert hier eine Art von Therapeuten-Aktivität, die

---

412 a.a.O. 34/35
413 a.a.O. 35
414 a.a.O. 28
415 a.a.O. 61
416 a.a.O. 84; vgl. auch 32 und 53
417 a.a.O. 110
418 a.a.O. 89
419 a.a.O. 89; vgl. auch 120

nur dann wirklich wirksam werden kann, wenn sie auf einer eher passiven
Grundlage praktiziert wird. Passiv ist der Therapeut – entgegen dem psychoanalytischen Verständnis von Passivität – dadurch, daß er darauf verzichtet zu wissen, was für seine Klienten gut ist, und statt dessen „das persönliche Verhältnis . . . so gestaltet, daß es dem Leidenden möglich ist,
sich vom anderen (dem Therapeuten, H. Q.) zu nehmen, was er seelisch
braucht, ohne Schuldgefühle zu empfinden"[420]. Diese eher passive
Grundeinstellung hat insofern einen aktiven Charakter, als vom Therapeuten die aktive Fähigkeit verlangt wird, *„das Individuum aus sich heraus zu vrstehen"* und „die Sprache des anderen zu erlernen, und nicht
ihm das eigene geläufige Idiom aufzwingen"[421]. Durch eine solche Beziehung, in der Therapeut und Klient „Schöpfer und Geschöpf zugleich
sind"[422], wird das aktuelle Probleme nicht nur „von allen vergangenen
und gegenwärtigen Inhalten befreit, in das Individuum verlegt, sondern
auch die einzige Lösung und Erlösung *vom Individuum und in ihm selbst*
gefunden"[423].

RANK schreibt, daß in der klassischen Analyse zwar immer die „be-
rühmte Passivität" betont wird, letztlich aber der Therapeut doch im Mittelpunkt der therapeutischen Situation steht, indem er alle Reaktionen des
Patienten, soweit sie sich nicht auf ein infantiles Vorbild zurückverschie-
ben lassen (d. h. Übertragung, H. Q.), auf sich selbst bezieht. RANK setzt
folgende Position dagegen: „Meine Technik läßt dagegen die Reaktionen
unmittelbar aus dem therapeutischen Erlebnis entstehen und erklärt sie
als Projektionen und Entlastungsversuche *eigener* Ich-Konflikte des Patienten. Dies rückt den Patienten selbst in konstruktiver Weise als *Handelnden* in den Mittelpunkt der vom Analytiker gestellten Situation"[424]. Auf
diese Weise wird die therapeutische Situation für RANK zum *„schöpferischen Ausdruck der Persönlichkeitsentwicklung* im therapeutischen Erlebnis"[425].

420 a.a.O. 4/5
421 a.a.O. 8
422 a.a.O. 112
423 a.a.O. 89
424 a.a.O. 11/12; Hervorhebg. H. Q.
425 a.a.O. 12

3.4 Ausweitung der Therapiekonzeption zu einer umfassenden Theorie zwischenmenschlicher und gesellschaftlicher Beziehungen

ROGERS hat immer betont, daß das, was in einer therapeutischen Beziehung hilfreich ist und die positiven Entwicklungsneigungen fördert, auch für jede andere Beziehung zwischen Menschen gültig sein müsse. Ich hatte schon darauf hingewiesen, daß sich diese Anschauung bei RO-GERS nach und nach durchsetzte, was auch in der Veränderung der benutzten Begrifflichkeit seinen Niederschlag findet; der „Patient" wird zuerst „Klient" und schließlich „Gegenüber" bzw. „Person"; der Therapeut wandelt sich zum „Berater" und „Helfer" (facilitator), und die „Nondirektive Therapie" heißt zunächst „klientenzentriert" und schließlich „personen-zentriert". Alles läuft letztlich auf eine allgemeine und übergreifende Theorie der zwischenmenschlichen Beziehungen hinaus, die ROGERS auf verschiedene Praxisfelder wie Schule, Hochschule, Partnertherapie und Gruppen (Encounter-Gruppen) überträgt mit der idealen Perspektive der sich voll entfaltenden Persönlichkeit, der „fully functioning person".

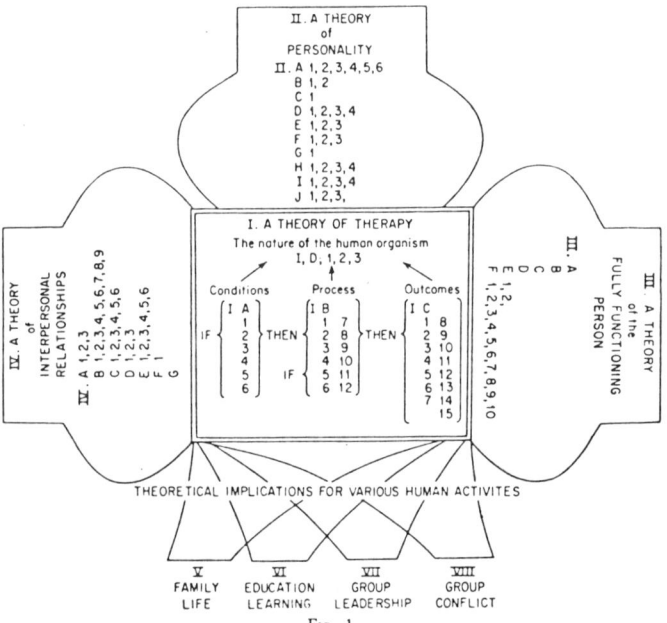

Fig. 1

Wie die vorstehende Graphik[426] zeigt, steht im Mittelpunkt die Theorie der Therapie, deren wesentliches Element, die Beziehung von Person zu Person, sich in den Theorien der Persönlichkeit, der interpersonellen Beziehungen und der sich voll entfaltenden Persönlichkeit fortsetzt und in eine Theorie der Anwendung in verschiedenen Praxisfeldern wie Schule, Hochschule, Familie, Partnertherapie und Encountergruppen mündet. Ich möchte im folgenden den Anwendungsbereich der Erziehung und des Lernens darstellen, weil dies der Bereich ist, mit dem ROGERS sich neben dem Anwendungsgebiet der Therapie am intensivsten befaßt hat.

3.4.1 Lernen in Freiheit

„Freedom to Learn" (Lernen in Freiheit) heißt ein Buch, das ROGERS 1969 veröffentlicht hat[427]. In diesem Buch sowie in „On Becoming a Person" (1961)[428] und „On Personal Power" (1977)[429] legt er sehr ausführlich seine Auffassung von Erziehung in Familie, Schule, Hochschule dar. ROGERS geht dabei so weit zu behaupten, daß alles, was eine Person von einer anderen im herkömmlichen Sinne gelehrt wird, kaum Einfluß auf das Verhalten dieser Person hat. Wenn Lernen auch eine Bedeutung für die Entwicklung der Persönlichkeit haben soll, muß es selbstentdeckendes, selbst angeeignetes Lernen sein. Entscheidend ist daher die Einstellung, die der Lehrende in die Beziehung zum Lernenden einbringt; fachliche Kenntnisse sind erst sekundär, d. h. nicht das Lehren ist das Wichtige, sondern die Frage, wie, warum und wann ein Schüler lernt, wie sich Lernen von der Erlebnisseite her darstellt und welche Gefühle es erzeugt. Es ist daher auch ROGERS' erklärtes Ziel, „Veränderung zu fordern und Lernen zu erleichtern (facilitating of learning)"[430]. Wie schon in der Therapie, so betont er auch hier, daß Lernen nichts zu tun haben darf mit „statischem Wissen"[431], sondern daß auch Lernen als Prozeß begriffen wer-

---

426 Diese Abbildung ist ROGERS' Beitrag in KOCH (1959, fig. 1, page 193) entnommen uncl wird hier mit freundlicher Genehmigung des Verlages MacGRAW Hill, New York, abgedruckt

427 1974 in deutsch erschienen

428 dtsch: Entwicklung der Persönlichkeit, 1973

429 dtsch: Die Kraft des Guten, 1977

430 1974, 105, Or. 105

431 a.a.O. 106

den muß und die Aufgabe von Lehrern eigentlich nur darin bestehen kann, herauszufinden, „wie wir lernen können, als Individuen in prozeßhafter Entwicklung zu leben"[432]. Das wiederum bedeutet, daß die Anregung zu solchem Lernen nicht davon abhängt, „wie gelehrt (der Lehrer) ist, wie er sein Curriculum plant, wie er audiovisuelle Hilfen einsetzt, wie er programmiertes Lernen verwendet. Sie hängt nicht von seinen Vorlesungen oder Vorträgen oder von einem Überfluß an Büchern ab, obwohl jeder dieser Faktoren das eine oder andere Mal als eine wichtige Hilfe eingesetzt werden. Nein! Die Förderung von signifikantem Lernen hängt von bestimmten *einstellungsbedingten* Qualitäten ab, die in der persönlichen Beziehung zwischen dem Helfer (facilitator) und dem Lernenden existieren"[433]. Wie aus folgendem Schaubild hervorgeht, entsprechen die in diesem Zusammenhang von ROGERS geforderten Haltungen den bereits dargelegten therapeutischen Grundhaltungen[434].

Therapeutische Grundhaltungen	Pädagogische Grundhaltung
1. Kongruenz	Real-Sein
2. Empathie	Einfühlendes Zuhören
3. Wertschätzung und bedingungsfreies Akzeptieren	Wertschätzung, Sorge, Respekt und Vertrauen

Kongruenz, Echtheit

Im Zusammenhang mit Lernen nennt ROGERS diese Haltung „Real Sein" (realness): „An erster Stelle steht das offensichtliche Real-Sein des Facilitators, sein Wille, Person zu sein und seine momentanen Gefühle und Gedanken zu sein und zu leben". ROGERS geht dabei so weit zu sagen, ein Lehrer soll, wenn er seine Schüler nicht leiden kann, dies lieber zeigen und transparent machen als „pseudo-empathisch" zu sein[435]. Das Real-Sein steht für ROGERS an erster Stelle, weil die anderen Haltungen wie Empathie und Wertschätzung nur im Zusammenhang mit Kongruenz menschenwürdig sind, sich andernfalls nur zu einer Technik reduzieren.

---

432 a.a.O.

433 a.a.O. 107

434 a.a.O. 128; Or. 126; vgl. auch 1961, 286 ff., dtsch: 1973, 279 ff.

435 a.a.O. 114

Empathie

Von einem Lehrer fordert ROGERS ein „empfindsames und genaues, einfühlendes Zuhören" (a sensitive and accurate empathic listening).

Wertschätzung und bedingungsfreies Akzeptieren

Hinzu kommen soll eine Haltung, die von „Wertschätzung, Sorge, Vertrauen und Respekt" (prizing, caring, trust and respect) dem Lernenden gegenüber gekennzeichnet ist.

Lehrer, die mit solchen Haltungen Schülern gegenübertreten, nehmen für ROGERS „fast keine der üblichen Lehrfunktionen wahr. Sie Lehrer zu nennen, wäre nicht mehr exakt. Sie sind Katalysatoren und Facilitatoren[436], die den Lernenden Freiheit, Leben und Gelegenheit zum Lernen geben"[437]. ROGERS liefert für diese Behauptung eine Fülle von empirischem Beweismaterial[438] und entwickelt konkrete Vorstellungen darüber, wie sich diese Haltungen in konkretes Unterrichtsverhalten umsetzen lassen.

In zehn Punkten faßt ROGERS zusammen[439], wie der Helfer ein Lernen in Freiheit unterstützen bzw. initiieren kann. In erster Linie hat der Helfer einen großen Einfluß auf das soziale Klima in der Klasse. Geht er mit einem grundsätzlichen Vertrauen gegenüber sich selbst und seinen Schülern an die Arbeit, dann wirkt sich dies in vielfältiger Hinsicht aus[440]. Ein Klima, das von den genannten Grundhaltungen (s. o.) bestimmt ist, erleichtert es, herauszufinden, wie die Lernbedürfnisse des einzelnen (auch des Lehrers) beschaffen sind mit dem Ziel, daß sowohl der Einzelne als auch die Gruppe ein Ganzes mit den ausgewählten Lerninhalten bilden. Die Inhalte stehen dann nicht eigenständig „neben" den Personen oder der Gruppe, sondern Person(en) und Inhalte sind in einem ganzheitlichen Lernprozeß integriert. Was es heißt, als *ganze* Person zu lernen, definiert ROGERS in seinem Buch „Die Person als Mittelpunkt der Wirk-

---

436 an anderer Stelle nennt ROGERS sie „Helfer", vgl. auch TAUSCH/ TAUSCH, 1979, 188

437 a.a.O. 128

438 a.a.O. 117–126, vgl. auch TAUSCH/TAUSCH, 1979

439 a.a.O. 163 ff.

440 vgl. hierzu die Ausführungen von TAUSCH/TAUSCH, 1979, zum Wahrnehmungslernen, S. 31 ff. sowie zur Sozialen Reversibilität, S. 166 ff.

lichkeit" (1980) so: „Es beinhaltet ein ganzheitliches Lernen sowohl auf
der kognitiven Ebene als auch auf der Ebene des Gefühls und des Organismus, verbunden mit einer klaren Bewußtheit der verschiedenen
Aspekte dieses ganzheitlichen Lernens. Ich vermute, daß es nur selten
in seiner reinsten Form vorkommt, aber vielleicht können Lernerfahrun-
gen danach beurteilt werden, wie nahe sie dieser Definition kommen"[441].
Durch Bereitstellung von Hilfsmitteln wie Bücher, Filme und andere Mate-
rialien, durch die Bereitschaft, auf Nachfrage der Gruppe auch Vorträge
zu bestimmten Themen zu halten und sein Wissen zur Verfügung zu stellen, trägt der Lehrer zu einem Prozeß lebendigen Lernens bei[442]. RO-
GERS weist darauf hin. daß das Lernen nicht immer in der Großgruppe
stattfinden muß, sondern durch Aufteilung in kleinere Lerngruppen gefördert werden kann. Er plädiert auch für eine „offene" Unterrichtsform, die
seiner Meinung nach die Eigenmotivation, das Selber-Suchen und Experimentieren von Schülern anregt und mit dem „Risiko" behaftet ist, zu Zielen und Ergebnissen zu führen, die nicht vorhersehbar sind. Eine solche
Unterrichtskonzeption steht für ihn nicht im Widerspruch zu systematischer Aneignung von Wissen.

3.4.2 Verbindung zu P. FREIRE

ROGERS weist in seinem Buch „Die Kraft des Guten – Ein Appell zur
Selbstverwirklichung" (1978)[443] darauf hin, daß grundsätzliche Parallelen bestehen zwischen ihm und FREIRE, da ihre Bücher "The Pedagogy
of the Oppressed" (197U) und "Freedom to Learn" (1969) fast zur gleichen Zeit erschienen sind und wesentliche Gemeinsamkeiten aufweisen,
ohne daß sie beide voneinander gewußt haben: „Ich wandte mich an
Schüler und Studenten in verschiedenen Bildungseinrichtungen. Er be-
richtete über seine Arbeit mit verängstigten, unterjochten Bauern. Ich be-
mühte mich um einen Stil, der Schüler und Lehrer ansprechen sollte.
FREIRE sucht die Kommunikation mit Marxisten. Ich führe gern konkrete
Beispiele an. Er schreibt fast völlig abstrakt. Doch die Prinzipien, auf de-

---

441 1980, 139
442 vgl. hierzu Kap. III, Abschnitt 4
443 Or: On Personal Power, 1977

nen seine Arbeit aufbaut, gleichen den Grundsätzen von "Freedom to Learn" so genau, daß ich aus dem Staunen nicht herauskam"[444].

Die Gemeinsamkeiten sind:

– FREIRE lebt und arbeitet getreu seiner Überzeugung.

– FREIRE wendet sich gegen das „Trichterprinzip" und baut auf „Verständnis"; ROGERS zitiert FREIRE: „Sie (die Lehrer, H. Q.) versuchen nicht, den Leuten ihre eigenen Wertvorstellungen aufzunötigen, sondern sie quasi *von innen zu sehen*"[445], mit dem Ergebnis, daß die Probleme, „die von den Leuten ausgegangen sind, zu ihnen zurückzukehren – nicht als Lerninhalte, die zu speichern sind, sondern als Aufgaben, die gelöst werden müssen"[446].

– FREI RE erklärt Verständnis und gegenseitige Akzeptierung zur Grundlage politischer Veränderungen; er setzt auf den „Dialog". ROGERS zitiert FREIRE: „Der Lehrer ist nicht länger bloß jemand, der lehrt, sondern jemand, der im Dialog mit den Schülern selbst lernt, während die Schüler ihrerseits gleichzeitig lernen und lehren. Beide sind gemeinsam für einen Prozeß verantwortlich, in welchem beide wachsen"[447].

– FREIRE wendet sich gegen die Ansicht, daß eine revolutionäre Bewegung nur dann erfolgreich sein kann, wenn sie auf Gewalt und dogmatische Führung baut: „Zwar kann nur eine revolutionäre Gesellschaft eine solche Pädagogik in systematischer Form verwirklichen", aber „im revolutionären Prozeß dürfen sich die Führer nicht der ‚Trichtermethode' . . . bedienen in der Absicht, erst später eine wahrhaft revolutionäre Pädagogik zu verwirklichen. Sie müssen von Anfang an revolutionär verfahren – d. h., in der Form des Dialogs"[448]. Dazu gehört für ROGERS, daß der Lehrer bzw. Helfer immer auch Teil dieses Lernprozesses ist und immer darauf achten muß, „seine eigenen Grenzen zu erkennen und zu akzeptieren"[449].

---

444 1978, 123/124

445 a.a.O. 124

446 a.a.O. 125

447 a.a.O. 127

448 a.a.O.

449 1974, 165

3.4.3 Der neue Mensch

ROGERS entwirft auf der Grundlage seiner personenzentrierten Konzeption das Bild vom „neuen Menschen" bzw. einer Gesellschaft neuer Menschen. Er geht davon aus, daß sich seine Konzeption über Therapie und Erziehung hinaus in Bereichen wie Familie, Städtebau, Planung von Gemeinden und Produktionsanlagen, Integration von Minderheiten, Diplomatie[450], Politik usw.[451] als ebenso effektiv erweisen wird und daß die Gesellschaft „trotz der Düsternis der Gegenwart" in der Lage ist, „einen evolutionär-revolutionären Sprung zu tun"[452]. Gegen eine solche optimistische Auffassung sprechen nach ROGERS folgende Faktoren:

1. Die Prinzipien der Verfassung (speziell „Bill of Rights") werden mißachtet.
2. Es ist ein Verfall der Institutionen zu beobachten. „Unser öffentliches Bildungswesen ist versteinert und unfähig, die Bedürfnisse unserer Gesellschaft zu befriedigen . . . sie sind in erster Linie Institutionen zur Einkerkerung oder Verwahrung der Jugend"[453].
3. Ökonomisch präsentiert sich eine verkehrte Welt, „ein bizarres Bild. Die reichste Nation der Welt kann sich angeblich keine angemessene Gesundheitsfürsorge für ihre Bevölkerung leisten" und „die obersten acht Prozent der Bevölkerung beziehen ein höheres Einkommen als die unteren fünfzig Prozent zusammengenommen"[454].
4. Die Kirchen haben keinen Einfluß mehr.
5. Die Familien sind „in einem Zustand der Zerrüttung und Konfusion"[455].

Trotzdem sieht ROGERS (in Analogie zu den neuen Sprößlingen, die unter dem Laub des Winters heranwachsen) in unserer „verfallenen Kultur die undeutlichen Konturen eines neuen Wachstums, einer neuen Revolution". Er schreibt: „Ich sehe diese Revolution nicht als große, organisierte

---

450 In der Hoffnung, einen kleinen Beitrag zu den Genfer Abrüstungsverhandlungen über die Stationierung von Mittelstreckenraketen in Europa leisten zu können, veranstaltete er im September 1983 in Celigny (bei Genf) einen Workshop eigens für Diplomaten. Diese Idee scheiterte an der mangelnden Bereitschaft der Angehörigen der diplomatischen Vertretungen, an diesem Workshop teilzunehmen.

451 vgl. 1980, 160 ff.

452 1977, 314

453 a.a.O. 284

454 a.a.O. 285

455 a.a.O.

Bewegung daherkommen, nicht als bewaffnete, flaggenschwingende Armee, und ich glaube, daß sie nicht durch Manifeste und Deklarationen, sondern durch das Entstehen eines neuen Menschen bewirkt wird"[456], in einem „Marsch durch die Institutionen"[457].

Diese Auffassung sieht er bestätigt durch folgende Beobachtungen und Erfahrungen:

1. Immer mehr Menschen legen „großen Wert auf Authentizität", d. h. sie sehen ihren Lebenssinn u. a. darin, ihren Mitmenschen aufrichtig und ehrlich zu begegnen; sie reden z. B. offen über Konflikte, Ängste und Sexualität.

2. Widerstand gegen den Vietnamkrieg und gegen die Zerstörung der Umwelt.

3. Immer mehr Menschen gewinnen die Überzeugung, daß „Institutionen für die Menschen da sind und nicht umgekehrt"[458]; sie sind nicht mehr bereit, sich „mit der Ordnung um der Ordnung willen, mit der Form um der Form willen und mit Regeln um der Regeln willen abzufinden"[459]; es gibt „Tausende von Menschen, junge wie alte, die bereit sind, auf der Basis ihres persönlichen moralischen Urteils bestimmten Gesetzen zu gehorchen und andere zu mißachten und die Konsequenzen ihrer Entscheidung in Kauf zu nehmen"[460].

4. Die jungen Menschen leben immer häufiger in „Wohngemeinschaften"[461] und bewegen sich lieber in „kleinen, informellen, nichthierarchischen Gruppen"[462].

5. Immer mehr Menschen zeigen sich „gleichgültig gegenüber materiellen Segnungen . . . Geld und materielle Statussymbole sind nicht länger die Hauptziele dieser Menschen"[463],

---

456 a.a.O. 291
457 from within the establishment; a.a.O. 299; Or. 1977, 270
458 a.a.O. 296
459 a.a.O.
460 a.a.O.
461 a.a.O. 298
462 a.a.O. 297
463 a.a.O. 299

6. Sie haben ein „tiefes Mißtrauen (gegenüber einer) kognitiv orientierten
   Wissenschaft und einer Technologie, die sich dieser Wissenschaft bedient"[464], ein Mißtrauen gegen den „Fortschritt"[465].
7. Sie sind mehr am „Menschen" interessiert, was er denkt, fühlt, was in
   ihm vorgeht, und sind bereit, in sich selbst hineinzuschauen. Es entwikkelt sich „ein neues Interesse an Träumen, die Wiederentdeckung ver-
   schiedener Arten der Meditation, die Beschäftigung mit den verschiedensten übersinnlichen Phänomenen, ein Interesse an esoterischen
   und transzendentalen religiösen Einstellungen"[466].
8. Sie respektieren die Natur.

Das „Heraufkommen des neuen Menschen"[467] ist weniger gewalttätig
und bombastisch, sondern zeigt sich eher als eine „stille Revolution" der
einzelnen bzw. der einzelnen in Gruppen. Im Gegensatz zu den Erfahrungen der Geschichte, wo durch Eroberung der Macht mittels gewaltsamer
Revolution eine Tyrannei durch eine andere ersetzt wurde, wäre eine ge-
waltfreie Revolution, die auf dem personenbezogenen Ansatz basiert,
viel aussichtsreicher, weil sie die Unterdrückten stärken würde.

Es ist wirklich eindrucksvoll, mit welcher Überzeugung ROGERS an
die Kraft und die vorwärtsstrebenden Tendenzen im menschlichen Organismus glaubt. Er ist überzeugt vom „Advent eines radikal neuen Menschen"[468] und davon, daß sich eine Bewegung, die uns zu einer humane-
ren, personenbezogeneren Welt führen wird, bereits in Gang gesetzt hat
und daß es schwierig sein wird, „diesen Geist wieder in die Flasche zu-
rückzuverbannen"[469]. Am Schluß seines Buches „Die Person als Mittelpunkt der Wirklichkeit" (1980)[470] beschreibt er – beinahe in Form eines
Parteiprogrammes – die Veränderungen, die der neue Mensch fördern
wird: „Dieser Mensch würde nicht Utopia bringen, er würde Fehler machen und ginge stellenweise zu weit. Aber er würde Veränderungen fördern, die ich programmatisch noch einmal zusammenfassen will.

---

464 a.a.O. 301
465 a.a.O. 302
466 a.a.O.
467 The emerging Person; Überschrift des 12. Kap. in 1978, Or. 1977
468 a.a.O. 293; Or.: the radical new budding of persons, 1977, 264
469 a.a.O. 313
470 das er zusammen mit Rachel ROSENBERG veröffentlichte

- Offenheit in allen interpersonalen Beziehungen – in der Familie, bei der Arbeit, in Führungspositionen.
- Erforschung des Selbst und Entwicklung eines ganzheitlichen Menschen, Einheit von Leib und Geist.
- Wertschätzung des einzelnen aufgrund dessen, was er ist, ohne Rücksicht auf Geschlecht, Rasse, Status oder materiellen Besitz.
- Dem Menschen angemessene Gruppierungen in unseren Gemeinschaften, unseren Bildungsinstitutionen, unseren Produktionsstätten.
- Eine respektvolle, ausgeglichene Haltung der Natur gegenüber.
- Streben nach materiellen Gütern nur dann, wenn sie die persönliche Lebensqualität erhöhen.
- Eine gerechte Verteilung materieller Güter.
- Eine Gesellschaft mit einem Minimum an Strukturen, in der die menschlichen Bedürfnisse vor jeder Struktur den Vorrang haben.
- Führung als eine vorübergehende zeitweilige Funktion, gegründet auf die Fähigkeit, ein spezifisches gesellschaftliches Bedürfnis zu befriedigen.
- Fürsorge für jene, die Hilfe brauchen.
- Ein menschlicheres Wissenschaftsverständnis in allen Phasen in der kreativen Phase, beim Überprüfen der Hypothese, bei der Bewertung der Menschlichkeit hinsichtlich der späteren Anwendung.
- Kreativität jeder Art – beim Denken und Forschen, in den sozialen Beziehungen, in der Kunst, Architektur, Stadt- und Regionalplanung, Wissenschaft.

Für mich hat dies nichts Erschreckendes, sondern im Gegenteil, etwas Aufregendes. Unsere Kultur steht vielleicht trotz der düsteren Gegenwart an der Schwelle zu einem großen evolutionär-revolutionären Sprung. Ich sage nur von ganzem Herzen: Die Macht dem neuen Menschen und der Revolution, die er in sich trägt"[471].

Obwohl der gesunde Mensch mit der Fähigkeit ausgestattet ist, zu lernen und seine Potentiale zu verwirklichen, regt sich Widerstand gegen ein Lernen, das zu Veränderungen in der Selbstwahrnehmung, im Selbstkonzept führen könnte. Solche Lernsituationen werden als bedrohlich empfunden und z. B. durch Projektion abgewehrt. Die Integration solcher hinsichtlich des Selbstkonzepts notwendigen kritischen Erfahrun-

---

471 1980, 216

gen sind eher möglich in einem Klima, in dem Real-Sein in Verbindung mit Empathie, Akzeptierung, Sorge, Respekt und Vertrauen verwirklicht wird.

3.5 Philosophischer Hintergrund und Wissenschaftsverständnis

Viele verschiedene Einflüsse finden sich in ROGERS' Arbeit wieder. Zunächst die Auseinandersetzung mit dem Christentum, die letztlich zur Abwendung von der Kirche führte[472]; dann die Kulturen und geistigen Strömungen des Fernen Ostens, die vor allem in den letzten Jahren[473] sein Interesse fand. Er schreibt, daß er in einem privaten Brief darauf hingewiesen wurde, daß sein Denken eine Art Brücke zwischen östlichem und westlichem Denken zu sein scheine. Das war für ihn zunächst ein überraschender Gedanke, aber er stellt fest, daß er in den letzten Jahren „einige Techniken des Buddhismus, des Zen und ganz besonders die Sprüche des LAO-TSE (ca. 500 v. Chr.) . . . schätzen gelernt" hat[474]. Er zitiert an gleicher Stelle seinen „Lieblingsspruch" von LAO-TSE:

„Wenn ich Menschen nicht dazwischenfahre, passen sie auf sich selbst auf.

Wenn ich Menschen nicht befehle, verhalten sie sich von selbst richtig.

Wenn ich Menschen nicht predige, werden sie von selbst besser.

Wenn ich mich Menschen nicht aufdränge, werden sie sie selbst."

Obwohl ROGERS sich nie auf HEIDEGGER beruft, so erinnert dieser Spruch sehr an dessen Ausführungen zur „Fürsorge"[475]. Die Verbindung zur Existenzphilosophie geschieht dafür explizit über KIERKEGAARD und BUBER[476], auf die ROGERS sich in seinen Büchern mehrfach beruft.

Für ROGERS ist das Leben grundsätzlich ein aktiver und nicht ein passiver Prozeß: „Ob der Reiz von innen kommt oder von außen, ob die Umwelt günstig oder ungünstig ist, das Verhalten eines Organismus wird im-

---

472 "My own thinking lead me in the . . . direction . . . away from the church" (1959, 186)

473 ROGERS, 1973: Some new challenges, in: American Psychologist, 28, 1973b, 379–387

474 1980, 195

475 vgl. Kap. II, Abschnitt 1.4

476 Neben KIERKEGAARD sind LAO-TSE und BUBER zwei seiner „Lieblingsdenker", 1980, 195

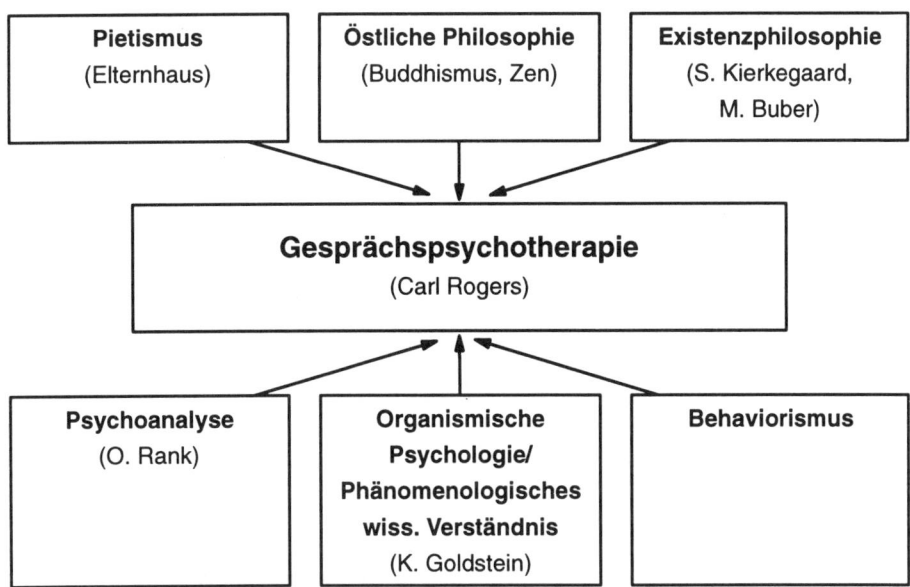

| Pietismus (Elternhaus) | Östliche Philosophie (Buddhismus, Zen) | Existenzphilosophie (S. Kierkegaard, M. Buber) |

Gesprächspsychotherapie
(Carl Rogers)

| Psychoanalyse (O. Rank) | Organismische Psychologie/ Phänomenologisches wiss. Verständnis (K. Goldstein) | Behaviorismus |

Philosophische und psychologische Bezugspunkte des Konzepts der Gesprächspsychotherapie von Carl Rogers

mer darauf gerichtet sein, sich selbst zu erhalten, zu entwickeln und zu reproduzieren"[477]. Die Antriebskraft ist die Tendenz zur Selbstverwirklichung; sie ist „die zentrale Energiequelle im menschlichen Organismus"[478]. ROGERS weiß sich hier in Übereinstimmung mit und beeinflußt durch GOLDSTEIN und MASLOW[479], wenn er schreibt: „Das Substrat aller menschlichen Motivation ist die organismische Tendenz nach Erfüllung" und nach „Vervollkommnung"[480]. In diesem Zusammenhang beruft sich ROGERS auch auf die Seeigel-Experimente von DRIESCH (1867–1941)[481], was insofern von Bedeutung ist, als sich auch die Gestaltpsychologie der Berliner Schule (WERTHEIMER, KÖHLER, KOFFKA, LEWIN) ebenfalls auf DRIESCH und dessen Experimente bezieht; die Berliner Schule nimmt die Ergebnisse von DRIESCH als Beweis für

477 1978, 267
478 a.a.O. 271
479 und auch Ch. BÜHLER, H. Q.
480 a.a.O., 270 ff., Original 1977, 242 ff.
481 Vertreter des dem Holismus nahestehenden Vitalismus

die „Tendenz zur guten Gestalt", während es für ROGERS ein klarer Hinweis auf die „zielgerichtete Tendenz zur Ganzheit, zur Verwirklichung vorhandener Anlagen" des Organismus ist[482]. Für ROGERS ist dieser Punkt ein „Grundpfeiler" seines philosophischen und politischen Denkens: „Der Organismus ist selbstbestimmt. In seinem normalen Zustand strebt er nach seiner eigenen Entfaltung (self-regulation) und nach Unabhängigkeit von äußerer Kontrolle"[483].

Mit dieser Auffassung wendet sich ROGERS – wie auch GOLDSTEIN, MASLOW, PERLS, FROMM, COHN und BÜHLER – gegen das Menschenbild der Psychoanalyse FREUDs: „Diese Auffassungen sind sehr weit von FREUDs Mißtrauen gegen das Unbewußte und seiner Überzeugung, daß es tendenziell antisozial sei, entfernt"[484].

Die Überzeugung von der Möglichkeit eines existentiell befriedigenden Lebens ist der zweite Grundpfeiler des ROGERSschen Menschenbildes. Hier zeigt sich deutlich, daß er eindeutig von existenzphilosophischem Denken beeinflußt worden ist, obwohl er sich gegen eine solche Einordnung gewehrt hat: „Ich bin kein Jünger der Existenzphilosophie, ich machte erst dann die Bekanntschaft mit den Werken Soeren KIERKEGAARDs und Martin BUBERs, als einige Theologiestudenten der Universität von Chicago . . . mich dazu drängten"[485]. Dies geschah aber immerhin noch in den 40er Jahren, denn ROGERS ging 1945 an die Universität von Chicago, und dies war genau die Zeit, in der er seine Vorstellung einer nondirektiven Therapie entwickelte. Während er Martin BUBER um 1950 auch persönlich kennenlernte und 1960 sogar einen Artikel zusammen mit ihm schrieb, kannte er KIERKEGAARD nur aus dessen Werken und verhehlt nicht, daß dieser ihn sehr beeindruckt hat[486]. ROGERS sah, daß es vieles in KIERKEGAARDs Werk gibt, das seine teils noch unformulierten Ansichten vorzüglich ausdrückte. ROGERS stimmt mit KIERKEGAARD überein in der existentiellen Bedeutung, die *Wahl* und *Entscheidung* im Leben eines Menschen spielen. Der Organismus, so haben wir

---

482 a.a.O. 268

483 a.a.O. 267; Or. 1977, 239

484 a.a.O. 274

485 1973, 197

486 „Als ich einige Schriften KIERKEGAARDs las, hatte ich fast den Eindruck, er habe manchen Darlegungen zugehört, die unsere Klienten machen, wenn sie nach der Realität des Selbst suchen und forschen" (1973, 116).

schon gehört, ist für ROGERS ein absolut zuverlässiger Partner in seinem zielstrebigen Gerichtetsein auf Selbstverwirklichung, nur: Entscheidungen fällen kann er nicht. Entscheiden und wählen kann nur der
Mensch, der mehr ist als sein Organismus. Kinder und Erwachsene haben gleichermaßen die Kraft und die Fähigkeit, „die Verantwortung für
Entscheidungen[487] . . . samt den damit verbundenen Konsequenzen" zu
tragen[488]. ROGERS beschränkt sich hierbei – wie offensichtlich KIERKE-
GAARD auch – auf die *Möglichkeit* des Wählens und Entscheidens; die
von HEIDEGGER und später von SARTRE betonte zweite Seinsweise
der *Notwendigkeit* von Wahl und Entscheidung findet sich in ROGERS'
Denken nicht explizit wieder. Er zitiert KIERKEGAARD mit der Meinung,
daß der Mensch dann am verzweifeltsten ist, wenn er sich nicht dafür entscheidet bzw. nicht bereit ist, er selbst zu sein, und daß es die tiefste Form
der Hoffnungslosigkeit ist, wenn man sich dafür entscheidet, „ein anderer
als man selbst zu sein". Diese Gedankengänge sind insofern dem HEI-
DEGGERschen Denken verwandt, als klar wird, daß der Mensch zwischen diesen beiden Möglichkeiten nicht nur wählen *kann*, sondern sich
letztlich für eine von beiden entscheiden *muß*.

ROGERS leitet hieraus nicht nur die Möglichkeit des Menschen für ein
individuell befriedigendes Leben ab, sondern sieht in der menschlichen
Möglichkeit der Wahl auch die Basis für eine Veränderung der politischen
Verhältnisse: „Politik hat mit der Lokalisierung der *Entscheidungs*-Gewalt
zu tun: mit der Frage, wer die Entscheidungen trifft . . . Kurz, Politik ist der
Prozeß des Erwerbs, Gebrauchs, der Aufteilung oder des Verzichts
auf . . . *Entscheidungs*-Befugnis"[489]. Deshalb ist jeder Mensch aufgerufen, in diesen Prozeß einzugreifen, seine Fähigkeiten zu aktualisieren
und somit seine gesellschaftliche Verantwortung zu realisieren; unter Berufung auf KIERKEGAARD ist die Entscheidung, man selbst oder nicht
man selbst zu sein, die „tiefste Verantwortung des Menschen"[490], weil er
durch Realisierung seiner individuellen Möglichkeiten die Vorausset-
zungen für völkerübergreifende Veränderungen schafft: „Völker und Organisationen könnten ebenso wie Individuen entdecken, daß es sich lohnt, zu

---

487 "choices" im Original, H. Q.
488 1978, 55; Or. 1977, 41
489 1978, 15; Or. 1977, 4/5
490 1973, 17

erfahren, was sie im Tiefsten sind"[491]. Ich meine, diese Sichtweise enthält
im Keim eine philosophische Sicht des Lebens insgesamt, sie ist mehr als
nur eine Tendenz in der Erfahrung mit Psychotherapie-Klienten[492].

In seinem Verständnis von „Wahl" und „Entscheidung" ist die Verbindung zur Existenzphilosophie am klarsten zu sehen. Den Aspekt von
„Freiheit" behandelt ROGERS zwar auch im Verhältnis zur „Determiniertheit" des Menschen, aber nicht im existenzphilosophischen Sinne einer
auf Zukunft gerichteten „Geworfenheit", wo die Determiniertheit der
menschlichen Existenz in Form von „Angst" (vor dem Tode) der Freiheit
gegenübersteht. „Freiheit" und „Determiniertheit" stehen für ROGERS
vielmehr in engem Zusammenhang zu seinem Verständnis von „Wahl"
und „Entscheidung".

Im Rahmen eines aktiven Erlebens und Wertens hat der Mensch die
Freiheit der Wahl und Entscheidung; gleichzeitig hat er die Fähigkeit, die
daraus resultierende Verantwortlichkeit zu übernehmen; das Dilemma
des Menschen, daß sein „freies" Wählen, Entscheiden und Verantworten
immer zugleich auch „determiniert" ist, läßt sich für ROGERS nicht grundsätzlich lösen. Es geht vielmehr darum, das „Absurde"[493] als einen wichtigen und auch wertvollen Teil des menschlichen Lebens zu akzeptieren;
die ständige Gleichzeitigkeit von Freiheit und Determiniertheit darf den
Menschen letztlich nicht davon abhalten, daß er "voluntarily chooses and
wills that what is abolutely determined"[494]. Seine Hypothese, daß wir im
Rahmen unserer Existenz die Macht und die Freiheit haben zu wählen
und die Verantwortung für unsere Entscheidungen übernehmen müssen,
leugnet nicht die Macht und Verantwortung äußerer, gesellschaftlicher
und politischer Faktoren. Es geht ROGERS vor allem darum, jedem Individuum den Teil der Freiheit wiederzugeben bzw. wiedergewinnen zu lassen, der in ihm „schlummert". Diese innere Kraft, die jedem Menschen zur
Entfaltung der inneren Freiheit zur Verfügung steht, wird von ROGERS
verteidigt. Er leugnet nicht das Leid und Unrecht, das durch andere Menschen oder Systeme zugefügt werden kann, und er sieht auch in der subjektiven persönlichen Freiheit nicht das Ziel, das zur Lösung der sozialen

---

491 to be what one deeply is
492 1973, 181; Or. 1961, 180
493 1969, 275
494 a.a.O. 295

Probleme ausreichen würde, aber er besteht auf der Anerkennung der subjektiven Freiheit und der damit zusammenhängenden Verantwortlichkeit des einzelnen Menschen gegenüber sich selbst und anderen.

Besonders deutlich wird dieser Aspekt der „Verantwortlichkeit" in seiner Forderung nach einer Beziehung „from person to person", zwischen Therapeut und Klient genauso wie zwischen Lehrer und Schüler, Eltern und Kindern und in anderen zwischenmenschlichen Beziehungen. Seine Betonung von Kongruenz, Empathie und Wertschätzung weist große Übereinstimmung zu BUBERs Konzept der „Begegnung" auf. „Begegnung" als Ausdruck einer Beziehung zwischen Menschen, die sich entscheidungsfreudig, risikobereit und handelnd dem täglichen Leben stellen und dabei die Verantwortung für sich selbst übernehmen.

Diese Individuen nennt BUBER „Person" (im Gegensatz zum „Eigenwesen"[495]), und „begegnen" können sich bei BUBER die Menschen nur in der „Ich-Du-Beziehung", d. h. auch für ihn: von „Person" zu „Person".

„Wahl" und „Entscheidung", „Verantwortung" und „Begegnung" bilden auch die Grundlage des von ROGERS entwickelten Wissenschaftsverständnisses. Auch er findet sich wieder in der wissenschaftlichen Tradition von Phänomenologie und Existenzphilosophie: „Ich zögere, eine Richtung zu etikettieren, doch ich assoziiere damit Adjektive wie phänomenologisch, existentiell und person-zentriert"[496]. Er wehrt sich vehement gegen den Anspruch einer objektivistischen Wissenschaft, wie sie z. B. von den Vertretern des Behaviorismus gefordert und praktiziert wird. Für SKINNER ist die Umwelt – ihrerseits Teil einer Kausalkette – einzig determinierend für das menschliche Verhalten; von diesem Standpunkt aus betrachtet, ist jegliches Verhalten nichts anderes als eine unendliche Kette von Ursache und Wirkung. ROGERS benutzt hier das Bild vom Universum, das, einmal wie eine große Uhr aufgezogen, seither seinen unerbittlichen Gang geht; der Mensch wird im großen Getriebe dieses Universums bestimmt, er bestimmt nicht selbst. Dies widerspricht zutiefst seinem Bild vom Menschen, das er aufgrund seiner vielen Erfahrungen gewonnen hat: „Wenn die extreme behavioristische Position wahr ist, dann ist alles, was der Mensch tut, von Grund auf bedeutungslos, ist er doch nur ein Atom in einer endlosen Kette von Ursachen und Wirkung. Wenn

---

495 vgl. Kap. II, Abschnitt 1.2
496 1973, 15

andererseits die humanistische Position wahr ist, dann besteht die Möglichkeit der Wahl, und diese individuelle, subjektive Wahl hat Einfluß auf die Kette von Ursache und Wirkung"[497]. Es läßt sich zeigen, daß ROGERS bei seinem phänomenologischen Verständnis des „In-der-Welt-Seins" überwiegend auf den Aspekt von „Wahl" und „Entscheidung" zurückgreift.

Für ihn gibt es keine objektive Wirklichkeit, nicht nur *eine* Wirklichkeit, sondern „es gibt ebenso viele ‚wirkliche Welten' wie es Menschen gibt"[498]. Grundlage dieser vielen Wirklichkeiten ist für ROGERS die Erfahrung: „Erfahrung ist für mich die höchste Autorität. Der Prüfstein für die Gültigkeit ist meine eigene Erfahrung ... Weder die Bibel noch die Propheten, weder FREUD noch die Forschung, weder die Offenbarungen Gottes noch die des Menschen können Vorrang vor meiner direkten Erfahrung haben"[499]. Aus dieser Erfahrung heraus ergeben sich für ROGERS Ziele und Werte des Menschen, also auch die Ziele und Werte des einzelnen Wissenschaftlers, d. h. es gibt diese Wissenschaft nie losgelöst von den subjektiven Erfahrungswelten bzw. Erfahrungswirklichkeiten des Wissenschaftlers: „Wissenschaft nimmt ihren Anfang in einem bestimmten Menschen, der Ziele, Werte, Zwecke sucht, die für ihn persönliche und subjektive Bedeutung haben"[500]. Hier fällt eine *Entscheidung*, d. h. der Wissenschaftler ist für ROGERS nicht „konditioniert" auf ein bestimmtes Wissenschaftsverständnis, der Wissenschaftler gelangt nicht fremdbestimmt zu einer bestimmten Auffassung, sondern er ist es selbst, der die eine oder andere Auffassung aktiv *wählt*. Der Wissenschaftler kommt nicht umhin, seine subjektive menschliche Existenz und und die sich daraus ergebenden Werte, Ziele und Zwecke als einen wesentlichen Bestandteil seiner wissenschaftlichen Arbeit zu betrachten. ROGERS weiß sich hier in Übereinstimmung mit Albert EINSTEIN: „Die höchste Aufgabe ist es, ... jene universellen Grundgesetze zu entdecken, durch die der ganze Kosmos durch pure Ableitung erschaffen werden kann. Es gibt *keinen logischen Weg* zu diesen Gesetzen; nur die auf einfühlsamem

---

497 1980, 43/44
498 a.a.O. 179
499 1973, 39
500 a.a.O. 214

Verständnis der *Erfahrung* beruhende *Intuition* kann sie erreichen"[501].
Konkret bedeutet das, daß der Wissenschaftler den „bequemen Mantel
der Objektivität fallenlassen"[502] und im Rahmen eines humanistischen
Standpunkts seine Subjektivität als Bestandteil seiner Forschung betrachten muß: „Würde sich der Psychologe an der Universität dem humanistischen Standpunkt anschließen, müßte er zugeben, daß er als Person betroffen ist, und zwar in der *Wahl* seiner Forschungsthemen, der
Auswertung von Daten, in seiner Beziehung zu den Studenten und in seiner beruflichen Arbeit"[503].

ROGERS reiht sich hier ein in die Kritik an der objektivistischen Wissenschaftsauffassung, die, ausgehend von der Phänomenologie HUS-
SERLs und HEIDEGGERs, von den existentialistisch orientierten Psychologen wie GOLDSTEIN, BÜHLER, PERLS, MASLOW, FROMM,
COHN u. a. aufgegriffen wurde. Er zitiert den Physiker Robert OPPEN-
HEIMER (1904–1967). der bereits 1956 die APA[504] warnend darauf hin-
wies, daß das Schlimmste, was die Psychologie tun könne, sei, „sich
nach einer Physik zu orientieren, die es nicht mehr gibt, die veraltet ist"[505].
ROGERS zieht daraus nicht die Konsequenz, daß die Errungenschaften
der Wissenschaft bzw. die von ihr entwickelten wissenschaftlichen Methoden unwichtig seien; er fordert lediglich die Aufgabe des zwanghaft
aufrechterhaltenen Anspruchs auf „objektive Wissenschaft" und die Aufhebung der Trennung zwischen „Wissenschaft" und „Person des Wissenschaftlers" zugunsten einer Forschung, deren Ausgangsfakten der subjektiven Erfahrung entspringen. ROGERS schlägt folgende wissenschaftliche Herangehensweise vor: In einem ersten Schritt vertraut der
Wissenschaftler sich selbst und seiner Erfahrung, seiner Subjektivität
und seiner Intuition. Auf diese Weise gelangt er zu subjektiven Ergebnissen, Fakten, Daten. In einem zweiten Schritt muß der Wissenschaftler untersuchen, welche persönlichen Werte und Ziele er damit verbindet und
welche Fragestellungen sich hieraus hinsichtlich „des Menschen im allgemeinen" ergeben. Erst im dritten Schritt kann er nun das existierende

---

501 EINSTEIN, zitiert von ROGERS, 1978, 303

502 1980, 43

503 a.a.O.

504. American Psychological Association

505 OPPENHEIMER: Analogy in Science. In: American Psychologist, 1956, 11, 134

wissenschaftliche Instrumentarium in seine Forschung integrieren: „In diesem Zusammenhang . . . hat das riesige Gebäude aus Operationalismus, logischem Positivismus, Wissenschaftstheorie, quantitativen Tests und so weiter, seinen Platz. Sie existieren nicht für sich, sondern sind Hilfen bei dem Versuch, die subjektive Empfindung, Ahnung oder Hypothese eines Menschen an der objektiven Gegebenheit zu prüfen"[506]. ROGERS nennt in diesem Zusammenhang alle gängigen Methoden wie

- Operationalisierung von Hypothesen,
- Kontrollgruppen,
- Korrelationen,
- t-Tests und andere „Kontrollverfahren und eine ganze Vielfalt statistischer Verfahren"[507].

ROGERS' Interesse ist offensichtlich: er will die Verantwortlichkeit der Wissenschaft(ler) gegenüber den Menschen deutlich machen. Er will klarstellen, daß es nicht die Wissenschaft ist, die „Individuen entpersönlichen, manipulieren oder kontrollieren" kann, sondern: „Nur Menschen können und werden das tun"[508]; auf den letzten Seiten seines Buches „Entwicklung der Persönlichkeit" (1976) faßt er seine diesbezüglichen Gedanken unter der Überschrift „Die Entscheidung" (The choice) noch einmal zusammen: „Wir können uns dafür *entscheiden* (choose), unsere wachsenden Kenntnisse dafür zu benutzen, Menschen auf eine nie erträumte Art und Weise zu Sklaven zu machen, sie zu entpersonalisieren (und) auf eine . . . sorgfältig gewählte Art zu kontrollieren" mit dem Ziel, „daß die Menschen notwendigerweise glücklich, verhaltensstabil und produktiv werden, wie SKINNER es vorschlägt. Wir können, wenn wir so wollen, uns dafür *entscheiden*, die Menschen unterwürfig, konform, gefügig zu machen. Am anderen Ende des *Entscheidungs*-Spektrums steht die *Wahlmöglichkeit*, die Verhaltenswissenschaften so anzuwenden, daß sie befreien, nicht kontrollieren; daß sie zur konstruktiven Variabilität, nicht zur Konformität führen; daß sie Kreativität, nicht Selbstzufriedenheit entwickeln . . . Die *Entscheidung* liegt bei uns . . . Wenn wir uns dafür entscheiden, unsere wissenschaftlichen Kenntnisse zur Befreiung der Menschheit anzuwenden, dann verlangt diese *Entscheidung* von uns,

---

506 1973, 216
507 a.a.O.
508 a.a.O. 219

daß wir mit dem großen Paradoxon der Verhaltenswissenschaften offen und ehrlich leben . . . diese *Entscheidung* ist eine herausragende Wirklichkeit unseres Lebens"[509].

3.6 ROGERS' Beitrag zur Humanistischen Psychologie

ROGERS leistet drei wichtige Beiträge zur Humanistischen Psychologie:
1. Entwicklung der Gesprächspsychotherapie,
2. Formulierung einer Selbsttheorie,
3. Öffnung der Psychotherapie für empirische Forschung.

3.6.1 Die Gesprächspsychotherapie

ROGERS' bedeutendster Beitrag zur Humanistischen Psychologie besteht darin, daß er – genau wie PERLS – das bedingungslose Vertrauen zum menschlichen Organismus in eine Therapieform der Begegnung übergeführt hat. Anders als GOLDSTEIN und MASLOW, mit denen beide den organismischen Standpunkt teilen, ist es ihnen gelungen, die Überzeugung von der organismischen Tendenz zur Selbstverwirklichung in konkretem Handeln von Mensch zu Mensch lebendig werden zu lassen. ROGERS konnte nachweisen, daß wirkliches Vertrauen eines Therapeuten bzw. Helfers in seinen eigenen Organismus und den seines Klienten einen Prozeß ermöglicht, der persönliches Wachstum für alle Beteiligten ermöglicht. Wenn ROGERS nicht nur in der Therapie, sondern auch in der Erziehung dazu auffordert, in die Haut des anderen zu schlüpfen und sich die Erlebniswelt seines Gegenüber von der Innenseite des anderen her zu vergegenwärtigen, dann steht dahinter die Überzeugung, daß jeder einzelne Mensch den Weg seines Lebens letztlich selbst finden kann und muß. Niemand kann ihm abnehmen, die Welt um ihn herum wahrzunehmen und zu entscheiden, welches der richtige Weg zur Selbstverwirklichung ist. Im Unterschied zu MASLOW und BÜHLER, für die Selbstverwirklichung eher ein „Punkt" oder „Endzustand" im Leben darstellen, denkt ROGERS bei Selbstverwirklichung immer an einen „Prozeß", den Eltern, Lehrer und Therapeuten in dem Maße unterstützen und fördern, in dem sie die Überzeugung von der Einzigartigkeit des Individuums als

---

509 1973, 387/388; Or. 1961, 400

Mittelpunkt menschlichen Daseins wirklich begreifen und leben. Förderlich für den Prozeß der Selbstverwirklichung sind daher nur solche Beziehungen, die „Begegnungen" im BUBERschen Sinne darstellen; denn nur
in der Begegnung kann das Kind seine Wahrnehmung entfalten und im
existentialistischen Sinne entscheidungsfähig werden; nur in der Begegnung kann der Prozeß der Realitätsverzerrung gestoppt und die Entscheidungsfähigkeit innerhalb einer wiederhergestellten Realitätswahr-
nehmung wieder verfügbar gemacht werden.

ROGERS und PERLS leisten somit einen ähnlichen Beitrag zur Humanistischen Psychologie. Beide haben in erster Linie ein therapeutisches
Konzept entworfen und erst später eine dazugehörige psychologische
Theorie entwickelt. Genauso hat sich die Überschneidung ihrer psychologischen Konzepte und Theorien mit philosophischen Strömungen bei
beiden erst nachträglich herausgestellt. Die existentialistischen Konzepte von „Wahl", „Entscheidung", „Verantwortung" und „Begegnung" sowie
der Verzicht des Buddhismus auf eine absolute Autorität verbinden sich
bei PERLS und ROGERS mit dem Glauben an das „Gute" im Menschen
und der damit verbundenen Überzeugung von der konstruktiven Tendenz
des Organismus. Der Unterschied zwischen beiden liegt weniger in der
Tatsache, daß PERLS von der Psychoanalyse und ROGERS vom Behaviorismus her kommt; auch nicht darin, daß die praktische Ausformung
der Therapie bei PERLS eher konfrontativ, bei ROGERS eher permissiv-
gewährend ist. Der Unterschied zwischen beiden Konzepten liegt in der
Formulierung der zugrundeliegenden psychologischen Theorien. Bei
PERLS ist es die Theorie des „Kontakts"[510], bei ROGERS die Theorie des
„Selbst".

3.6.2 Die Theorie des Selbst

Die Theorie des Selbst ist eine phänomenologische Theorie. Daß RO-
GERS sich hierbei nur auf die bewußt wahrgenommene Welt bezieht, ist
eine ungeheure Provokation der Psychoanalyse, die bereits über Jahrzehnte die Bedeutung des Unbewußten bei der Beeinflussung menschlichen Verhaltens nicht nur behauptet, sondern bewiesen hatte. ROGERS
geht nicht her und sagt, die Theorie vom Unbewußten sei falsch, sondern
er ist in diesem Punkte ein strenger Phänomenologe und hält die Bedeu-

---

510 vgl. Kap. III, Abschnitte 2.2 und 2.5

tung des bewußt Wahrgenommenen für wichtig genug. Obwohl RO-
GERS später die Bedeutung des Unbewußten nicht mehr als unvereinbar
mit seiner Auffassung ansah, liegt seiner Theorie vom Selbst die Auffassung zugrunde, daß die Wahrnehmung des phänomenalen Feldes
(SNYGG und COMBS, 1949) als bewußte Wahrnehmung Grundlage des
Selbstkonzeptes einer Person ist, d. h. der Grad an Übereinstimmung
zwischen äußerer und innerer (Wahrnehmungs-)Erfahrung bestimmt
des Selbst und seine Handlungen in der Welt. Nicht die Unterscheidung
zwischen Bewußtsein und Unterbewußtsein oder zwischen Ich und
Selbst, sondern die Dynamik innerhalb des Bereiches der bewußten
Wahrnehmung einer Person ist es, die der menschlichen Tendenz zur
Selbstverwirklichung innewohnt.

Wie ich schon sagte, geht es ROGERS nicht darum, das Unbewußte
für unwichtig zu erklären, sondern er wendet sich gegen die Gefahr, daß
die Verantwortlichkeit für das Verhalten bzw. den Lebensweg des Menschen unbewußten, verborgenen Kräften zugeschoben wird, während
die von ihm zugrunde gelegte Tendenz des Menschen zur Selbstverwirklichung dann im Einklang mit dem Organismus zur Entfaltung kommt,
wenn der Mensch im Bereich seiner bewußten Wahrnehmung aktiv „entscheidet" und „wählt" und dafür die alleinige und bewußte Verantwortung
übernimmt.

3.6.3 Öffnung der Psychotherapie für die empirische Forschung

Wenn ich hier von „wissenschaftlicher" Forschung rede, dann meine ich
damit Wissenschaftlichkeit im Verständnis von ROGERS, das sich im
Laufe seiner Tätigkeit sehr veränderte. Daß er 1940 von der akademischen Welt anerkannt und Professor in Ohio wurde, hat damit zu tun, daß
er das herrschende Wissenschaftsverständnis der Psychologie übernommen hatte. Im Unterschied zu den anderen Vertretern der Humanistischen Psychologie ist er – wie auch FROMM und MASLOW – ein Fach-
mann für Empirie und Statistik, als er sich der phänomenologischen Herangehensweise annäherte. Er wehrte sich gegen den Alleinvertretungs-
anspruch der herrschenden Wissenschaft, wie sie z. B. von den Behavioristen vertreten wurde, und war der Meinung, daß dieses Verständnis mit
dem der Phänomenologie in Einklang gebracht werden müsse. Die Subjektivität des Forschenden, die sich aus dessen Erfahrung und Interesse
ergibt, d. h. seine Person, muß für ROGERS genauso wie die Forderung

nach Exaktheit empirischer Messungen als Bestandteil wissenschaftlicher Forschung anerkannt werden. Empirische Methoden beziehen ihre Sinnhaftigkeit daraus, daß sie wertvolle Hilfen bei der Prüfung von subjektiven Meinungen, Gefühlen und Empfindungen auf ihre Allgemeingültigkeit hin sind. All dies berührt bei ROGERS die Frage der Verantwortlichkeit von Wissenschaft und Wissenschaftlern. Verantwortungsbewußt gegenüber der Gesellschaft handelt der Wissenschaftler, der den subjektiven Charakter seiner Interessen und Fragestellungen anerkennt und deutlich macht, aber gleichzeitig alle zur Verfügung stehenden Mittel ausschöpft, damit seine Ergebnisse nachprüfbar und kontrollierbar werden.

ROGERS' Verdienst in diesem Bereich liegt darin, daß er die Bedeutung von Wahl und Entscheidung, Verantwortung und Freiheit nicht nur zu einer psychologischen und psychotherapeutischen Theorie verarbeitet hat, wo alles in der subjektiven Erfahrung der Begegnung zwischen Menschen zusammenläuft, sondern daß er und seine Mitarbeiter bewiesen haben, daß diese subjektive Erfahrung als wissenschaftliches Konstrukt erforschbar ist. Inzwischen gibt es – auch im deutschen Sprachraum[511] – eine Fülle von Untersuchungen, die sehr differenziert und genau über den Therapieverlauf Auskunft geben.

Auf diese Weise gelang es auch, die Theorie des Selbst als eine Theorie der Erfahrung wissenschaftlich abzusichern und somit der Erforschung des Selbst einen wichtigen Impuls zu geben. Obwohl auch weiterhin noch vieles im Dunkeln liegt, wissen wir inzwischen viel über die Beziehungen zwischen Selbstkonzept und Ideal-Selbst, zwischen Selbst- und Fremdwahrnehmung, zwischen Therapeutenverhalten und Therapieverlauf sowie zwischen Lehrerverhalten und Verlauf von Lernprozessen.

---

511 vgl. TAUSCH/TAUSCH, 1979

4 Ruth Cohn (geb. 1912)[512]
Das „Thema" als Verbindung zwischen Mensch und Welt – Das Konzept der Themenzentrierten Interaktion – TZI –

4.1 Persönlicher Hintergrund

Ruth COHN studierte in Berlin Psychologie und Literatur, als die Nationalsozialisten die Macht ergriffen. Sie hat die Anfänge der Judenverfolgung in der Universität miterlebt: „Jeden Donnerstag um 10.00 Uhr wurden jüdische junge Männer aus den Bänken des Hörsaals gezerrt und draußen blutig geschlagen und getreten . . . Ich las ‚Mein Kampf'. Ich erfuhr, wie jüdische Nachbarn aus ihren Wohnungen verschwanden. Ich war Deutsche und Jüdin. Ich sah Bänder quer über die Straße gespannt: ‚Juda verrecke!' "[513].

1933 floh sie nach Zürich und setzte hier ihre Studien fort. Das Verlassen ihrer Heimat hatte für die damals 20jährige etwas Endgültiges und zugleich Zukunftsweisendes: „Ich wußte damals, daß ich nirgends und nie mehr Wurzeln haben würde – Wurzeln wie Bäume in der Erde; und daß kein anderer Boden mir mehr zur Heimat werden könne als die Liebe zu den Menschen und ihren Anliegen"[514]. Sie konnte das, was in Deutschland geschah, nicht fassen und setzte alles daran, zu verstehen, was in Menschen vorgeht, die ein solches politisches System unterstützen bzw. hinnehmen. Das Interesse an dieser Frage basierte – ähnlich wie bei Erich FROMM – auf dem Wunsch und der Utopie einer humanen Menschengesellschaft, die aufgrund der individuellen und sozialen Strukturen ihrer Mitglieder die Wiederholung einer solchen politischen Katastro-

---

512 Mein besonderer Dank gilt an dieser Stelle nochmals Ruth COHN, die sich bereiterklärte, diesen Teil gegenzulesen und zu kommentieren. Ich habe ihre Korrekturen, Kritik und Anregungen dankbar aufgenommen und weitestgehend in den vorliegenden Text eingearbeitet.

513 1979, 873

514 1980, 221

phe in Zukunft verhindert und „evolutionär zu einer menschenzentrierten Weltordnung" gelangt[515].

In Zürich fuhr Ruth COHN mit ihrem Studium fort und begann ihre psychoanalytische Ausbildung. Ihr Lehranalytiker war Medard BOSS, der später zusammen mit Ludwig BINSWANGER die eng an HEIDEGGER orientierte psychotherapeutische Richtung der „Daseinsanalyse" begründete. Ruth COHN erzählte mir in einem persönlichen Gespräch, daß BOSS zu der Zeit, als er ihr Lehranalytiker war, noch streng psychoanalytisch orientiert war und sie genau an dem Punkt heftige persönliche und theoretische Auseinandersetzungen hatte, an dem nicht nur sie selbst, sondern später auch BOSS sich von der Psychoanalyse abgrenzten: der Beziehung zwischen Therapeut und Klient.

Als Ruth COHN nach New York emigrierte, hatte sie ihre Lehranalyse beendet und wird berufstätig. Flucht, Krankheit, Familie und Kinder „sorgen" dafür, daß sie zwischen ihrem 25. und 45. Lebensjahr kaum zum Lesen kommt.

Um 1955 erfindet sie die Methode des Gegenübertragungs-Workshops, der über die therapeutische Praxis eine neue kreative Bedeutung für sie bekommt. ich komme darauf zurück.

4.2 Psychologischer Hintergrund

Angeregt durch die Gestaltpsychologie der Berliner Schule (Ruth COHN besuchte als Studentin die Vorlesungen von Wolfgang KÖHLER) und die Arbeiten von Kurt GOLDSTEIN, entwickelte Ruth COHN ein Welt- und Menschenbild, das im doppelten Sinne holistisch war: „Der einzelne ist eine Ganzheit, die mehr ist als die Summe ihrer Teile, und er selbst ist Teil einer Gemeinschaft, die mehr ist als die Summe aller einzelnen"[516], Es geht Ruth COHN also nicht nur um die Ganzheit des einzelnen Menschen, sondern um die Ganzheit der Menschengemeinschaft sowie der Ganzheit der Welt: „Jedes Ich lebt in Dus, in Wirs und dem Universum"[517]. In der Auffassung von der „ganzheitlichen Realität des Organismus" und

---

515   1979, 874
516   1979, 876
517   1980b, 24

der damit verbundenen Überzeugung von der Tendenz des Organismus, sich selbst zu verwirklichen, stimmt sie überein mit GOLDSTEIN[518], den sie später auch persönlich kennenlernte.

Psychoanalyse

Von diesem Standpunkt aus führt Ruth COHN ihre Auseinandersetzung mit der Psychoanalyse. 1941 emigriert sie mit Mann und Kind nach New York. Im „New York Psychoanalytic Institute" versagte man ihr als Nicht-Medizinerin die Mitgliedschaft; in der 1948 von Theodor REIK gegründeten „National Psychological Association for Psychoanalysis" (NPAP) betreute sie Gruppen von jungen Analytikern, die sich in der Ausbildung befanden. Ihr ging es ähnlich wie RANK, FROMM, PERLS, REICH, ADLER und JUNG: sie verdammte die Psychoanalyse nicht, hielt sie aber für veränderungs- bzw. erweiterungsbedürftig. Ihre Kritik richtete sich vor allem auf folgende Punkte:

1. Die Beziehung zwischen Therapeut und Klient,
2. Das Konzept des Widerstands.

Die Beziehung zwischen Therapeut und Klient

In Übereinstimmung mit PERLS und den Vertretern der Erlebnistherapie (WHITAKER, MALONE, WARKENTIN) bemängelt Ruth COHN die menschliche Ungleichheit zwischen Therapeut und Klient während der psychoanalytischen Sitzung: „Es war eine beklemmende Ungleichheit in unserer Position – buchstäblich und symbolisch – er saß, ich lag; ich gab mich zu erkennen, er schwieg; ich wurde offener und offener, er blieb verschlossen"[519]. Der Therapeut trat als Mensch nicht in Erscheinung. Probleme hatte nur der Klient, und Berührungspunkte während der Arbeit gab es nur an den Punkten, wo sie und der Psychoanalytiker „zufällig" ähnliche Gedanken zu den von ihr vorgebrachten Problemen hatten. Für Ruth COHN hatte diese Situation etwas „Un-heimliches – zwei Existenzweisen in einem Raum: eine Enthüllende, ein Verhüllter"[520]. Diese Ungleichheit setzte sich für sie fort in den Beziehungen der Psychoanalytiker

---

518 Beeinflußt fühlt sie sich hierbei am stärksten von Johann-Wolfgang v. Goethe (1980a, 15 und 77)

519 1980b, 24

520 a.a.O.

untereinander, d. h. der Ausbilder gegenüber den Auszubildenden. Zentraler Kritikpunkt für Ruth COHN war hier der Umgang mit FREUDs Konzept der „Übertragung" und „Gegenübertragung". Übertragungsphänomene sind verzerrte Vorstellungen und Verhaltensweisen des Patienten gegenüber dem Therapeuten, die auf Wahrnehmungsfixierungen und Phantasien in der frühen Kindheit zurückgehen; mit Gegenübertragung werden die Kindheitsfixierungen oder Projektionen des Analytikers bezeichnet, die er seinerseits in den therapeutischen Kontakt einbringt. Während diese Begriffe bei FREUD nur in der dualen therapeutischen Beziehung von Bedeutung waren, ging Ruth COHN einen Schritt weiter: sie stellte die – inzwischen unstrittige Behauptung auf, daß sich „die in freien Assoziationen vorgetragenen Schwierigkeiten zwischen Patient und Therapeut in den Beziehungen der Gruppenmitglieder und dem referierenden Therapeuten (einer therapeutischen Ausbildungsgruppe, H. Q.) widerspiegelten"[521]. Sie konnte sich allerdings damals im NPAP mit ihrem Vorschlag, daß das Phänomen der Gegenübertragung auch in diesem Sinne gelehrt werden müsse, nicht durchsetzen. Trotzdem entschied sie sich dafür, 1955 einen – außerhalb des offiziellen NPAP-Institutsprogramms – von Ausbildungskandidaten initiierten „Gegenübertragungs-Workshop" zu gründen („Eine Sternstunde meines Lebens", Ruth COHN in einem persönlichen Gespräch. Januar 1982). Sie leitete hier eine Gruppe von 7 bis 9 Analytikern, die in der Regel zwei Jahre teilnahmen; schied jemand aus, kam ein neues Mitglied in die Gruppe.

In der ersten Sitzung hielt sie es für die beste Methode, sich selbst als Leiterin modellhaft einzubringen und anhand ihres Falls „Irene"[522] ihren eigenen Gegenübertragungsproblemen auf die Spur zu kommen. Das Aha-Erlebnis war das Ergebnis einer Wechselwirkung zwischen ihren eigenen Assoziationen und Überlegungen und denen der Gruppenmitglieder: „Die Gruppenmitglieder reagierten mit ihren persönlichen Assoziationen; ihre Aussagen wurden zunehmend spontan, frei und weniger zurückhaltend. Es gab auch Fragen, Vorschläge, Interpretationen. Trotz meines Gefühls, daß sie Bescheid wüßten', wog ich im Geiste das, was mir entgegengebracht wurde, geschwind und sorgfältig ab. Ich antwortete, indem ich akzeptierte oder zurückwies, was gesagt worden war, bis

---

521   1979, 874/875
522   1980a, 40 ff.; erstmals veröffentlicht im Englischen im Jahre 1955

das ständige Anwachsen von Bewegung, Aufregung und Spannung sich in einem plötzlichen Geistesblitz entlud: Ich hatte Irene so erlebt wie als Kind meinen Vater"[523].

Das Konzept des Widerstands

Im Verlauf des Workshops stieß COHN auf eine weitere Schwierigkeit: dadurch, daß die Gruppe sich immer nur auf einen bestimmten Fall konzentrierte, wurde völlig außer acht gelassen, daß sich durch diese Arbeit ja gleichzeitig auch gruppendynamische Übertragungsphänomene ergeben: „Über ein Jahr lang kam mir die Tatsache nicht zu Bewußtsein, daß longitudinale Übertragungen in der Gruppe einen schwelenden Untergrund bildeten, der mit seiner vulkanischen Gewalt die Existenz der Gruppe gefährdete"[524]. Ruth COHN versuchte zunächst, durch Einzelgespräche mit Gruppenmitgliedern den entstandenen Gruppendruck zu mindern, bis sie schließlich zu der Einsicht kam, „daß es neben der unmittelbaren Arbeit an einem Fall einen stetigen Fluß longitudinaler gruppenbezogener Übertragungen gibt, der anerkannt und bearbeitet werden muß"[525].

Hier liegt der Schlüssel für das Prinzip „Störungen haben Vorrang", das in ihrer späteren Konzeption der „Themenzentrierten Interaktion" (TZI) zu einem der beiden grundlegenden „Existentiellen Postulate" wird. In einem 1961 erschienenen Aufsatz schreibt sie nach 6jähriger Erfahrung mit dem Gegenübertragungsworkshop, daß der Konflikt zwischen dem Therapeuten der Gruppe (Gegenübertragung) und der individuellen Befindlichkeit der Teilnehmer sich selbst und anderen gegenüber durch die Beachtung folgender Punkte gelöst werden kann:

1. Die Analyse von Gefühlen der Gruppenmitglieder untereinander/füreinander ist stets *vorrangig*, wenn irgend ein Mitglied sie als ablenkend erlebt.
2. Die Anwendung erlebnistherapeutischer, partnerschaftlicher und gelegentlich gruppenanalytischer Techniken ist notwendig, um gestörte emotionale Beziehungen in der Gruppe zu analysieren.

---

523 a.a.O. 40

524 a.a.O. 50

525 a.a.O. 51

3. Longitudinale Übertragungen verschmelzen oft mit flüchtigen fallbezo-
genen Übertragungen und können innerhalb der analytischen Gegen-
übertragungsarbeit entdeckt, genutzt und absorbiert werden.

4. Falldarstellungen werden unverzüglich wieder aufgenommen, sobald
akute emotionale Spannungen zwischen Gruppenmitgliedern gelöst
worden sind.

Erlebnistherapie und Gestalttherapie

Neben der Psychoanalyse sind es das von ihr mitentwickelte Konzept der
Erlebnistherapie sowie die Gestalttherapie, die bei der Entwicklung von
Ruth COHNs eigener Konzeption eine wichtige Rolle gespielt haben[526].

Hier-und-Jetzt

Der Erlebnistherapeut[527] interessiert sich in erster Linie für unmittelbare,
momentane Verhaltensweisen und Gefühle, erst in zweiter Linie für psy-
chodynamische Zusammenhänge und Deutungen: „Er beschäftigt sich
mehr mit dem *WIE* der Beziehungen eines Patienten innerhalb seiner Familie, an seinem Arbeitsplatz und in der Gruppe als mit dem *WARUM*"[528].
Der Therapeut definiert sich als „Partner" und bringt sich „authentisch und
spontan" in das Gruppengeschehen ein und ermutigt die Gruppenmitglieder, die „Einzigartigkeit" ihrer Persönlichkeit im Hier-und-Jetzt wahrzunehmen, wobei „Einzigartigkeit" nicht nur die lustvollen, sondern ebenso
die schmerzlichen Aspekte (z. B. Angst, Leid, Tod, Neid, Haß, Konkur-
renz usw.) meint. Diese ständige und radikale Besinnung des Menschen
auf sich selbst mit dem Ziel des „Akzeptierens der Vieldeutigkeit des Daseins angesichts des Todes"[529] tragen später zur Formulierung von Ruth
COHNs zweitem existentiellen Postulat (Sei dein eigener Chairman) bei.

---

526 In einem persönlichen Gespräch im September 1983 wehrte sich Ruth COHN ent-
     schieden dagegen, z. B. bei der Erlebnistherapie von einem „Einfluß" zu sprechen;
     für sie entwickelten sich zu der Zeit die verschiedensten psychologischen Konzepte
     eher synchron, so daß sie sich – was die Erlebnistherapie betrifft – nicht als „beein-
     flußt von", sondern vielmehr als eine „Mitbegründerin" dieser Richtung versteht.

527 Die wichtigsten Vertreter der Erlebnistherapie außer Ruth COHN sind nach ihren
     eigenen Angaben: Carl WHITAKER, John WARKENTIN, V. ROSENTHAL, Virginia
     SATIR, Tom MALONE, Hugh MULLAN und (für eine Weile) Carl ROGERS.

528 a.a.O. 68

Neben der Erlebnistherapie hat sich Ruth COHN intensiv mit Gestalttherapie beschäftigt. Sie nennt sich selbst eine „PERLS-Schülerin"[530],
und erwähnt „SIMKINS, von dem ich sehr viel über Gestalttherapie gelernt habe"[531]. Gestalttherapie ist für sie eine Form der Erlebnistherapie;
denn das Bejahen der Realität des Hier-und-Jetzt, die Priorität des WIE
gegenüber dem WARUM und nicht zuletzt die Forderung nach einer
Ich-Du-Beziehung zwischen Therapeut und Klient sind Elemente, die in
beiden Therapieformen betont werden.

Verantwortlichkeit

Das Konzept der „Verantwortlichkeit" dagegen findet sich stärker in der
Gestalttherapie. Die Konfrontation mit den „unerledigten Geschäften"
(PERLS) nimmt dann einen positiven Verlauf, wenn es dem Klienten gelingt, seinem Schmerz, seiner Angst, seiner Eifersucht oder Wut wirklich
ins Gesicht zu sehen, d. h. „die Verantwortung zu übernehmen für das,
was er ist, was auch immer das sei"[532]. Der Verzicht auf Vermeidung und
das volle Akzeptieren der Realität ermöglichen *Entscheidungen* in Verantwortung gegenüber sich selbst und anderen: „Realität ist Autorität. Sie
zwingt zur Stellungnahme"[533].

Ruth COHN stimmt mit PERLS darin überein, daß die Verantwortlichkeit gegenüber anderen Menschen nur dann einen konstruktiven Charakter hat, wenn sie begleitet ist von einer ständigen Verantwortlichkeit
sich selbst gegenüber, oder umgekehrt: Verantwortlichkeit sich selbst gegenüber ist bereits eine Form von Verantwortlichkeit gegenüber meiner
Umwelt.

Ruth COHN setzt sich in diesem Zusammenhang mit dem „Gestalt-Ge-
bet" von Fritz PERLS[534] auseinander. Sie bezweifelt, daß PERLS den
letzten Satz ("it can't be helped") wirklich gesagt hat; denn mit der Verwendung von "it" (deutsch: „es" oder „man") wird die Verantwortung an die

---

529 a.a.O.

530 a.a.O. 75

531 a.a.O. 64

532 a.a.O. 72

533 1981, 260

534 "I do my thing, I am 1, you do your thing, you are you. I am not in this world to live
     up to your expectations, neither are you to live up to mine. I am I and you are you,
     and if by chance we find each other, its beautiful, if not, it can't be helped"

Umwelt abgegeben, und das widerspricht dem existentialistischen Ge-
staltkonzept der Verantwortlichkeit. Ruth COHNs Variation des Gestalt-Gebets lautet daher so: „Ich kümmere mich um meine Angelegenheiten, ich bin ich; Du kümmerst Dich um Deine, Du bist Du. Die Welt ist
unsere Aufgabe; sie entspricht nicht unseren Erwartungen. Doch wenn
wir uns um sie kümmern, wird sie sehr schön sein, wenn nicht, wird sie
nicht sein"[535].

In dieser Modifikation des Gestalt-Gebets ist auch eine Sorge enthalten, die für Ruth COHN im Zusammenhang mit dem amerikanischen
Trend des "Do your own thing" steht. So faszinierend diese Haltung auf
der einen Seite ist, weil sie dem Menschen eine Welt der unbegrenzten
Möglichkeiten eröffnet, so besteht andererseits die Gefahr der Oberfläch-
lichkeit und Gleichgültigkeit gegenüber der Geschichte, dem Wissen und
gegenüber Qualifikation und Ausbildung: „Es breitet sich der Aberglaube
aus, daß Sensitivität und Intuition an die Stelle von erlernten Fähigkeiten
treten konnten"[536]. Sie sieht darin das Pendel zur anderen Seite umschla-
gen; in früheren Generationen wurden Gefühle, Sensitivität und Intuition
nicht wichtig genommen und z. T. geringgeschätzt; Denken und Wissen
hingegen wurden in hohem Maße geachtet und respektiert. Das Verächt-
lichmachen von Wissen und Denken ist für Ruth COHN daher nicht weniger destruktiv als das Herabschauen auf Gefühle und Sensitivität: „Achtung vor dem Leben ist wichtig. Fähigkeiten und Wissen sind wichtig. Wissen ohne Achtung vor den Menschen baut Gaskammern und Napalmfa-
briken. Menschlichkeit ohne Wissen kann kein Brot backen, keine Häu-
ser, Spitäler oder Schulen bauen und keine gebrochenen Knochen oder
Seelen heilen"[537].

Hier wird sehr deutlich, daß Ruth COHN die Verantwortlichkeit sich
selbst gegenüber zwar sehr hoch bewertet, sie aber nicht gedacht bzw.
praktiziert haben will ohne ständigen Bezug zur Verantwortlichkeit gegenüber der Umwelt.

---

535 a.a.O. 101
536 a.a.O. 102
537 a.a.O. 109

4.3 Von der Therapie zur Pädagogik, vom Individuum zur Gruppe: Das pädagogisch-therapeutische Konzept der Themenzentrierten Interaktion

Die intensive Auseinandersetzung mit der Psychoanalyse und das Interesse an Erlebnis- und Gestalttherapie führten nicht dazu, daß Ruth COHN sich nicht mehr als Psychoanalytikerin verstand, nur: sie entwickelte ein eigenes Verständnis von Psychoanalyse, das „von einer hierarchisch-kausalistischen Praxis in die Nähe humanistischer Strömungen"[538] rückte. Ihr Hauptinteresse galt der Frage: Wie können Erkenntnisse „von der Couch" mehr Menschen nützlich werden als den relativ wenigen Patienten der psychoanalytischen Einzeltherapie? Darüber hinaus entstand – angeregt durch Elsa GINDLERs ganzheitlichen Konzept der „Körperlichen Umerziehung"[539] sowie durch ihre eigenen Erfahrungen als Lehrerin an der Bank-Street-School for Early Education in New York – um 1968 „der Wunsch, Methoden zu finden, um das, was wir vom Menschen in der Gruppentherapie gelernt haben, über die Patienten hinaus weiteren Kreisen zugute kommen zu lassen – besonders dem Erziehungswesen"[540].

Die existentiellen Daseinspostulate

Die Themenzentrierte Interaktion ist ein Ansatz zum „Sich-Selbst- und Gruppenleiten"[541]; es geht um den Versuch, philosophische Prinzipien einer humanistischen Grundhaltung in Form einer psychologischen Didaktik zur Anwendung zu bringen.

Ausdruck der philosophischen Grundhaltung sind die beiden „existentiellen Daseinspostulate", wie Ruth COHN sie nennt:

1. Sei Dein eigener Chairman,
2. Störungen haben Vorrang.

Das erste Postulat steht für zweierlei: einmal für die Verantwortung mir selbst und meiner individuellen Welt gegenüber. Zu dieser individuellen Welt gehören meine Wahrnehmungsfähigkeit hinsichtlich meiner Gedan-

---

538 1979, 875

539 1980a, 12 ff.

540 a.a.O. 111

541 1979, 873

ken, Gefühle und Körperaktionen genauso wie deren Akzeptanz, wobei Akzeptanz nicht bedeutet, den Wunsch nach Veränderung dieser Gedanken, Gefühle und Körperaktionen aufzugeben. Zum anderen geht es um meine Verantwortlichkeit der Umwelt gegenüber. Auch hier soll ich zunächst wahrnehmen, welche Erwartungen von dort an mich herangetragen werden. Das Akzeptieren dieser Erwartungen bedeutet auch hier nicht deren automatische Erfüllung, sondern schließt Entscheidungen gegen diese Erwartungen sehr wohl ein, nur: für diese Entscheidungen darf und muß ich nur mich selbst verantwortlich machen. Ruth COHN drückt das so aus: „Die Aussage ‚sei dein eigener Chairman' in interaktionellen Gruppen bedeutet: Übe dich, dich selbst und andere wahrzunehmen, schenke dir und anderen die gleiche menschliche Achtung, respektiere alle Tatsachen so, daß du den Freiheitsraum deiner Entscheidungen vergrößerst. Nimm dich selbst, deine Umgebung und deine Aufgabe ernst. Mein eigener chairman zu sein bedeutet, daß ich mich als einzigartiges psycho-biologisches autonomes Wesen anerkenne, begrenzt in Körper und Seele, in Raum und Zeit und lebendig im lernenden, schaffenden Prozeß, verantwortlich für meine Anteilnahme und meine Handlungen, nicht aber für die des anderen. Mein eigener chairman zu sein bedeutet also, meine Möglichkeiten und Grenzen als menschliches Wesen zu begreifen und zu verfolgen[542]. Als menschliches Wesen bin ich angewiesen auf den Austausch mit der Umwelt, auf Geben und Nehmen, nur: ich allein bin dafür verantwortlich, was und wie ich gebe und nehme.

Das zweite existentielle Postulat heißt: „Beachte Hindernisse auf Deinem Weg, Deine eigenen und die von anderen. Störungen haben Vorrang"[543]. Gewöhnlich versteht man unter „Störungen" Verhaltensweisen oder Ereignisse, die unangenehm und lästig sind und aufgrund dieses eher negativen Charakters als nicht wünschenswert bzw. „eigentlich überflüssig" definiert werden[544]. Ruth COHN hat hier ein völlig anderes Verständnis von Störungen. Hergeleitet aus ihren Erfahrungen mit dem „Gegenübertragungsworkshop"[545] vertritt sie die Auffassung, daß Lan-

---

542 1980a, 121

543 a.a.O.

544 Der Begriff „Störungen" führt daher auch immer wieder zu Mißverständnissen; die deutsche Übersetzung des ursprünglichen „Disturbances and passionate involvement" ist für Ruth COHN daher nicht zufriedenstellend.

545 vgl. 4.4.2.1

geweile, Konzentrationslosigkeit, Unaufmerksamkeit in den Erscheinungsformen von z. B. Dazwischenreden, Geräusche machen, mit dem Nachbarn reden usw. genauso wie Fensterklappern, schlechte Luft oder Laune, Sympathie für bzw. Antipathie gegen ein Gruppenmitglied als Phänomen der Realität wahrgenommen und akzeptiert werden; denn „Störungen", so sagt Ruth COHN, „fragen nicht nach Erlaubnis, sie sind da"[546], und es gilt, diese Realität so anzuerkennen, „wie sie hier und jetzt ist, inklusive der Möglichkeit und Verantwortlichkeit, sie zu ändern"[547]. Ruth COHN nennt es in diesem Zusammenhang einen „Irrtum" der Psychoanalyse, daß durch bewußte Verstärkung der Übertragung der Konflikt besser gelöst werden kann; überzeugt hat sie hier das Konzept, das alle Erlebnis- und Gestalttherapeuten sowie Psychodramatiker teilen: die sofortige und direkte Gegenüberstellung und Bearbeitung des Übertragungssymptoms (anstelle von zunächst Steigerung und späterem Durcharbeiten).

Die dynamische Balance zwischen Ich, Wir und Es

Als praktische und anschauliche Hilfe zur Umsetzung der beiden existentiellen Daseinspostulate dient das von Ruth COHN konzipierte dynamische Dreieck. Die Eckpunkte des Dreiecks repräsentieren drei Faktoren des Gruppenprozesses:

1. das Ich, d. h. die Persönlichkeit des einzelnen,
2. das Wir, d. h. die Gruppe,
3. das Es, d. h. das Thema der Gruppe.

Dieses Dreieck ist eingebettet in eine Kugel (auch „Globe" bzw. „Globus" genannt, H. Q.), die die nähere und weitere Umgebung darstellt, in welcher sich die interaktionelle Gruppe trifft. „Diese Umgebung besteht aus Zeit, Ort und deren historischen, sozialen und teleologischen Gegebenheiten"[548]. Praktische Grundlage jeder TZI-Gruppe sind daher die Beziehungen der Dreieckspunkte zueinander. Diese auf den ersten Blick sehr einfache und einleuchtende Struktur birgt in Wirklichkeit unglaublich viele Möglichkeiten und Gefahren hinsichtlich der Entfaltung des von Ruth COHN zugrundegelegten „organismischen Wachstumspotentials".

---

546 a.a.O. 122
547 1981, 280
548 a.a.O. 113/114

Aufgabe des Gruppenleiters (später auch der Gruppenmitglieder) ist es, eine Balance zwischen diesen Faktoren zu erreichen. Dahinter steht die Annahme, daß diese Faktoren sich gegenseitig bedingen, so daß ein Wachstum der Einzelpersönlichkeit (des Ich) nur dann erfolgt, wenn es gleichzeitig zu inhaltlichem (Es) und Gruppenwachstum (Wir) kommt. Dies ist deshalb so schwierig, weil die Menschen gewöhnlich nicht gelernt haben, mit dem existentiellen Paradoxon ihres Lebens umzugehen, nämlich zugleich frei und unfrei, autonom und abhängig, psycho-biologische Einheit und Teil des Universums zu sein.

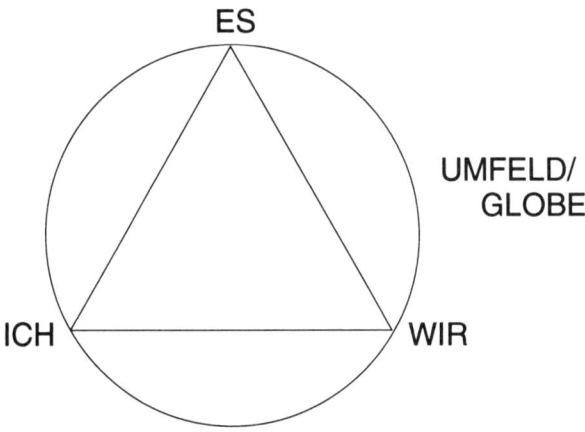

Die Rolle des Gruppenleiters

Ruth COHN geht dabei auch nicht von einem statischen, mathematisch-exakten Gleichgewicht aus, sondern von einem „Prozeß", in dessen Verlauf es insgesamt zu einer dynamischen Balance kommt. Der Leiter verfährt nach der Richtlinie, immer den Faktor des Dreiecks, der gerade am wenigsten zur Geltung kommt, in den Vordergrund zu rücken.

Ruth COHN sagt diesbezüglich ein klares Ja zu Führung und Struktur einer Gruppe: „Ich glaube, daß nur eine feste Struktur Freiheit ermöglicht"[549]. Die Strukturierung beginnt bei der Vorbereitung auf ein Seminar bzw. eine Gruppe. Überlegungen hinsichtlich der inhaltlichen Zielsetzung, der Zeit und des Ortes sind hierbei genau so wichtig wie die Fragen: „Wer will mich dort haben und warum? Wer will mich nicht und warum

---

549 a.a.O. 113

nicht? Wer bezahlt mich und warum? Was wird gefürchtet, erhofft, von wem und warum?"[550] Klare und detaillierte Planung, die dennoch offen ist, bleibt für den Lernprozeß im Hier-und-Jetzt eine sinnvolle, angemessene und konstruktive strukturelle Vorgabe des Gruppenleiters: „Starre Planung und Planlosigkeit sind gleichermaßen unbrauchbar"[551].

Für Ruth COHN ist die Arbeit mit Gruppen, z. B. mit Schulklassen, nicht nur eine pädagogisch-psychologische, sondern gleichzeitig auch eine politische Aufgabe. Wenn sie sagt: „Ich glaube an den Sozialismus, nicht aber an die Diktatur des Proletariats"[552], dann ist dies nichts anderes als eine weitere Definition von TZI: Kritik, Haß oder Verzweiflung gegenüber dem jetzigen kapitalistischen System und der Entwurf einer sozialistischen Gesellschaft fordern von jedem einzelnen täglich, daß er Kritik und Utopie in Handlung überführt und für diese seine Handlung auch die volle Verantwortung übernimmt. Ruth COHN glaubt (ähnlich wie FROMM, vgl. Abschnitt 10) nicht daran, daß Revolutionen, die die ökonomischen und politischen Strukturen verändern, automatisch auch die Menschen selbst in ihrer individuellen politischen Haltung verändern; sie geht vielmehr davon aus, daß eine politische Veränderung nur dann tragfähig ist, wenn gleichzeitig jeder einzelne seinen Entscheidungsspielraum wahrnimmt, ihn ausfüllt und die Verantwortung dafür übernimmt.

Der Lehrer hat dementsprechend auch eine Doppelaufgabe:

> „1. Öffentlichkeitsarbeit und konstruktive Veränderungen von Lehrersystemen (organisatorische und politische Arbeit),
> 2. Veränderung der eigenen Lehr-/Lernarbeit in der Schulpraxis"[553].

Politik, Pädagogik und Therapie verbinden sich hier zu einem Menschenbild, das den Menschen als „biologisch-autonomes Ich" in der Beziehung zu sich selbst und seinem Organismus und gleichzeitig als „sozial-interdependentes Ich" in Beziehung zum Du und zur Welt sieht. Diese beiden Seiten der Persönlichkeit gleichgewichtig zu leben, ist für Ruth COHN eine hohe Kunst und so etwas wie ein Garant für politischen Fortschritt. Die heutigen Generationen der Lehrer und Eltern haben wenig Gelegenheit

---

550 a.a.O. 206
551 a.a.O.
552 1979, 874
553 a.a.O. 879

gehabt, eine solche Haltung am eigenen Leib zu erfahren und zu lernen. Dieses quasi nachzuholen und damit gleichzeitig prophylaktisch die nächsten Eltern- und Lehrergenerationen in eine bessere Lage ihren Kindern bzw. Schülern gegenüber zu versetzen, ist das eigentliche Anliegen von Ruth COHN; TZI-Gruppen mit einer klaren, überschaubaren Struktur sind eine Möglichkeit, dies zu lernen.

Ruth COHN fordert ein positives Verhältnis des Leiters zu seiner Funktion als Autorität. Sie unterscheidet hier klar zwischen dem „Autorität-Haben" und dem „Autoritär-Sein"[554]. „Autoritär-Sein" bedeutet: Menschen überwältigen und bevormunden, ihnen ihre Eigenverantwortlichkeit absprechen. „Autorität-Haben" ist dagegen ein wichtiger Faktor im Gruppengeschehen. Ruth COHN ergänzt hier die durch ROGERS bekannt gewordenen „Therapeutenvariablen" (Wertschätzung, Einfühlendes Verstehen, Echtheit[555]) um die auch von TAUSCH/TAUSCH für wichtig befundene Dimension „Lenkung"[556]. Zum einen ist der Leiter durch dieses Verhalten ein Vorbild bzw. Modell für das Chairman-Postulat: denn es ist in seinem Interesse, daß auch die Gruppenteilnehmer ihr eigenes „Autorität-Haben" entdecken und damit die „Bürde und Würde der Verantwortung"[557] für sich selbst und den Gruppenprozeß in aktiver „Wahl und Entscheidung"[558] übernehmen können.

Der Leiter ist auch Modell dafür, im Hier-und-Jetzt die Realität zu erforschen; denn Realität ist für Ruth COHN gleichzusetzen mit Autorität, und mit jedem Stück Realität, das wir „erforscht und integriert haben, haben wir ein Stück Autorität gewonnen"[559]. Teil dieser Realität ist nach Meinung von Ruth COHN die Tatsache, daß der Person des Leiters im Zusammenhang mit „Übertragung" und „Gegenübertragung" zunächst eine besondere Bedeutung im Gruppenprozeß zukommt. Ob er es wahrhaben will oder nicht: er wird „nicht so gesehen, wie er wirklich ist, sondern auch mit den Augen und Gefühlen illusionärer Erinnerungsübertragungen" der Teilnehmer genauso, wie er selbst Gefühle und Illusionen aus seiner Ver-

---

554 a.a.O. 191
555 vgl. Kap. III, Abschnitt 3.2
556 vgl. TAUSCH/TAUSCH, 1979, 100
557 1981, 276
558 a.a.O.
559 1980a, 191

gangenheit auf gegenwärtige Beziehungen von Gruppenmitgliedern
überträgt. Für Ruth COHN gehört das Umgehen mit diesen Übertra-
gungs-Phänomenen zu den „wesentlichsten Handwerkszeugen aller
Pädagogen"[560]. In der Anerkennung der Realität muß der Leiter voraus-
gehen. Verweigert er sich dieser Realität aufgrund falsch verstandener
Fortschrittlichkeit, wird die Gruppe führerlos und „verwandelt sich unwei-
gerlich entweder in eine Therapiegruppe oder in ein akademisches Seminar"[561].

Der Leiter ist am Anfang jeder TZI-Gruppe sowohl lebendiges Beispiel
der existentiellen Postulate als auch ein Wächter der Balance zwischen
Ich, Wir und Es. Während bei Lehrern eher das Es (Thema) zu schwerge-
wichtig wird und Therapeuten stärker das einzelne Ich bzw. das Wir der
Gruppe betonen, legt der TZI-Leiter den Schwerpunkt auf die Balance.
Er muß das Kunststück vollbringen, sowohl den einzelnen und die Gruppe als Ganzes zu sehen als auch das Thema im Auge zu behalten, ohne
dabei sich selbst mit seinen Gefühlen und Ideen als Teil dieser ganzheitlichen Beziehungsstruktur zu vergessen oder zu ignorieren. Wie schon
gesagt, kann es dabei nicht darum gehen, ein völliges Ich-Wir-Es-Gleich-
gewicht in einer einzelnen Sitzung zu erreichen. Es kommt vielmehr darauf an, daß „die positive Bewertung der Gleichgewichtigkeit innerhalb der
Struktur und der balancierende Verlauf der Gruppe als richtungsgebend
erhalten bleiben"[562].

Die Hilfsregeln

Die von Ruth COHN aufgestellten „Hilfsregeln" unterstützen diese Zielsetzung, und zwar am Anfang einer Gruppe stärker als in ihrem weiteren
Verlauf. Es handelt sich hierbei um Regeln, die das Kommunikationsver-
halten stark strukturieren; sie sind so etwas wie eine praktische Übersetzung oder Operationalisierung der beiden Postulate. Der Leiter bringt sie
am Anfang der Gruppe „taktvoll und nicht diktatorisch"[563] in die Gruppe
ein. Fälschlicherweise wird häufig von den „Zehn Geboten" der TZI gesprochen; Ruth COHN selbst nennt in ihrem 1974 erschienenen Aufsatz

---

560 a.a.O. 196
561 a.a.O. 115
562 a.a.O. 213
563 a.a.O. 124

„Zur Grundlage des themenzentrierten interaktionellen Systems: Axiome, Postulate, Hilfsregeln"[564] neun Hilfsregeln, läßt aber unerklärlicher-
weise die in einem anderen Aufsatz[565] formulierte Regel zur „Körpersphäre" weg[566]. Ich fasse die Hilfsregeln in sechs Punkten zusammen:

1. Vertritt dich selbst in deinen Aussagen, sprich per „Ich"[567] und nicht per
„Wir" oder per „Man":
Mit den verallgemeinernden Wendungen „wir glauben", „man sollte",
„jeder weiß" oder „niemand sollte" übernimmt der Sprechende mei-
stens nicht die volle Verantwortung für das, was er sagen will. Das Reden per „Ich" dagegen führt dazu, „verantwortliche Aussagen zu machen, Projektionen zu vermeiden und weder eigene Kreativität noch
Irrtümer zu vertuschen"[568]. Selbstverständlich gibt es auch den sinn-
vollen Gebrauch von „Wir" und „Man", im Interesse einer konzentrierten Erfahrung meiner Eigenverantwortlichkeit wird dieser Aspekt zunächst bewußt vernachlässigt und darauf gedrungen, „per ich zu sprechen, und nur per ich"[569].

2. Wenn du eine Frage stellst, sage, warum du fragst und was deine Frage für dich bedeutet. Sage dich selbst aus und vermeide das Interview:
Es ist beinahe immer besser, eine persönliche Aussage zu machen als
eine Frage an andere zu stellen. Meine Äußerung ist ein persönliches
Bekenntnis, das andere Teilnehmer zu eigenen Aussagen anregt; viele
Fragen sind unecht; sie stellen indirekt Ansprüche an den anderen und
vermeiden eine persönliche Gefühlswahrnehmung. „Sie können Ver-
meidungsspiele sein, um eigene Erfahrungen zu verschweigen oder
dienen als Werkzeug inquisitorischer Machtkämpfe"[570].

3. Halte dich mit Interpretationen von anderen solange wie möglich zurück. Sprich statt dessen deine persönlichen Reaktionen aus:

---

564 in: 1980a, 120–128
565 Das Thema als Mittelpunkt interaktioneller Gruppen, 1969/70; in: 1980a, 111–119
566 Wie sie mir erklärte, war dies ein „reines Versehen".
567 Auch hier ist Ruth COHN mit der deutschen Übersetzung des ursprünglichen „State
      yourself" nicht ganz zufrieden.
568 a.a.O. 124
569 a.a.O.
570 a.a.O.

Eine Interpretation des Verhaltens anderer Menschen ist nur dann sinnvoll, wenn um diese Interpretation gebeten wird, wenn sie abgefragt wird. Interpretationen, die nicht gewollt sind, rufen Abwehr hervor und sind selten förderlich für zwischenmenschliche Beziehungen. Wenn ich dagegen im „Feedback" oder „Sharing" deutlich mache, welche Bedeutung das Verhalten eines anderen für mich persönlich hat, ist dies eine Äußerung über mich selbst, die der andere auf sich beziehen kann oder nicht, je nachdem, wie er selbst es will.

Ähnlich verhält es sich mit Verallgemeinerungen, die sehr oft den Effekt haben, „den Gruppenprozeß zu unterbrechen"[571], während Ich-Aussagen den Gruppenprozeß fördern.

4. Störungen haben Vorrang:
   Hier taucht das existentielle Postulat (vgl. auch S. 195–197) auch als Hilfsregel auf. Es geht darum, daß jeder Teilnehmer das Gespräch unterbrechen soll, wenn er nicht mehr richtig teilnehmen kann. Das Thema wechselt in diesem Moment und wird erst wieder aufgenommen, wenn die Störung des einzelnen Teilnehmers geklärt ist und er wieder mitarbeiten kann.

5. Achte darauf, daß immer nur ein Gruppenmitglied das Wort hat, daß derjenige ausreden kann und daß Du ihm zuhörst:
   Es kommt oft vor, daß mehrere Teilnehmer zur gleichen Zeit das dringende Bedürfnis haben, etwas zu sagen. Ruth COHN sieht die einzige Lösung darin, daß die Teilnehmer lernen, darauf zu achten, daß sie sagen, was ihnen wichtig ist, daß sie aber gleichzeitig ernst nehmen, was andere sagen möchten. Die Entscheidung darüber, wer spricht, wird dann nicht vom Leiter, sondern von jedem einzelnen in Eigenverantwortung gefällt. Seitengespräche sind in solchen Situationen keine Lösung. Denn entweder sind sie wichtig, dann gehören sie (eventuell als „Störung") in den Gruppenprozeß, oder sie sind unwichtig, dann können sie unterbleiben, weil sie sonst die Arbeit in der Gruppe unnötig belasten.

6. Beobachte Signale aus deiner Körpersphäre und beachte Signale dieser Art bei den anderen Teilnehmern:
   Mit dieser Regel setzt Ruth COHN ein Gegengewicht gegen die Vernachlässigung des Körpers in Arbeitsgruppen; sie will mit dieser Regel

---

571 a.a.O. 124

die Wahrnehmung unseres Körpers und unserer Gefühle aktivieren und als wichtigen Faktor des Gruppengeschehens verstanden wissen.

Philosophische Haltung oder Methode?

Die Gefahr liegt nahe, diese Hilfsregeln und Postulate zu dogmatisieren und einseitig zu praktizieren, z. B. als rein methodisch-didaktisches Rüstzeug mit dem Ziel, die Schüler zu „motivieren", wie die herkömmliche Didaktik das nennt.

Methodik und Persönlichkeit des Leiters sind jedoch gleichermaßen wichtig. Als ich selbst TZI kennenlernte und praktische Erfahrungen gesammelt hatte, sah ich die Hauptgefahr darin, TZI rein methodisch, d. h. als didaktische „Trickkiste" zu verwenden; mir war dagegen die „persönliche Haltung" wichtiger; ich ging davon aus, daß eine „humanistische Grundhaltung" quasi automatisch auch das nötige methodische Rüstzeug hervorbringt. Ich führte hierüber einen Briefwechsel mit Ruth COHN, und sie widersprach meiner Meinung. Sie schrieb, TZI sei für sie „ebensowenig nur-Haltung und Philosophie als nur-Methode! Jedenfalls dann, wenn man Methode nicht im ursprünglichen Sinn des ‚Methodos', dem Weg ansieht. TZI ist eine Haltung, die nur dann TZI genannt werden kann, wenn sie durch eine große Anzahl von methodischen resp. technischen Einzelheiten miterworben wird . . . Was TZI zu TZI macht, ist die Kombination eines human-ethischen Wertebewußtseins und – diesem Kompaß folgenden – technischen Handwerkszeug" (in einem Brief, September 1982). Das entscheidende ist auch hier für Ruth COHN nicht das schwarz-weiß, das entweder-oder, sondern das *„und"*, die Gleichzeitigkeit und die Balance von Haltung und Methode. Keine Methode kann persönliche Wärme, Einfühlung, Toleranz und eine humane Einstellung zum Menschen ersetzen. Die Hilfsregeln sind daher nur wertvoll in enger Anbindung an die philosophische Grundlage. Durch die Hilfsregeln können die existentiellen Postulate zum Leben erwachen bzw. gefördert werden. Sie sind „keine absoluten Größen. Ihre Verabsolutierung ist Mißbrauch und dient dem Geist, den sie bekämpfen möchten"[572].

---

572 1980a, 128

Therapie und Pädagogik

Ruth COHN vertrat lange die Meinung, daß TZI keinen therapeutischen, sondern „nur" einen pädagogischen Charakter habe. In vielen Diskussionen mit Kollegen und Gruppenteilnehmern wurde ihr jedoch klar, daß „das, was ich für Nicht-Therapie gehalten habe, eines ihrer wesentlichsten therapeutischen Elemente ist: nämlich das Nicht-Durcharbeiten eines nur ‚angeritzten' unbewußt gebliebenen Konflikts"[573]. Die Unterscheidung war ihr deshalb so wichtig, weil TZI in allererster Linie ein Konzept für „Lebendiges Lernen" in Schulklassen, Krankenhäusern, Universitäten, Betrieben, Behörden und Verwaltung sein sollte; Hauptzielsetzung war nicht die Aufarbeitung „unerledigter Geschäfte" der Vergangenheit, sondern eine Konzentration auf die Veränderung der Gegenwart.

Das Thema steht deshalb im Mittelpunkt jeder interaktionellen Gruppe. In Schulklassen ist es oft vorgegeben durch den Rahmenplan, in vielen Situationen bzw. in anderen Gruppen ist die Themenfindung der erste Arbeitsschritt[574]. Dadurch, daß das Thema als Mittelpunkt der Gruppe definiert ist, über den „Ich" und „Wir" miteinander verbunden werden, ist es durchaus möglich, die Arbeit am Thema zwar selbsterfahrungsorientiert zu gestalten, doch gleichzeitig zu verhindern, daß das „Ich" oder das „Wir" zum Mittelpunkt werden, sprich: eine therapeutische Gruppe entsteht. Dies ist eine Entscheidung von Ruth COHN; sie wollte die Möglichkeiten der Gruppentherapie allüberall nutzbar machen und geht einen Weg zwischen herkömmlicher Therapie und herkömmlicher Pädagogik.

Psychotherapie dient der Auflösung fehlgeleiteter und fixierter Strebungen bzw. der Reaktivierung verschütteter Möglichkeiten; Pädagogik dagegen richtet sich auf die Erfüllung und Erweiterung des „freien Potentials"[575]. Pädagogik ist für Ruth COHN so etwas wie die Umkehrung von Therapie, die „Kunst, Therapie antizipierend zu ersetzen. Therapie ist nachträgliche Pädagogik"[576]. Auch die Praxis des Postulats bzw. der Hilfsregel „Störungen haben Vorrang" zeigt diesen Unterschied; wenn ein Gruppenmitglied eine Störung anmeldet, ist es oft so, daß die persönliche

---

573 a.a.O. 197

574 vgl. K.W. VOPEL: Lernen zwischen Thema und Interaktion; in: PETZOLD/ BROWN: Gestaltpädagogik, München 1977, 88–100

575 a.a.O. 176

576 a.a.O.

Betroffenheit des einzelnen die ganze Gruppe erfaßt. Für einen Moment unterscheidet sich die TZI-Gruppe nicht von einer therapeutischen Gruppe. Da psychopathologische Phänomene jedoch nur in ihrer Wirkung auf die gegenwärtige Situation behandelt werden, nicht aber in ihrer dynamischen Bedeutung für die gestörte Persönlichkeit, ist es Aufgabe des Leiters, die Situation so zu strukturieren, daß die Betroffenheit vom einzelnen und der Gruppe zwar zugelassen und erlebt werden kann, daß die Gruppe aber zielstrebig zum inhaltlichen Thema zurückkehrt. Dieses von der Psychoanalyse übernommene Prinzip „Widerstand vor Inhalt" betrachtete Ruth COHN „als Weg allen lebendigen Lernens: nicht Lern- und Lebensstörungen zu durchbrechen oder beiseite zu schieben, sondern sie anzuerkennen als Teil der Person"[577]. Auf diese Weise werden „Inhalte" und „Gefühle" als gleichwertige „Themen" einer Gruppe definiert, d. h. das Gefühl, etwas nicht verstanden zu haben, dumm zu sein, oder auch sexuelle und zärtliche Gefühle gegenüber Gruppenmitgliedern sind ebenso selbstverständlich Teil des Lern- und Arbeitsprozesses wie z. B. das Lösen eines mathematischen Problems oder Vokabeln-Lernen in der Schule.

Ein sehr häufiger Einwand gegen TZI ist, daß das Postulat „Störungen haben Vorrang" einen so großen Raum einnimmt bzw. so „ausgenutzt" wird, daß die Gruppe zum inhaltlichen Arbeiten gar nicht mehr kommt. Dies wird von Ruth COHN nicht bestritten, denn zum einen braucht es „Übung, diese ‚Gefahrenregel' nicht zu mißbrauchen", und zum anderen kann die Balance zwischen Ich, Wir und Es erst im Laufe eines Gruppenprozesses hergestellt werden; die dafür aufgewendete Zeit ist nicht „vertan", denn die „Versäumnisse" werden – das zeigen die Erfahrungen – im Verlauf des Arbeitsprozesses durch die intensivere Arbeitsfähigkeit der Gesamtgruppe bei weitem ausgeglichen.

· 577 a.a.O. 184

4.4 Philosophischer Hintergrund und Wissenschaftsverständnis

Auch Ruth COHNs Denken ist von existenzphilosophischer und phänomenologischer Philosophie geprägt, obwohl von einem direkten „Einfluß"
nicht gesprochen werden kann. Anders als im psychologischen Bereich,
wo die Verbindungen deutlicher gemacht werden konnten, kann im philosophischen Bereich allenfalls von einem grundsätzlichen Interesse Ruth
COHNs an philosophischen Fragen ausgegangen werden. So kannte sie
KIERKEGAARD aus der Literatur, HEIDEGGER und JASPERS aus Vorlesungen in Berlin und Zürich, während sie BUBER, SARTRE und CA-
MUS erst viel später und MERLEAU-PONTY gar nicht kennenlernte. Obwohl sie sich in ihren Schriften auch nicht namentlich auf Vertreter dieser
philosophischen Richtungen beruft und mir persönlich sagte, daß sie
sich, wenn schon, dann nicht dem „europäisch-verzweifelten", sondern
eher dem „amerikanisch-lebensfrohen" Existentialismus zugehörig fühlte, tragen die von ihr als „Grundlage" definierten „Axiome" meiner Meinung nach sehr wohl die Handschrift der europäischen Existenzphilosophie.

Autonomie und Interdependenz

Im HEIDEGGERschen Sinne ist für Ruth COHN das „Dasein"[578] dadurch
gekennzeichnet, daß sie als Mensch überhaupt existiert, und dadurch,
„daß ich bin, weil ich lebe und sterbe"[579]. Allerdings geht es weniger um
den Aspekt der „Geworfenheit" menschlicher Existenz, sondern um das
„In-der-Welt-Sein"; sowohl der einzelne Mensch als auch der einzelne
Mensch als Bestandteil der Umwelt bilden jeweils ein Ganzes. Der einzelne Mensch bildet in der Gesamtheit seines Erlebens, d. h. seines Füh-
lens, Denkens und Handelns, eine „psycho-biologische Einheit"[580], er ist
als einzelner Mensch ein autonomes Ganzes. Gleichzeitig aber bildet er
ein interdependentes Ganzes mit den ihn umgebenden Mitmenschen sowie den gesellschaftlichen, kulturellen und universellen Bedingungen.

---

578 1980a, 16
579 1980b, 22
580 1980a, 120

Je mehr sich der einzelne dieser Abhängigkeit und der damit verbundenen Unfreiheit bewußt[581] wird, um so mehr kann er seine Autonomie und Freiheit erfahren und sogar erweitern.

In diesem Zusammenhang muß auch Ruth COHNs Verständnis hinsichtlich der Beziehungen zu anderen Menschen gesehen werden. Sehr ähnlich zur Auffassung BUBERs ist die Beziehung des „Ich" zum „Du" eines Gegenübers oder dem „Wir" einer Gruppe bzw. der Welt in dem Maße sinngebend, wertvoll und persönlichkeitsfördernd, in dem das „Ich" von dem Bewußtsein seiner Allverbundenheit durchdrungen ist.

Schließlich beinhaltet das Axiom „Autonomie und Interdependenz" auch den Aspekt der Gegenwärtigkeit. Die Ereignisse des Lebens dürfen nicht isoliert gesehen werden, sondern bedingen einander „in Vergangenheit, Gegenwart und Zukunft"[582]. Das Hier-und-Jetzt der Gegenwart steht dabei für Ruth COHN zwar im Vordergrund des Geschehens, doch will sie die Gegenwärtigkeit immer in der Ganzheit mit der Vergangenheit und der Zukunft begriffen wissen. Das Hier-und-Jetzt darf nicht aus diesem Zusammenhang herausgerissen und zum Fetisch gemacht werden, da sich der Sinn und die Bedeutung der Gegenwart sowohl aus den Erfahrungen der Vergangenheit, aber stärker noch – und hier sehe ich Ähnlichkeiten zum Gegenwärtigkeitsverständnis bei HEIDEGGER und SARTRE – aus dem Bewußtsein über die Möglichkeiten der Zukunft ergeben.

Freiheit der Entscheidung

Die Freiheit der Entscheidung ist für Ruth COHN eine Chance und eine Notwendigkeit zugleich. Nicht so extrem wie bei SARTRE, wo der Mensch zur Freiheit „verurteilt" ist, sehr wohl aber in Übereinstimmung mit HEIDEGGER beinhaltet die Freiheit des Entscheidens für Ruth COHN sowohl die Möglichkeit des Menschen, die bestehenden Grenzen zu verändern und zu erweitern, als auch die Notwendigkeit, dies zu tun.

Ruth COHN ruft uns mit diesem Axiom erneut ins Gedächtnis, daß der Mensch die Freiheit der Entscheidung nur im Rahmen „bedingender innerer und äußerer Grenzen"[583] in Handlung umsetzen kann. Sie spricht

---

581   Ruth COHN meint in diesem Zusammenhang mit „Bewußtsein" nicht nur Denken, sondern ganzheitliches Erleben im Sinne von "awareness".

582   a.a.O.

583   a.a.O.

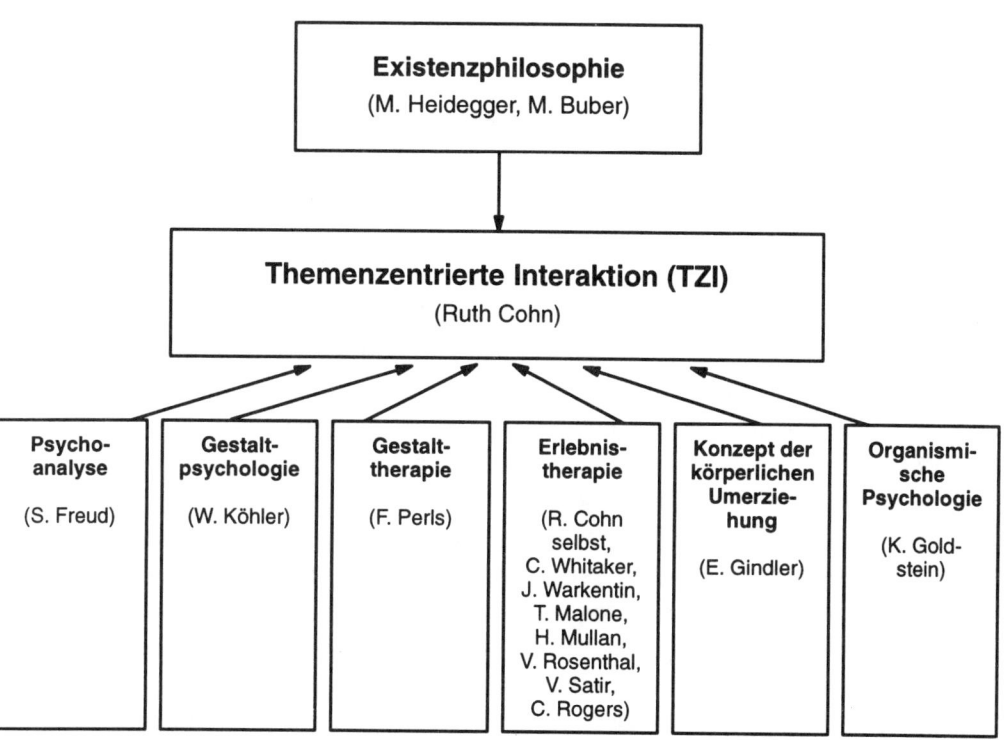

Philosophische, psychologische und pädagogische Bezugspunkte der Themenzentrierten Interaktion (TZI) von Ruth Cohn

vom „Paradoxon der Freiheit in Bedingtheit"[584]. Paradox an dieser Freiheit ist, daß beides, die Möglichkeit und die Notwendigkeit der freien Entscheidung, nur zur Entfaltung kommen kann in der „Unfreiheit" gesellschaftlicher und universeller Bedingungen des „Globe". Die Notwendigkeit, den Freiheitsspielraum innerhalb des „Globe" zu nutzen, und die Bewußtheit dieser universellen Bedingtheit unserer Freiheit sind für Ruth COHN „Grundlage humaner Verantwortung"[585], der sich der Mensch nur durch soziale und persönliche Krankheit entziehen kann; denn eigentlich *muß* er sich dieser Verantwortung stellen und neben der Möglichkeit, in Freiheit zu entscheiden, auch die Notwendigkeit seiner individuellen Ent-

---

584 a.a.O.
585 a.a.O.

scheidung als Ausdruck gesellschaftlicher und geschichtlicher Verantwortung begreifen.

Ehrfurcht gegenüber allem Lebendigen und seinem Wachstum

Dieses Axiom zielt auf die Frage von Sinn und Wert menschlichen Lebens
und Handelns. „Das Humane ist wertvoll; Inhumanes ist wertbedro-
hend"[586], sagt Ruth COHN und formuliert damit offensiv einen Wert: das
Humane. Obwohl die Geschichte zeigt, daß die ethischen Werte der Humanität mit Füßen getreten und den wirtschaftlichen und politischen Kräften nicht gewachsen waren, ist es für sie wichtig, am Sinn des Lebens und
an Werten festzuhalten. Sie erzählte mir, daß sie in ihrem damals neu erschienenen Buch[587] die These von einem „organismischen und geistigen
Wertesinn" aufgestellt hat. Sie verbindet damit die Ehrfurcht vor der Natur
genauso wie die Notwendigkeit von „bewertenden Entscheidungen"[588].
Ruth COHN geht davon aus, daß dieser Wertesinn eine entscheidende
Rolle spielt in der Entscheidung über die Zukunft unseres Planeten. Gelingt es den Menschen, ihren Wertesinn zu retten, auszubauen und zur
Entfaltung zu bringen, entsteht ein Gegengewicht gegen die zunehmende Zerstückelung und Rationalisierung der Welt; gelingt dies nicht, kann
dies im Zeichen der gegenwärtigen atomaren Bedrohung die Zerstörung
der menschlichen Existenz bedeuten.

Wissenschaftsverständnis

In ihrem Wissenschaftsverständnis ist Ruth COHN phänomenologisch
im Sinne des „In-der-Welt-Sein" orientiert. Sie glaubt nicht an die objektive Wahrheit von Meßdaten. „Seltsam" nennt sie die Kollegen, die behaupten, daß „das Regelhafte, experimentell Wiederholbare mehr über
mein Seele-Geist-Wesen aussagen könnte als meine Fühl-Den-
ken-Empfindungswirklichkeit"[589]. Sie fühlt sich einer Wissenschaft verpflichtet, die sich „um den ganzen Menschen"[590] kümmert, subjektive
Phänomene ernst nimmt und dabei „offenbleibt auch für die Erforschung

---

586 a.a.O.

587 Alfred FARAU/Ruth COHN: Gelebte Geschichte der Psychotherapie, Stuttgart,
     1984

588 a.a.O.

589 1980b, 22

590 a.a.O.

der meßbaren Welt"[591]. Sie erkennt, daß die sogenannte wertneutrale, naturwissenschaftliche Perspektive des Positivismus einen starken Einfluß auf das psychoanalytische Wissenschaftsverständnis ausübte. Sie wehrte sich energisch gegen den dogmatischen Wahrheitsanspruch vieler Psychoanalytiker und ist sehr enttäuscht darüber, daß die „Couch-Wissenschaft" zur „Heiligen Kuh" erklärt wurde – „heiliger noch als die geheiligte Wissenschaft des naturwissenschaftlichen Positivismus"[592]. Heilung war nach dieser Theorie nur dann eine Heilung, also wahr, wenn sie mit der Theorie erklärt werden konnte.

4.5 COHNs Beitrag zur Humanistischen Psychologie

Ruth COHNs Beitrag zur Humanistischen Psychologie besteht in der Bereitstellung einer jüdisch-christlich-philosophischen Botschaft, die in Form einer psychologischen Didaktik zur Anwendung gebracht wird. Das eine ist die Botschaft, daß Menschen, die sich zu einer „Dritten Sache"[593] zusammenfinden, bestimmte Werte beachten müssen, wenn ihr Zusammensein und ihre Zusammenarbeit sowohl individuell befriedigend als auch gesellschaftlich relevant werden soll. Das andere ist ein pragmatisches Konzept, das helfen soll, diese Werte in lebendiges Handeln und Lernen zu übertragen. Die von ihr vertretenen Werte stehen existenzphilosophischem Denken sehr nahe, obwohl Ruth COHN sehr daran gelegen ist, weniger von „Einfluß" zu sprechen als vielmehr von einem „Zeitgeist", der durch verschiedene Personen an verschiedenen Orten und in verschiedenen Wissenschaftsdisziplinen zeitgleich ähnliche Ideen und Konzepte hervorbrachte.

Ruth COHN ist diejenige unter den Humanistischen Psychologen, deren Auseinandersetzungen mit der Psychoanalyse in ein pädagogisch-therapeutisches Konzept mündete, das nicht mehr nur einzelnen Menschen in der Therapie, sondern allen gesellschaftlichen Gruppen in ihrem jeweiligen Anliegen zugute kommen sollte.

---

591 a.a.O. 23

592 a.a.O.

593 vgl. Völker, U.: Humanistische Psychologie, Weinheim, 1980, 70 ff.

Ruth COHN gelingt es hier, einen Schritt weiter zu gehen als z. B. Carl
ROGERS. Während es für ROGERS ein wichtiges Anliegen war, die Begegnung von Person zu Person nicht nur in der Therapie, sondern gerade
auch für Unterricht und Erziehung nutzbar zu machen[594], geht Ruth
COHN hier einen Schritt weiter. Sie geht davon aus, daß das Zusammen-
treffen von Menschen nicht abstrakt oder „einfach nur so" stattfindet, sondern daß es immer einen Grund, einen Inhalt oder ein „Thema", wie Ruth
COHN sagt, gibt, das die Menschen miteinander verbindet. Beim zufälligen Treffen eines Bekannten auf der Straße kann es das Wetter sein, in
der Schule eine Unterrichtseinheit über Goldfische, in der Kirche der Inhalt eines Psalms, in der Gewerkschaft oder einer Partei die Beratung einer politischen Aktion, im Betrieb die Organisation des Schichtdienstes
usw. Ruth COHN mindert durch die Betonung des „Themas" in keiner
Weise die Bedeutung der Begegnung von Mensch zu Mensch; sie eröffnet vielmehr durch die Forderung nach gleich-zeitiger und gleich-wertiger
Beachtung der personalen und sachlichen Beziehungsebene[595] nicht
nur Selbsterfahrungs- bzw. Therapiegruppen und Schulklassen, sondern
eigentlich allen formellen und informellen Gruppen in unserer Gesellschaft die Möglichkeit, inhaltliche Arbeit und Selbst-Erfahrung so zu verbinden, daß das Zusammensein von Menschen zur Verwirklichung in-
haltlicher wie persönlicher Ziele und Werte gleichermaßen beiträgt.

Für das Gelingen dieser Idee in der Praxis ist nicht nur der Leiter der
Gruppe zuständig, sondern – und hier ist Ruth COHN eindeutig eine
existenzphilosophisch orientierte Psychologin – jeder einzelne ist aufgerufen, Verantwortung für den Gruppen- und Arbeitsprozeß zu übernehmen. Dies ist der Punkt, an dem Ruth COHN einen weiteren wichtigen
Beitrag zur Theorie und Praxis der Humanistischen Psychologie leistet.
Als Mitbegründerin der Erlebnistherapie stehen für sie die unmittelbaren
und gegenwärtigen Verhaltensweisen und Gefühle des Hier-und-Jetzt im
Mittelpunkt. Ruth COHNs Verdienst ist es hier, daß sie ein sehr differen-
ziertes Konzept des Hier-und-Jetzt vorlegt. Sie betrachtet das

---

594 In letzter Zeit gibt es ähnliche Bemühungen, die – ausgehend von den Prinzipien
     und Grundlagen der Gestalttherapie – das Konzept einer „Gestaltpädagogik" zu
     entwickeln; vgl. hierzu vor allem BUROW, O.-A. (1993)

595 vgl. hierzu den Aspekt der Gleichzeitigkeit von „Inhalts- und Beziehungsaspekten"
     der Kommunikation bei WATZLAWIK, P./BEAVIN, J. H./JACKSON, D. D.: Mensch-
     liche Kommunikation, Berlin 1969, 53 ff.

Hier-und-Jetzt des konkreten Gruppengeschehens nicht als Selbstzweck oder „Fetisch", sondern immer im Sinne einer Ganzheit von Vergangenheit, Gegenwart und Zukunft. In der „Einzigartigkeit", die jeder Einzelne per „Ich" in das Gruppengeschehen einbringt, fließen sowohl die lebensgeschichtlichen Erfahrungen des Individuums als auch die „Vieldeutigkeit des Daseins angesichts des Todes"[596] zusammen.

Mit augenfälliger Ähnlichkeit zu existenzphilosophischem Denken geht es Ruth COHN um die Übernahme von Verantwortung in einem Hier-und-Jetzt, das sowohl die Zeitdimensionen als auch das Spektrum individuellen Erlebens im ganzheitlichen Sinne verfügbar macht und hält.

Am deutlichsten konkretisiert Ruth COHN diesen Aspekt durch ihr Postulat „Störungen haben Vorrang"; jedes Gruppenmitglied soll der Wahrnehmung seiner lustvollen und schmerzlichen Befindlichkeiten, die zwar gegenwärtig erlebt, immer aber auch vergangenheits- und zukunftsbedingt sind, große Bedeutung zumessen. Türenklappen, Abschweifen der Gedanken, Zärtlichkeit für jemanden, Wut gegen jemanden oder Magendrücken werden zwar gegenwärtig erlebt, betreffen aber die Vergangenheit und Zukunft des einzelnen und der Gruppe genauso. Mit diesem Verständnis von Hier-und-Jetzt bewußt und eigenverantwortlich in die Beziehung zu Menschen und Themen einzutreten, ist für Ruth COHN eine Form sozialer und ethischer Verpflichtung.

Ruth COHN gelingt damit – neben Fritz PERLS – auf sehr eindrucksvolle Weise, dem psychoanalytischen Konzept des Widerstandes eine – auch wenn sie selbst es nicht so genannt hat – existenzphilosophische Wendung zu geben und damit für die Humanistische Psychologie verfügbar zu machen.

---

596 a.a.O. 68

5 Charlotte Bühler (1893–1974) Selbstverwirklichung und Erfüllung – Das Konzept des Lebenslaufs

5.1 Persönlicher Hintergrund

Persönliches habe ich über Charlotte BÜHLER wenig gefunden. In Berlin geboren, studierte sie Psychologie und promovierte 1918 in München. 1929 übernimmt sie einen Lehrstuhl in Wien und arbeitet nach ihrer Emigration 1939 in London, Oslo und schließlich in Los Angeles (USA). In den 60er Jahren kommt sie häufig auf Vortragsreisen nach Europa, ehe sie endgültig in ihre Heimat zurückkehrt und 1974 in Stuttgart stirbt.

5.2 Der Lebenslauf des Menschen

Ihr psychologisches Interesse galt Zeit ihres Lebens dem menschlichen Lebensprozeß als ganzheitlichem Verlauf und damit Fragestellungen, die das tägliche Leben der Menschen in sehr konkreter Weise berühren. Sie versucht z. B. herauszufinden, ob das Leben eines Menschen in „Phasen" wie Kindheit, Adoleszenz, mittlere Lebensphase, Alter und Tod eingeteilt werden kann. Doch über allem steht bei ihr – und das wird in der Literatur stets verschwiegen, wenn Ch. BÜHLER als „Entwicklungspsychologin" charakterisiert wird – die Frage nach dem Sinn des Lebens. Immer hat sie, so auch in ihren Lebenslaufstudien, Fragen nach „Lebenserwartungen und Lebensauffassung"[597], nach „Lebenszielen und Lebensproblemen"[598] sowie der „Bilanz des Lebens" im Sinne eines „gelingenden und mißlingenden Lebens" in den Mittelpunkt ihrer Aufmerksamkeit gerückt: „Dieses Gelingen und Mißlingen, das wir in allen körperlichen und seelischen Leistungen, in unseren menschlichen Beziehungen, unseren sachlichen und beruflichen Unternehmungen immer wieder erfahren . . ., stellt für den besinnlichen Menschen eine Kontinuität dar und ein

---

597 1962, 254 ff.

598 a.a.O. 257 ff.

allmähliches sich zu einem Gesamtergebnis zusammenschließendes, alles übergreifendes Erlebnis"[599]. Sie hält derartige Fragestellungen deshalb für so relevant, weil sie davon ausgeht, daß „eine große Mehrheit von Menschen auf der Welt überhaupt nicht dazu kommt, sich je mit dem Leben als Ganzem zu befassen, sondern sich zufriedengeben muß, mit dem Problem des Überlebens von einem Tag zum anderen fertig zu werden".

5.3 Selbstverwirklichung

Das Ziel ihrer eigenen Arbeit sieht Ch. BÜHLER darin, die Kenntnisse und Einsichten der Psychologie so zu verwerten, daß daraus „Richtlinien für ein möglichst konstruktives Handeln"[600] abgeleitet werden können. Unter „konstruktiv" versteht sie ein Handeln, das „dem Wohl des Handelnden wie auch dem aller anderen Menschen auf lange Sicht am zuträglichsten ist – ein Handeln, das zum erfüllenden Aufbau der menschlichen Existenz beiträgt"[601].

„Selbstverwirklichung in schaffender Hingabe an andere"[602] ist für sie Hauptmotiv und „Grundtendenz des normal sich entwickelnden Menschen"[603]. In Anlehnung an HORNEY und JUNG versteht sie darunter „die Verwirklichung der besten Potentialitäten eines Individuums, durch deren Entwicklung es sein innerstes Selbst zum Ausdruck bringt und nicht nur sich, sondern auch andere fördert und sich am kulturellen Schaffen beteiligt"[604]. Dies erfordert einen permanenten Kampf mit Höhen und Tiefen, mit einem ständigen Auf und Ab: „Das Bild des konstruktiv lebenden Menschen . . . erweist sich als das eines Menschen, dem es gelingt, selbst unter schweren Zweifeln und nach schweren Verlusten und schwe-

---

599 a.a.O. 250
600 a.a.O. 522
601 a.a.O.
602 a.a.O. 523
603 a.a.O. 116
604 a.a.O.

rem Verfehlen ehrlich mit sich selbst, verstehend mit anderen, aufbauend wirksam und in innerer Freiheit vorwärts zu schreiten"[605].

Ganz deutlich wird in diesen Zitaten die Grundposition BÜHLERs, die – ähnlich wie Ruth COHN – nicht nur das Individuum als ein „Ganzes" gesehen haben will, sondern die individuelle Ganzheit wiederum in ein gesellschaftliches Ganzes eingebettet sieht, das letztlich Teil eines Weltganzen, des „Weltalls"[606] ist, das von einem „konstruktiv schaffenden, Sinn gebenden und Zweck verfolgenden *Geist* durchwaltet ist"[607].

5.4 Die vier Grundtendenzen des Lebens

Zurück zur Selbstverwirklichung: Sie erfordert ein lebenslanges Kämpfen und Bewältigen von Schwierigkeiten und eine Integration der verschiedenen Ziele und Strebungen. BÜHLER spricht hier auch von „Antrieben . . ., die unsere Motivation unter ständiger innerer Spannung in verschiedene Richtungen lenken"[608]. Aus dieser Spannung heraus, die für BÜHLER in Übereinstimmung mit GOLDSTEIN auch eine lustvolle Tendenz hat[609], muß der Mensch in einem permanenten Prozeß „Entscheidungen" fällen und zwischen vier Grundtendenzen des Lebens „wählen"[610], die – einerseits im Widerstreit miteinander und gleichzeitig in Abhängigkeit zueinander! – zu Selbstverwirklichung und Erfüllung führen:

1. Tendenz zur Bedürfnisbefriedigung, definiert als Neigung zur Entspannung, zum Wohlbehagen, zum Glück,
2. Tendenz zur selbstbeschränkenden Anpassung, zur Sexualität, zur Anerkennung des Ichs, definiert als die Tendenz zur Einschränkung, Einordnung, Zugehörigkeit, Sicherheit,
3. Tendenz zur schöpferischen Expansion, definiert als die Tendenz zur Expansion und Transzendenz, zum schöpferischen Handeln, zur Selbstverwirklichung,

---

605 1968, 18
606 1962, 524
607 a.a.O. 524 Hervorhebg. H. Q.
608 a.a.O. 523
609 a.a.O. 117
610 vgl. a.a.O. 118 u. 523 sowie 1962b, 24 und 1973, 54

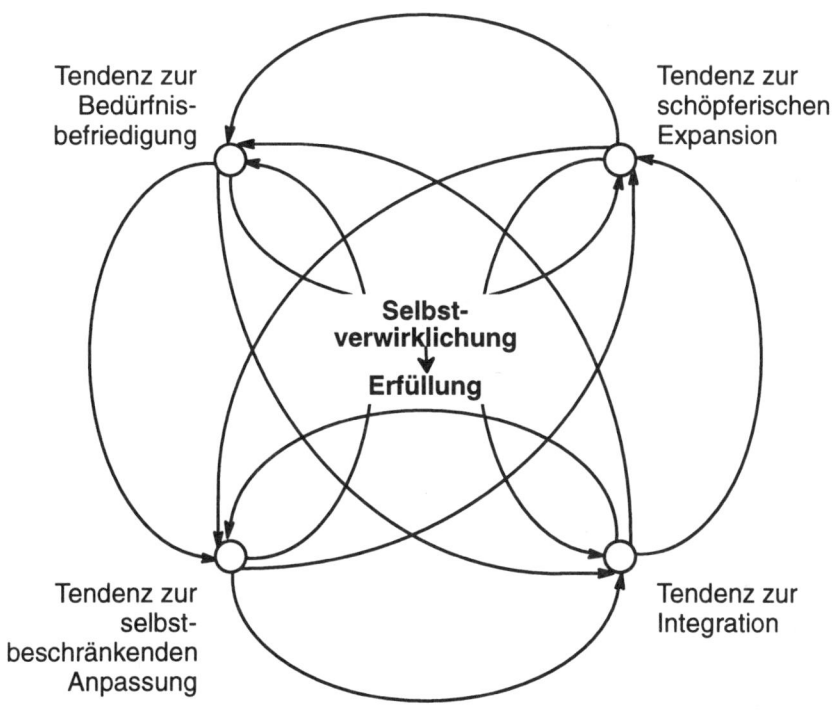

Tendenz zur Bedürfnisbefriedigung

Tendenz zur schöpferischen Expansion

Selbstverwirklichung

Erfüllung

Tendenz zur selbstbeschränkenden Anpassung

Tendenz zur Integration

4. Tendenz zur Integration und Aufrechterhaltung der inneren Ordnung, definiert als Tendenz zur Einordnung, zur Selbstversorgung, zum Seelenfrieden.

BÜHLER hat das Endziel dieser verschiedenen Strebungen „Erfüllung" genannt. Sie versteht darunter ein abschließendes Erlebnis, hervorgehend aus dem Bewußtsein eines im wesentlichen gelungenen Lebens. „Erfüllung" bedeutet für BÜHLER „eine Fülle des Erlebten, sowohl im Glück wie im Schmerz. Es ist ein durch Jahrzehnte hindurch erworbener innerer Reichtum, der aus dem gelebten Leben aufgespeichert wurde, wenn es gelang, in verhältnismäßig wohlproportionierter Weise Expansion und Anpassung, Befriedigung und innere Ordnung herzustellen. Erfüllung setzt voraus, daß alle vier Strebungen gefördert wurden, wenn auch der einzelne die eine oder andere bevorzugen mag und wenn auch das Leben eine volle Befriedigung aller versagt"[611].

---

611 1962a, 118

In vielen Gesprächen hat Ch. BÜHLER versucht, herauszufinden, was
Menschen selbst als Erfüllung oder Verfehlung ihres Lebens betrachten.
Sie fand im wesentlichen vier Gesichtspunkte, die, wie sich herausstellte,
„gut korrespondierten mit den vier Grundtendenzen des Lebens, die ich
früher theoretisch aufstellte"[612]:

1. Glück:

   „Glück wird einerseits mit glückhaften Ereignissen in Zusammenhang
   gebracht, wie zum Beispiel, daß man zur rechten Zeit den richtigen
   Menschen traf oder besonders gute Lebensumstände hatte, oder
   Glück wird auch im Zusammenhang mit glücklichen Lebensbeziehun-
   gen der Liebe und des Verstehens erwähnt"[613].

2. Lebensumstände,

   d. h. die Beziehung des Menschen zu seinen Lebensumständen, die
   entweder so günstig gewesen sein können, „daß das Individuum seine
   Möglichkeiten verwirklichen, d. h. seine Eigenart und Gaben verwenden konnte", oder so beschaffen waren, daß es sich schwierigen Bedingungen „anpassen" mußte[614].

3. Leistung,

   d. h. die meisten Befragten gaben an, daß es für sie befriedigend ist,
   wenn sie genau wissen, „daß sie im Leben etwas zustande gebracht
   haben, daß sich ihr Wirken als anerkennbar und nachhaltig erweist"[615].

4. Moralische Selbstbewertung,

   d. h. die meisten Menschen haben das Bedürfnis, daß, bevor sie sterben, ihr gesamtes Leben als *gut* und *richtig* im Sinne von „anständig,
   hilfreich oder im Sinne göttlicher Gebote oder in anderer Weise mora-
   lisch" anerkannt wird[616].

Schließlich gibt Ch. BÜHLER uns auch noch eine Antwort auf die Frage,
was – abgesehen von dem bereits erwähnten „Geist", der das Weltall
durchwaltet – dem Menschen die Kraft gibt, diesen ständigen Prozeß des
Wählens und Entscheidens im Kampf zwischen den genannten Grundtendenzen durchzuhalten, um zur „Erfüllung" in der Selbstverwirklichung

---

612 1968, 17
613 a.a.O. 16
614 a.a.O. 16
615 a.a.O. 17
616 a.a.O.

zu gelangen. Ihre Antwort ist, daß es so etwas wie einen „Glauben" gibt, der uns die Kraft gibt, diesen Prozeß ein Leben lang durchzustehen. Sie meint damit nicht explizit den religiösen Glauben, ohne ihn damit jedoch auszuschließen[617]; sie versteht das in einem allgemeinen Sinn und zitiert z. B. J. HUXLEY (1957): „Wenn wir nichts glaubten, würden wir überhaupt nicht handeln." Alles menschliche Handeln ist für sie auf Ziele hin ausgerichtet, die Werte und Sinn darstellen.

5.5 Philosophischer Hintergrund und Wissenschaftsverständnis

Die Beschäftigung mit dem zentralen Thema ihrer Arbeit, der Frage nach dem Sinn des Lebens, bringt Charlotte BÜHLER in Berührung mit den Ideen der aufkeimenden Existenzphilosophie. In Erwähnung von KIERKEGAARD und HEIDEGGER spricht sie von der „Geworfenheit" des „Daseins"[618], dem Ausgeliefertsein des Menschen an seine „Existentialangst"[619], verbunden mit der Frage nach dem Sinn des Lebens. Der Zusammenbruch hoher Kulturen und die zunehmende Infragestellung weltlicher und religiöser Autoritäten haben den Menschen mit tiefen Zweifeln über sich selbst und die eigene Existenz erfüllt. Vermutlich in Anlehnung an BUBER ist die Beziehung des einzelnen zu seiner Umwelt für BÜHLER ein „oft verzweifelter Kampf in der *Begegnung* und dem *Dialog* zwischen Selbst und Welt"[620]. In „ständig erneuten *Entscheidungen*" muß das „wählende Selbst" in dem von der Geburt bis zum Tode dauernden Kampf bestehen.

Daß der Mensch immer in „Beziehung" zur Welt gesehen werden muß und niemals als desinteressierter bzw. neutraler Beobachter quasi losgelöst von der Welt existiert, läßt die Ähnlichkeit von BÜHLERs Denken mit den Ideen der Phänomenologie erkennen.

---

617 an anderer Stelle spricht sie von der „Intentionalität, die vom Anfang bis zum Ende des Lebens das Leben durchdringt"; 1968, 2

618 1962, 103, 114 und 451

619 a.a.O. 451

620 a.a.O. 523; Hervorhebg. H. Q.

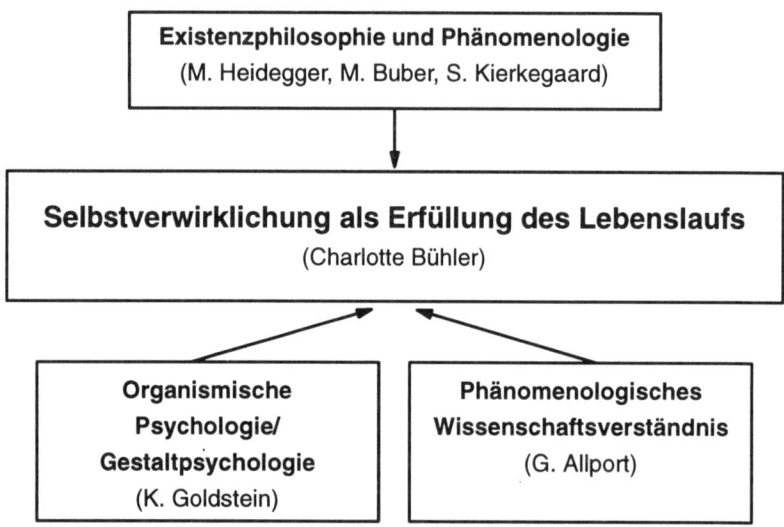

Philosophische und psychologische Bezugspunkte des Konzepts der
Selbstverwirklichung von Charlotte Bühler

Für Ch. BÜHLER ist die „Ganzheit der Person" ein Lehrsatz der Humanistischen Psychologie, mit dem sie sich von den anderen Richtungen
wie der Experimentalpsychologie, dem Behaviorismus und der Psychoanalyse abgrenzt. BÜHLERs Vorstellung von „Ganzheit" stützt sich wesentlich – wie auch bei GOLDSTEIN – auf die Ergebnisse der Gestaltpsychologie[621]. Bekannt wurde Ch. BÜHLER mit ihren Studien zum Lebenslauf; für sie war der Lebenslauf eines Menschen immer ein „Ganzes", und
sie wunderte sich darüber, daß in der psychiatrischen Praxis zwar großer
Wert auf die Anamnese des Patienten gelegt wurde, daß aber in der Be-
handlung selbst „selten eine Beziehung zu seinem Lebenslauf als Ganzem hergestellt wurde"[622]. Schon 1933 begann sie mit diesen Studien
und versuchte, deren Bedeutung für das Verständnis des menschlichen
Lebens zu klären. Sie setzte sich damit über die methodischen „Normen"
der damaligen Zeit hinweg und erklärte, daß neben den statistischen Methoden auch die sogenannten „n=1-Studien" in Form von „biographi-

621 vgl. Kap. III, Abschnitt 1.3
622 BÜHLER, 1973, 41

schen" und „klinischen" Erhebungen sowie „strukturierten Exploratio-
nen"[623] dann wissenschaftlich fundiert sind,

„1. wenn das Exemplarische des Falles offensichtlich ist, d. h. wenn eine
Person eine bestimmte Population erschöpfend repräsentiert,

2. wenn ein hoher Verallgemeinerungsgrad innerhalb einer Population
besteht (d. h. wenn die intersubjektive Variabilität so gering ist, daß es
nicht darauf ankommt, welche Person wir für unsere Meinung auswählen),

3. wenn sich die Forschung intensiv mit einem ‚idealen', ‚typischen' oder
‚repräsentativen' Fall befaßt,

4. wenn die gewonnenen Befunde dazu dienen, eine behauptete oder
angenommene universelle Beziehung zu widerlegen,

5. wenn die Möglichkeiten, eine besondere Art von Fällen zu beobachten,
beschränkt sind"[624].

Sie zitiert in diesem Zusammenhang auch eine Studie von ALLPORT zur
Methode der Biographie[625]. ALLPORT schlägt hierin folgende Validitäts-
kriterien vor:

- Gefühl subjektiver Gewißheit,
- Konformität mit bekannten Fakten,
- Geistige Bearbeitung,
- Vorhersagekraft,
- Soziales Einverständnis,
- Innere Konsistenz.

---

623 vgl. BÜHLER, 1962a, 248/249

624 1973, 37

625 ALLPORT, G.: The Use of Personal Documents in Psychological Science; 2nd Bul-
letin No 49, New York: Social Science Research Council, 1942

5.6 BÜHLERs Beitrag zur Humanistischen Psychologie

Charlotte BÜHLERs Beitrag zur „Humanistischen Psychologie" besteht
darin, daß sie die gesamte Lebensspanne des Menschen in den Mittelpunkt der psychologischen Aufmerksamkeit rückt und – damit zusam-
menhängend – die biographische Forschungsmethode innerhalb der Humanistischen Psychologie verankerte und darüber hinaus innerhalb der
gesamten Psychologie „salonfähig" machte.

Biographische Forschungsmethode

In einer Zeit, wo die Humanistische Psychologie noch um ihre theoretische Fundierung kämpfen mußte und an den amerikanischen Hochschulen personell noch schwach vertreten war, stand die Frage der „Wissenschaftlichkeit", sprich: Seriosität dieser Richtung eine Zeitlang im Mittelpunkt der interdisziplinären Debatte. Die Humanistische Psychologie
brauchte dringend Methoden und Kriterien zur Absicherung ihrer inhaltlichen Positionen.

Aufgrund des engen Bezuges zur Existenzphilosophie lag es nahe, auf
deren wissenschaftstheoretisches Fundament, die Phänomenologie, zu-
rückzugreifen und diese als methodische Grundlage der Humanistischen
Psychologie zu etablieren. Charlotte BÜHLER war es, die nicht nur pro-
grammatische Äußerungen in dieser Richtung, sondern ein voll entwik-
keltes phänomenologisches Konzept zur Verfügung stellte.

Noch während der Auseinandersetzung um die Gültigkeit der biographischen Methode begannen auch Forscher außerhalb der Humanistischen Psychologie damit, den Wert psychologisch orientierter biographi-
scher Forschung am Menschen zu ergründen. In ihrem berühmten Aufsatz, den sie in BUGENTHALs Sammelband „Humanistic Psychology"
(1967) veröffentlichte, nennt BÜHLER drei Gruppen von Biographie-For-
schern: einmal Psychologen wie Henry MURRAY, die sich mit der Persönlichkeit des Individuums als solcher befaßten, zum anderen psychoanalytisch orientierte Psychologen, die versuchten, das Leben historischer
Persönlichkeiten in FREUDscher Terminologie zu deuten; und schließlich eine entwicklungspsychologisch orientierte Gruppe, zu der u. a.
S. BERNFELD und Charlotte BÜHLER gehörten. Diese Gruppe machte
den Versuch, anhand von Tagebüchern die Entwicklung von Kindern und

Jugendlichen zu ordnen und den Zusammenhang zwischen deren individueller Lebensgeschichte und dem Lebenslauf als Ganzem zu erfassen.

Selbstverwirklichung als „Erfüllung" des menschlichen Lebenslaufs

Während die Psychoanalyse den Menschen als primär von Trieben determiniert (und erst in zweiter Linie als sozial angepaßt) betrachtet, der Behaviorismus den Menschen als ein Reiz-Reaktions-System auffaßt, geht es der Humanistischen Psychologie um den Menschen an sich, der schon allein aufgrund der Tatsache seiner Existenz intentional, d. h. mit dem Ziel der Selbstverwirklichung lebt.

Dieser Selbstverwirklichung oder „Erfüllung" geht BÜHLER in ihren biographischen Studien nach, kommt zu dem Ergebnis, daß die positive oder negative „Bilanz" des Lebens aus der Spannung von vier Grundtendenzen[626] hervorgeht und beschreibt sehr anschaulich, wie Menschen aus ihrer subjektiven Sicht solche Gesichtspunkte wie Glück, Lebensumstände, Leistung und moralische Selbstbewertung im Zentrum ihrer Lebensbilanz ansiedeln. Ein befriedigendes Leben ist – das ergeben BÜHLERs Studien in Übereinstimmung mit den Aussagen der Existenzphilosophie – immer charakterisiert durch Höhen und Tiefen, durch ein ständiges Auf und Ab. Auch die existentialistische Annahme, daß die Verwirklichung des menschlichen Wesens auf dem Hintergrund seiner „Geworfenheit" nur möglich ist im Akt des „Wählens" und „Entscheidens", wird durch BÜHLERs biographische Forschungen insofern bestätigt, als nachgewiesen werden konnte, daß sich die Menschen der von BÜHLER beschriebenen Tendenzen zum einen sehr wohl bewußt sind und zum anderen die Entscheidung über die Vorrangigkeit und die Beziehung zwischen den verschiedenen Tendenzen nicht allein „Schicksal" sind, sondern auch vom Individuum selbst in eigenverantwortlicher „Wahl" herbeigeführt werden.

Abraham MASLOW ist es, der wenig später das Konzept der Selbstverwirklichung in den Mittelpunkt seiner Theorie der Bedürfnisse stellt und – ähnlich wie BÜHLER – sich dabei auf biographische Daten stützt.

---

626 vgl. Kap. III, Abschnitt 1.5

6 Abraham Maslow (1908–1970) Motivation und Bedürfnis – Das Konzept der Selbstverwirklichung

6.1 Persönlicher Hintergrund

Persönliches habe ich über Abraham MASLOW wenig gefunden. Er wurde 1908 als Sohn eines russisch-jüdischen Einwanderers aus Kiew geboren. Er war eins von sieben Kindern, galt als sehr schüchtern und war oft krank. Er war ein guter Schüler, war aber aufgrund seiner jüdischen Abstammung sehr isoliert. Weder zu Hause noch in der Schule fühlte er sich wohl, so daß er schon als Kind sehr viel Zeit in der Bücherei verbrachte und las[627].

Mit dem Eintritt in die High School in Brooklyn veränderte sich seine Situation positiv[628]. Er studierte zunächst auf Anraten seines Vaters Jura, gab dieses Studium aber sehr schnell auf, weil "the cases seemed to deal only with evil men, and with the sins of mankind". Er beschreibt sich selbst als sehr schüchtern gegenüber Frauen und nennt den ersten Kuß, den er einer Frau gab, eine „peak-experience", die sich für seine weitere emotionale und intellektuelle Entwicklung sehr befreiend auswirkte.

Er studierte schließlich Psychologie, interessierte sich aber darüber hinaus für Philosophie, Musik und Politik. Vor allem die Ideen sozialistischer Denker wie U. SINCLAIR, E. DEBS und N. THOMAS beeindruckten ihn sehr und beeinflußten ihn in seinem Wunsch, die Welt verändern zu wollen: "My goals were definitely utopian and messianic and world-improving and people-improving." Im Behaviorismus sah er einen Weg, dies zu verwirklichen. SKINNERs Buch „Walden Two" hinterließ einen bleibenden Eindruck bei ihm.

Als Assistent von E. L. THORNDIKE begann er zu untersuchen, zu welchen Teilen das menschliche Verhalten genetisch- bzw. umweltbedingt ist; sehr zum Kummer von THORNDIKE beendete MASLOW diese Untersuchung nicht; denn die Kontakte, die er zu der Zeit bereits zu Max

---

627 "I practically lived in the library"
628 "the beginning of the happy time"

WERTHEIMER, Kurt KOFFKA, Erich FROMM, Karen HORNEY, Kurt GOLDSTEIN und Alfred ADLER hatte, führten allmählich zu einer Abkehr vom naturwissenschaftlich orientierten Wissenschaftsverständnis des Behaviorismus.

MASLOW ist von daher eine wichtige Persönlichkeit für die Humanistische Psychologie. Ähnlich wie Carl ROGERS war er ein wissenschaftlich anerkannter, naturwissenschaftlich orientierter Psychologe, ehe er in Distanz zur herrschenden Wissenschaftsauffassung des Behaviorismus ging. Als Assistent THORNDIKEs und später Harry HARLOWs fühlte er sich noch der strengen Methodik der experimentellen Psychologie verpflichtet und promovierte 1934 auf dieser Grundlage über das sexuelle Verhalten von Affen. Er war, wie er selbst schreibt, ein begeisterter Forscher und hatte sich „dem Behaviorismus mit Leib und Seele verschrieben".

Er lehrte zunächst am Brooklyn College in New York von 1937–1951, ehe er 1951 als Hochschullehrer an die Brandeis University berufen wurde[629]. Innerhalb weniger Jahre vollzog sich seine Wende hin zur philosophischen und wissenschaftlichen Begründung einer neuen Psychologie.

Mit Nachdruck wendet er sich bereits in seinem 1954 erschienenen Buch "Motivation and Personality"[630] gegen eine Psychologie, die sich nur mit dem negativen Teil der menschlichen Persönlichkeit beschäftigt. Gegen eine solche – seiner Meinung nach pessimistische und begrenzte – Tendenz in der Psychologie setzt er die Tradition GOLDSTEINs mit der Erforschung des „Guten" im Menschen mit dem Ziel der Selbstverwirklichung fort: „Man wird das menschliche Leben nie verstehen können, ohne seine höchsten Ambitionen in Rechnung zu stellen. Wachstum, Selbstverwirklichung, das Streben nach Gesundheit, nach Identität und Autonomie, das Verlangen nach Vortrefflichkeit (und andere Arten, das Streben ‚aufwärts' zu formulieren) müssen jetzt ohne Frage als eine verbreitete und vielleicht universelle menschliche Tendenz akzeptiert werden"[631].

---

629 als Kollege von Kurt GOLDSTEIN

630. dtsch: Motivation und Persönlichkeit, 1977

631 1977, 11

6.2 Die Theorie der menschlichen Bedürfnisse

MASLOW hat sich bereits sehr früh mit den menschlichen Bedürfnissen beschäftigt. In seinen verschiedenen Büchern und zahlreichen Aufsätzen finden sich unterschiedliche Darstellungen. Ich beziehe mich hier im wesentlichen auf sein 1954 veröffentlichtes Hauptwerk „Motivation and Personality" und „Toward a Psychology of Being" (1968). MASLOW unterscheidet zwischen Grundbedürfnissen (basic needs) und Metabedürfnissen (metaneeds); die Grundbedürfnisse sind bei ihm Mangelbedürfnisse (deficience needs), und die Metabedürfnisse nennt er Wachstumsbedürfnisse (growth needs). Wie das Schaubild auf der folgenden Seite zeigt, sind für MASLOW die grundlegendsten Bedürfnisse diejenigen des physischen Überlebens, d. h. Nahrung, Flüssigkeit, Unterkunft, Bekleidung, Sexualität, Schlaf und Sauerstoff. In Abgrenzung zu Psychoanalyse und Behaviorismus, die diese physiologischen Bedürfnisse als die einzigen genetischen Bedürfnisse definieren, entwickelte MASLOW die Vorstellung von einer „Hierarchie" der Bedürfnisse, d. h. sowie z. B. die physiologischen Bedürfnisse gesättigt sind, „tauchen sofort andere (und höhere) Bedürfnisse auf . . . und beherrschen den Organismus. Und wenn diese ihrerseits befriedigt sind, kommen neue (und wiederum höhere) Bedürfnisse zum Vorschein, und so weiter. Dies ist, was wir mit der Behauptung meinten, daß die grundlegenden menschlichen Bedürfnisse in einer Hierarchie der relativen Vormächtigkeit organisiert sind"[632]. In dieser Hierarchie sind ganz unten die physiologischen, die wichtigsten, lebensnotwendigen Bedürfnisse angeordnet. Es folgen

- die Sicherheitsbedürfnisse,
- die Bedürfnisse nach Liebe und Zugehörigkeit,
- die Bedürfnisse nach Achtung,

die MASLOW alle noch als Mangelbedürfnisse definiert, ehe in der Hierarchie aufwärts die Wachstumsbedürfnisse[633] folgen. Diese neue Qualität von Bedürfnissen fehlt noch in dem 1954 erschienenen Buch „Motivation and Personality"; sie tauchen erst auf in „Towards a Psychology of Being" (1968) und komplettieren damit MASLOWs Motivationstheorie.

---

632 1977, 78

633 an anderer Stelle auch „Seins-Werte" – Being values oder B-values – genannt

SELBSTVERWIRKLICHUNG

↑ Bedürfnisse nach:
- Ganzheit
- Vollkommenheit
- Erfüllung
- Gerechtigkeit
- Lebendigkeit
- Einfachheit
- Schönheit
- Güte
- Einzigartigkeit
- Mühelosigkeit
- Verspieltheit
- Wahrheit
- Bescheidenheit

Wachstumsbedürfnisse
(Growth Needs/Meta Needs
B-Values/Seins-Werte)

- -

↑ Bedürfnis nach Achtung

↑ Bedürfnis nach Liebe
und Zugehörigkeit

↑ Bedürfnis nach Sicherheit

↑ Physiologische Bedürfnisse
- Nahrung
- Flüssigkeit
- Unterkunft
- Bekleidung
- Sexualität
- Schlaf
- Sauerstoff

Mangelbedürfnisse
(Deficiency Needs/Basic Needs/A-Values)

In diesem Buch finden wir erstmals eine Liste dieser Wachstumsbedürfnisse[634]:

„1. Ganzheit (Einheit, Integration, Tendenz zur Einzigartigkeit, gegenseitige Verbundenheit, Einfachheit, Organisation, Struktur, Transzendenz von Dichotomie, Ordnung),

2. Vollkommenheit (Notwendigkeit, „just-right-ness", „just-so-ness", Unvermeidlichkeit, Geeignetheit, Gerechtigkeit, Vollständigkeit, Erwünschtheit),

3. Erfüllung (Beenden, Endgültigkeit, Gerechtigkeit, etwas beendet haben ('its finished'), Erfüllung, 'finis and telos', Schicksal, Verhängnis),

4. Gerechtigkeit (Fairneß, Ordentlichkeit, Gesetzlichkeit, Erwünschtheit),

5. Lebendigkeit (Prozeß, 'Non-deadness', Spontaneität, Selbstregulierung, volle Funktionsfähigkeit),

6. Reichhaltigkeit (Differenzierung, Komplexität, Kniffligkeit),

7. Einfachheit (Ehrlichkeit, Nacktheit, Wesentlichkeit, abstrakte, essentielle und skeletthafte Struktur),

8. Schönheit (Richtigkeit, Form, Lebendigkeit, Einfachheit, Reichhaltigkeit, Ganzheit, Vollkommenheit, Erfüllung, Einzigartigkeit, Ehrlichkeit),

9. Güte (Richtigkeit, Wünschbarkeit, Erwünschtheit, Gerechtigkeit, Wohlwollen, Ehrlichkeit),

10. Einzigartigkeit ('idiosyncrasy', Individualität, Unvergleichbarkeit, Neuheit),

11. Mühelosigkeit (Leichtigkeit, ohne große Anstrengung, ohne Streben und Schwierigkeit, Anmut, perfektes und wunderbares Funktionieren),

12. Verspieltheit (Spaß, Freude, Unterhaltung, Fröhlichkeit, Humor, Überschwenglichkeit, Mühelosigkeit),

13. Wahrheit, Aufrichtigkeit, Realität (Nacktheit, Einfachheit, Reichhaltigkeit, Erwünschtheit, Schönheit, rein, sauber und echt, Vollständigkeit, Wesentlichkeit),

14. Bescheidenheit (Autonomie, Unabhängigkeit, auch ohne andere man selbst sein, selbstbestimmend, umwelttranszendierend, Getrenntheit, nach eigenen Gesetzen leben)."

---

634 1968, 83; Übersetzung H. Q. Bei Übersetzungsschwierigkeiten Übernahme im Original

Genau wie die physiologischen Bedürfnisse auf der untersten Stufe der Hierarchie, so bilden auch die Wachstumsbedürfnisse untereinander keine Hierarchie, sondern stehen gleichberechtigt auf einer Hierarchie-Stufe. Über allem steht bei MASLOW aber schließlich das Bedürfnis nach *Selbstverwirklichung* („self-actualization"); nur: in MASLOWs Hierarchie-Denken kann dieses „eigentliche" Bedürfnis erst zur Geltung kommen, wenn alle vorherigen Bedürfnis-Stufen der Hierarchie gesättigt sind.

MASLOW geht davon aus, daß bei 99 % der Menschen (BUGENTAL spricht von 70 % der Erwachsenen) diese Potentiale und die damit verbundenen Möglichkeiten der Selbstverwirklichung quasi brachliegen, weil ihr Leben ausgefüllt ist mit dem Kampf um die Befriedigung der Grundbedürfnisse; sie sind vollauf damit beschäftigt, sich „aufs Leben vorzubereiten", anstatt zu „leben", wie MASLOW an anderer Stelle[635] schreibt. Trotzdem machen auch die „Nicht-Selbstverwirklicher" im Laufe ihres Lebens des öfteren Erfahrungen, die auch ihnen das Gefühl von Selbstverwirklichung eröffnen. Auch sie haben *„peak-experiences"* (Grenzerfahrungen), die nach MASLOW eben nicht nur auf der Stufe der Wachstumsbedürfnisse, sondern auch auf den Stufen der Grundbedürfnisse vorkommen.

6.3 Die Selbstverwirklichungsstudie

Auf der Grundlage dieser Bedürfnis-, Motivations- oder Wertetheorie basiert MASLOWs Selbstverwirklichungsstudie; Grundlage seiner Untersuchungen waren nicht seelisch kranke Menschen bzw. Tiere, sondern Menschen, die seiner Meinung nach das Ziel der Selbstverwirklichung im Laufe ihres Lebens erreicht hatten[636]; nur Ch. BÜHLER hat mit ihren Lebenslauf-Studien etwas Ähnliches versucht[637]. MASLOW war der Meinung, daß Psychologen, die nur seelisch kranke oder reduzierte Menschen untersuchen, dazu beitragen, daß die Psychologie, die sie betreiben, ebenso krank und reduziert ist. MASLOW untersuchte lebende und

---

635 1977, 229

636 "Digging into the best people in depth" (MASLOW in einem Interview „Eupsychia – The Good Society", in: Journ. of H. P., Fall 1961)

637 vgl. Kap. III, Abschnitt 5.2

historische Persönlichkeiten wie z. B. LINCOLN, JEFFERSON, EIN-
STEIN, ROOSEVELT, W. JAMES, Albert SCHWEITZER, BUBER, RUS-
SEL u. a., und die „holistische Analyse"[638] brachte 18 Merkmale hervor,
mit denen sowohl sich selbstverwirklichende Menschen als auch eine
„healthy society" charakterisiert werden könnten:

Bessere Wahrnehmung der Realität

Es gelingt ihnen, „mehr in der realen Welt der Natur zu leben als in der
vom Menschen gemachten Verwirrung der Begriffe, Abstraktionen, Erwartungen, Glauben und Stereotypen, die von den meisten Menschen
mit der Welt verwechselt werden. Sie können deshalb viel besser wahrnehmen, *was da ist*, anstelle ihrer Wünsche, Hoffnungen, Ängste, Befürchtungen, ihrer eigenen Theorien und Meinungen oder derjenigen ihrer Kulturgruppe"[639].

Akzeptieren (sich selbst, andere, die Natur)

Die „Selbstverwirklicher" akzeptieren sich mit allen ihren Stärken und
auch Schwächen. Sie nehmen ihre Eigenschaften der menschlichen Natur ebenso fraglos hin, „wie man die Eigenschaften der Natur hinnimmt.
Man klagt nicht übers Wasser, weil es feucht ist, oder über Felsbrocken,
weil sie hart sind, oder über Bäume, weil sie grün sind. So wie das Kind
die Welt mit geweiteten, unkritischen, anspruchslosen, unschuldigen Augen betrachtet, einfach notiert und beobachtet, was der Fall ist, ohne darüber zu diskutieren oder zu verlangen, daß es sich anders verhält, so
neigt die selbstverwirklichende Person dazu, die menschliche Natur in
sich und in anderen in gleicher Weise zu betrachten"[640]. Eng verwandt mit
der Selbstakzeptierung und der Akzeptierung anderer sind
– der Mangel an Verteidigung, Schutzfärbung oder Pose,
– die Abneigung gegen solche „Gekünsteltheit bei anderen. Lüge, Arg-
  list, Heuchelei, Rolle, Spiel, Eindruckschinden in der üblichen Art: dies
  ist alles bei den selbstverwirklichenden Menschen in einem unge-
  wöhnlichen Grad *nicht* vorhanden"[641].

---

638 1977, 221
639 a.a.O. 223; Hervorhebg. H. Q.
640 1977, 224/225
641 a.a.O. 225/226; Hervorhebg. H. Q.

Spontaneität, Einfachheit, Natürlichkeit

„Selbstverwirklichende Menschen kann man alle als relativ spontan im Verhalten beschreiben. Ihr Verhalten wird von Einfachheit und Natürlichkeit sowie vom Mangel an Künstlichkeit oder Effekthascherei charakterisiert"[642].

Daraus ergibt sich nach MASLOW der „tiefste Unterschied zwischen selbstverwirklichenden Menschen und anderen", der darin besteht, daß die ersteren „leben" und die letzteren sich „aufs Leben vorbereiten", erstere sind mit einer „Wachstumsmotivation", letztere mit einer „Mangelmotivation" ausgestattet. Die selbstverwirklichenden Menschen „entfalten sich. Sie versuchen, zur Vollkommenheit zu wachsen . . . Sie arbeiten, sie bemühen sich, sie sind ehrgeizig, wenn auch in einem unüblichen Sinn. Für sie ist Motivation nur Charakterentfaltung, Charakterausdruck, Reife und Entwicklung; mit einem Wort: Selbstverwirklichung", während die Motivation der „Nicht-Selbstverwirklicher" nichts anderes ist als „ein Ringen um die Befriedigung von Grundbedürfnissen, die ihnen fehlen"[643].

Problemeinstellung

Die Selbstverwirklicher sind „problemorientiert und nicht ichorientiert. Sie stellen im allgemeinen kein Problem für sich selbst dar und sind im allgemeinen nicht sehr um sich selbst besorgt . . . Sie haben gewöhnlich irgendeine Aufgabe im Leben, eine Mission, ein Problem außerhalb ihrer selbst, auf das sie viel von ihren Energien verwenden"[644]. „Sie arbeiten in einem Wertrahmen, der weit und nicht kleinlich ist, universal und nicht lokal, und in den Begriffen des Jahrhunderts und nicht des Augenblicks. Mit einem Wort: diese Leute sind alle im einen oder anderen Sinne Philosophen, wenn auch manchmal sehr schlichte."

Die Eigenschaft der Objektivität, das Bedürfnis nach Privatheit

Selbstverwirklicher können „ohne Schaden einsam und ohne Unbehagen für sich selbst sein" . . . „Häufig ist es ihnen möglich, über dem Kampf zu stehen, unbeteiligt, unbetroffen davon zu bleiben, was in anderen Stürme verursacht . . . so wird es ihnen möglich, persönliches Glück auf-

---

642 a.a.O. 226
643 a.a.O. 229
644 vgl. auch die Lebenslaufstudien von Ch. BÜHLER, Kap. III, Abschnitt 5.4

zunehmen, ohne heftig zu reagieren, wie es die gewöhnliche Person tut."
Die damit oft verbundene Distanziertheit wird von ihren Mitmenschen
leicht als „Kälte, Snobismus, Mangel an Zuneigung, Unfreundlichkeit
oder sogar Feindseligkeit" empfunden, weil es nicht der Norm entspricht[645].

Eine andere Seite dieses Über-den-Dingen-Stehens, dieser Autonomie ist „die Selbst-Entscheidung, die Selbst-Regierung; man ist ein aktiver, verantwortlicher, selbstdisziplinierter, entscheidender Handelnder
und nicht eine Schachspielfigur, oder von anderen hilflos ‚determiniert';
man ist stark und nicht schwach" . . . Sie „treffen selbst ihre Entscheidungen, sind Selbststarter, für sich und ihr Geschick verantwortlich" im Gegensatz zu den Menschen, die „ihre Entscheidungen nicht selbst treffen,
sondern . . . treffen lassen. Deshalb neigen sie dazu, sich hilflos,
schwach und total determiniert zu fühlen"[646].

Autonomie, Unabhängigkeit von der Kultur und Umwelt, Wille,
aktiv Handelnde

MASLOW hat herausgefunden, daß „das wahre Problem der individuellen menschlichen Entwicklung, zum Beispiel die Selbstverwirklichung"
erst dann beginnt, wenn die Grundbedürfnisse befriedigt sind, d. h. „wenn
die inneren Mängel von äußeren Befriedigern gesättigt" sind. Erst dann
steht nicht mehr die „Mangelmotivation", sondern die „Wachstumsmotivation" im Mittelpunkt der Entwicklung und ermöglicht eine „relative Unabhängigkeit von der Umwelt" in Form von „relativer Stabilität angesichts
harter Schläge, Entbehrungen, Frustrationen und ähnlichem". Im Gegensatz dazu müssen die Nicht-Selbstverwirklicher, deren Entwicklung
hauptsächlich durch die Mangelmotivation bestimmt ist, immer „andere
Menschen verfügbar haben, da die meisten ihrer Hauptbedürfnisbefriedi-
gungen (Liebe, Sicherheit, Achtung, Prestige, Geborgenheit) nur von anderen menschlichen Wesen kommen können"[647].

---

645 a.a.O. 231
646 a.a.O. 232
647 a.a.O. 233/234

Unverbrauchte Wertschätzung

Sie haben „die wunderbare Fähigkeit, die grundlegenden Lebensgüter[648] mit Ehrfurcht, Freude, Staunen und sogar Ekstase immer wieder, unverbraucht und naiv, hochzuschätzen, wie schal auch diese Erfahrungen für andere geworden sind". In Erwähnung von BERGSON (1859–1941) meint MASLOW hiermit den „Reichtum der subjektiven Erfahrung, der einen Aspekt der Beziehung zum Konkreten und Unverbrauchten der per se Realität darstellt", im Gegensatz zu „schalen" Erfahrungen, die sich daraus ergeben, daß man „eine reiche Erfahrung in die eine oder andere Kategorie oder Rubrik einordnet, sobald sie sich nicht länger als vorteilhaft oder nützlich oder bedrohend oder anders, das Ich einbeziehend erweist". MASLOW bedauert in diesem Zusammenhang, daß die meisten Menschen Errungenschaften der Gesellschaft[649] und auch ganz individuelle Errungenschaften[650] aus lauter Gewöhnung nicht mehr wert-schätzen können: „Wir lernen ihren wahren Wert kennen, nachdem wir sie verloren haben", schreibt MASLOW und bringt als markantes Beispiel den Tod von Angehörigen und Freunden, die „nach ihrem Tod bedauerlicherweise mehr geliebt und geschätzt werden als während ihres Lebens"[651].

Die mystische Erfahrung, die Grenzerfahrung (peak-experience)

Unter Berufung auf William JAMES (1842–1910) geht MASLOW davon aus, daß eigentlich alle selbstverwirklichenden Menschen mystische Erfahrungen kennen, mehr oder weniger religiöser oder anderer Natur. Er beschreibt sie als „Gefühle des grenzenlosen Horizonts, der sich dem Blick öffnet, das Gefühl, gleichzeitig mehr mächtig und zugleich auch hilfloser zu sein als je zuvor, das Gefühl größter Ekstase und Ehrfurcht und großen Staunens, der Verlust des Gefühls für die Stellung in Zeit und Raum". Trotzdem unterscheidet MASLOW zwischen „Grenzerfahrenden" und „Nicht-Grenzerfahrenden" und faßt den Unterschied so zusammen, „daß die nichtgrenzerfahrenden Selbstverwirklicher die Tendenz zu haben scheinen, praktische, effektive Menschen zu sein, Mesomorphe,

---

648 wie z. B. die Bestandteile der Natur oder die Beziehungen zwischen Menschen, H. Q.

649 wie z. B. finanzielle Sicherung, politische Freiheit, H. Q.

650 wie z. B . Gesundheit, H. Q.

651 a.a.O. 234/235

die in der Welt leben und darin erfolgreich sind. Grenzerfahrende scheinen *außerdem* im Bereich des Seins zu leben; der Poesie; Ästhetik; der
Symbole; der Transzendenz; der ‚Religion' von der mystischen, persönlichen, nichtinstitutionellen Art; und der Enderfahrung"[652].

Gemeinschaftsgefühl[653]

Diesen Begriff hat MASLOW von ADLER (1870–1937) übernommen; es
ist für ihn „das einzig verfügbare (Wort), das die Art des Gefühls selbstverwirklichender Versuchspersonen für die Menschheit beschreibt. Sie haben für menschliche Wesen im allgemeinen ein tiefes Gefühl der Identifikation, Sympathie und Zuneigung trotz gelegentlichem Ärger, Ungeduld
oder Ekel". Sie haben das Schicksal, von wenigen ihrer Mitmenschen
verstanden zu werden, was dazu führt, daß sie „häufig traurig, verzweifelt
und sogar wütend über die Unzulänglichkeiten der durchschnittlichen
Menschen" sind[654].

Interpersonelle Beziehungen

Die Beziehungen selbstverwirklichender Menschen sind „tiefer und wertvoller" als die anderer Menschen. „Sie sind zu mehr Vereinigung, größerer Liebe, perfekter Identifikation, mehr Beseitigung der Ich-Grenze fähig,
als andere Menschen es für möglich halten würden"; allerdings ist es so,
daß sie „solche besonders tiefen Verbindungen nur mit wenigen einzelnen haben. Ihr Freundeskreis ist eher klein. Diejenigen, die sie tief lieben,
sind wenige an der Zahl"[655].

Die demokratische Charakterstruktur

„Sie können mit allen Menschen jeden Charakters freundlich sein und
sind es, ungeachtet der Klasse, Erziehung, des politischen Glaubens, der
Rasse oder Hautfarbe. Tatsächlich scheinen sie oft Unterschiede gar
nicht wahrzunehmen, die für die Durchschnittsperson so deutlich und
wichtig sind." Sie sind offen dafür, von jedermann etwas zu lernen: „Sie

---

652 a.a.O. 236/237
653 in deutscher Sprache bei MASLOW, H. Q.
654 a.a.O. 238
· 655 a.a.O. 239

zollen ehrlichen Respekt dem Tischler, der tüchtig in seinem Handwerk ist; oder jedem, der Meister seines Handwerks oder seiner Zunft ist"[656].

Unterscheidung zwischen Mittel und Zweck, Gut und Böse

„Die Selbstverwirklicher sind stark ethisch veranlagt, sie haben definitive moralische Normen, sie tun das Richtige und nicht das Falsche. Man braucht es nicht zu sagen, aber ihre Ansichten über richtig und falsch und über Gut und Böse sind häufig nicht die konventionellen"[657].

Philosophischer, nicht feindseliger Sinn für Humor

Die Selbstverwirklicher „lachen nicht über feindselige Witze (jemanden zum Lachen bringen, indem man einen anderen verletzt) oder Überlegenheitswitze (über die Unterlegenheit eines anderen lachen) oder Witze aus Rebellion gegen Autorität (die wenig lustigen, ödipalen, schmutzigen Witze)". Ihr Humor ist mehr von der philosophischen Art, die „ein Lächeln eher hervorbringt als ein Lachen"; es geht um einen Humor „der in der Situation beruht und nicht ihr hinzugefügt wird, der eher spontan als geplant ist und der sehr häufig nicht mehr wiederholt werden kann. Es sollte nicht weiter überraschen, daß der durchschnittliche Mensch, gewöhnt an Witzbücher und schallendes Gelächter, unsere Versuchspersonen eher als nüchtern und ernst beurteilt"[658].

Kreativität

„Jeder (Selbstverwirklicher, H. Q.) zeigt in der einen oder anderen Art eine besondere Kreativität oder Originalität oder Erfindungsgabe." MASLOW unterscheidet dies von den Fähigkeiten der „Genies" und geht davon aus, daß die Kreativität „mehr ein grundlegendes Merkmal der allgemeinen menschlichen Natur" ist, „eine Potentialität, die alle menschlichen Wesen in die Wiege gelegt bekommen". Leider verlieren die meisten Menschen diese Fähigkeit durch Anpassung, „doch einige wenige scheinen diese frische und naive Art der Lebensbetrachtung behalten zu haben oder, wenn sie in Verlust geraten ist, sie später im Leben wiederzuentdecken"[659].

---

656 a.a.O. 241
657 a.a.O. 242
658 a.a.O. 243/244
659 a.a.O. 244/245

Widerstand gegen Anpassung,
die Transzendenz jeder besonderen Kultur

„Selbstverwirklichende Menschen sind nicht gut angepaßt"[660], trotzdem
bewegen sie sich grundsätzlich innerhalb der Regeln der jeweiligen Kultur, weil die „tolerante Hinnahme harmloser Volksgebräuche nicht Billi-
gung oder Identifikation bedeutet". Sie sind nicht ungeduldig hinsichtlich
der notwendigen gesellschaftlichen Veränderungen, was sie in die Lage
versetzt, „die Langsamkeit des Wandels zusammen mit seiner unfragli-
chen Erwünschtheit und Notwendigkeit (zu) akzeptieren"[661] bzw. „Ent-
schlossenheit und Courage" zur Verfügung zu haben, wenn es nötig ist.
Sie sind „nicht gegen das Kämpfen an sich, sondern nur gegen unwirksa-
mes Kämpfen"[662].

Die Unvollkommenheiten der selbstverwirklichenden Menschen

Selbstverwirklichende Menschen „weisen viele der kleineren menschlichen Fehler auf. Sie sind ebenfalls mit dummen, verschwenderischen
oder gedankenlosen Gewohnheiten belastet. Sie können langweilig,
hartnäckig, irritierend sein. Sie sind keineswegs frei von einer ziemlich
oberflächlichen Eitelkeit, von Stolz, Parteinahme für ihre Produktionen,
ihre Familie, Freunde und Kinder. Zornausbrüche sind nicht selten". Oft
schockieren sie auch andere Menschen, auch gute Bekannte und Freunde, mit einer „unerwarteten Skrupellosigkeit" oder mit Verhaltensweisen,
die „quälend, schockierend, beleidigend oder verletzend für andere"
sind[663].

Werte und Selbstverwirklichung

MASLOW hat herausgefunden, daß das, was einen „Wert" ausmacht,
sehr wesentlich mit dem unter Punkt 2 beschriebenen Phänomen der
„Akzeptierung" als einem Merkmal des selbstverwirklichenden Menschen zusammenhängt. Unter dem Blickwinkel der Akzeptierung werden
viele Probleme gegenstandslos: „Die Zurückführung dieser Erkenntnis
auf tieferliegende Ebenen hat bei dem Autor die Meinung hervorgerufen,
daß vieles, was wie Moral, Ethik und Wert aussieht, einfach das Neben-

---

660 a.a.O. 246
661 a.a.O. 247
662 a.a.O. 248
663 a.a.O. 251

produkt der alles durchdringenden Psychopathologie des Durchschnittlichen ist"[664].

Die Auflösung von Dichotomien in der Selbstverwirklichung

MASLOW weist darauf hin, daß die Studien über den selbstverwirklichenden Menschen ein zentrales Ergebnis hervorgebracht haben, nämlich daß bei diesen Menschen „die Polaritäten verschwanden und viele Gegensätze als im Innern verschmolzen und miteinander zu einer Einheit verwachsen betrachtet" werden können. Die Konsequenzen für eine Gesellschaft, deren Stabilität wesentlich auf der Pflege dieser Dichotomien beruht, sind gewaltig; denn die Frage nach dem, was ein *guter* Mensch ist, und dem, was ein *schlechter* Mensch ist, wird hinfällig, weil ein Mensch immer gut *und* böse zugleich ist, immer aktiv und passiv, ernst und humorvoll, mystisch und realistisch zugleich ist, und „auch das Kognitive, Triebhafte und Emotionale verschmelzen zu einer organismischen Einheit . . . Das Höhere und das Niedrigere befinden sich nicht im Gegensatz, sondern in Übereinstimmung, und Tausende ernste philosophische Dilemmas bekommen plötzlich mehr als nur zwei Hörner oder, paradoxerweise, keine mehr"[665].

Nicht umsonst verweist MASLOW im Vorwort von „Motivation und Persönlichkeit" auf das letzte Kapitel der Erstausgabe[666]; denn hier findet sich eine Textstelle, die in kurzer Form MASLOWs Position zusammenfaßt: „Lassen Sie mich nun versuchen, in Kürze und zunächst dogmatisch das Wesen dieser neu entstehenden Auffassung vom psychiatrisch gesunden Menschen darzulegen. Das erste und wichtigste von allem ist die Überzeugung, daß der Mensch eine essentielle (d. h. eine wesenhafte, nur ihm eigene) Natur besitzt, eine Art Skelett von psychischer Struktur, die analog seiner physischen Struktur behandelt und diskutiert werden kann, daß er Bedürfnisse, Fähigkeiten und Neigungen hat, die genetisch verankert sind, wobei einige für die ganze menschliche Spezies eigentümlich sind und alle kulturspezifischen Schranken überqueren, andere hingegen nur für das Individuum charakteristisch. Diese Bedürfnisse sind

---

664 a.a.O. 253

665 a.a.O. 256/257

666 „Für unsichere Doktoranden würde ich noch immer das letzte Kapitel der ersten Ausgabe empfehlen", 1977, 25

dem Anschein nach eher gut oder neutral als böse. Zweitens wird die Ansicht vertreten, daß eine völlig gesunde und normale und wünschenswerte Entwicklung darin besteht, diese Natur zu verwirklichen, die Anlagen auszubilden und sich zur Reife zu entwickeln auf Wegen, die diese verborgene, bedeckte, nur undeutlich gesehene wesenhafte Natur diktiert – dabei von innen heraus wachsend, anstatt von außen geformt zu werden. Drittens ist jetzt klar zu erkennen, daß Psychopath(olog)ie im allgemeinen aus der Verleugnung oder Versagung oder Verdrehung der eigentlichen Natur des Menschen resultiert. Geht man von dieser Konzeption aus – was ist dann gut zu nennen? Alles, was zu jener wünschenswerten Entwicklung in Richtung auf Verwirklichung der inneren Menschennatur beiträgt. Und was ist schlecht oder unnormal? Alles, was die wesentliche Natur des Menschen unterdrückt oder hemmt oder verleugnet. Was ist psychopath(olog)isch? Alles, was den Gang der Selbstverwirklichung stört oder unterdrückt oder verdreht. Was ist Psychotherapie oder überhaupt eine wie auch immer geartete Therapie? Jedes beliebige Mittel, das hilft, die Person auf den Pfad der Selbstverwirklichung und der Entwicklung entlang den von ihrer inneren Natur vorgeschriebenen Leitlinien zurückzubringen"[667].

6.4 Philosophischer Hintergrund und Wissenschaftsverständnis

Der philosophische Hintergrund ist ähnlich wie bei GOLDSTEIN; beide waren Kollegen an der Brandeis-Universität, und die persönliche Verbundenheit zwischen ihnen drückt sich darin aus, daß MASLOWs Buch „Toward a Psychologie of Being" (1968) "is dedicated to Kurt GOLDSTEIN". Auch MASLOW bezieht sich auf die philosophischen Strömungen der Existenzphilosophie und der Phänomenologie. Es finden sich Hinweise auf BERGSON[668], KIERKEGAARD[669] und BUBER[670]; JAMES als Vertreter der phänomenologischen Strömung findet Erwähnung in „Motivation

---

667 1954, 340 f.
668 1977, 203 f. und 305 f.
669 1966, 67 f.
670 102 ff.

und Persönlichkeit"[671], während die Verbindung zu HUSSERL nur im Literaturverzeichnis[672] nachzuweisen ist. Auch BOSS, ein Vertreter der „Daseinsanalyse", findet sich nur im Literaturverzeichnis[673] wieder. Eine Erwähnung HEIDEGGERs findet sich auf S. 9 in „Toward a Psychology of Being"[674], wo deutlich wird, daß MASLOW mit existentialistischer Psychologie zweierlei meint: "First, it is a radical stress on the concept of identity and the experience of identity as a sine qua non of human nature." Er schreibt, daß er mit diesen Begriffen (identity und experience) besser arbeiten kann und sie besser versteht als „terms like essence, existence, ontology and so on" und – unter Berufung auf andere Psychologen wie z. B. ROGERS, MAY, ALLPORT, GOLDSTEIN, FROMM, HORNEY und ERIKSON – weist er darauf hin, daß diese amerikanischen Identitätskonzepte "more empirical are than e. g. the Germans, HEIDEGGER, JASPERS"[675].

Eine weitere Verbindung zur HEIDEGGERschen Philosophie macht sich bemerkbar in der Verwendung des Begriffes der „Wahl", der „freien Wahl" (free choice) im Zusammenhang mit „Möglichkeit", „Entscheidung" und „Gesundheit"[676], der bei GOLDSTEIN noch im Sinne HEIDEGGERs aufgenommen wurde, bei MASLOW aber in der sehr verkürzten Bedeutung der Freiheit des Individuums, aus mehreren Möglichkeiten eine auswählen zu *können*[677]. Eine Ausnahme gibt es: Bei der Definition von „Selbstverwirklichung" besteht MASLOW darauf, daß dieses Bedürfnis jedem Menschen quasi in die Wiege gelegt ist und läßt HEIDEGGER kurz aufblitzen, wenn er sagt: „Was ein Mensch sein kann, *muß* er sein"[678].

---

671 1977, 35, 164 und 211 ff.

672 a.a.O. 452

673 a.a.O. 447

674 1968

675 a.a.O. 9

676 vgl. a.a.O. 11, 13, 23, 379–381 u. a.

677 vgl. auch: MASLOW, 1968, 157: "... real choice is possible from among a variety of possibilities"

678 1977, 88

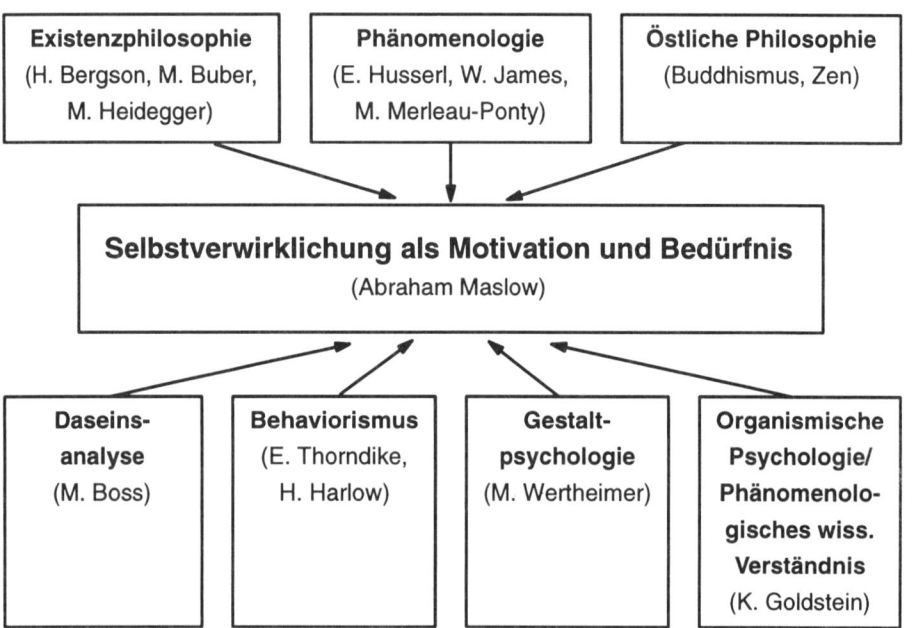

Philosophische und psychologische Bezugspunkte des Konzepts der
Selbstverwirklichung von Abraham Maslow

Er wehrte sich entschieden gegen die Ansicht, „daß die menschliche
Natur letztlich und im Grunde verderbt und böse ist. Ein solcher Glaube
ist nicht länger eine Angelegenheit des persönlichen Geschmacks. Man
kann ihn nunmehr nur noch durch entschlossene Blindheit und Ignoranz
aufrechterhalten, durch die Weigerungen, die Tatsachen zu berücksichtigen. Man muß ihn deshalb als persönliche Projektion betrachten und
nicht als eine wohlüberlegte philosophische oder psychologische Position"[679]. Wenn MASLOW das „Gute" so sehr betont, geht es ihm dabei
nicht darum, das „Böse" bzw. die negativen Seiten des Menschen zu
ignorieren, sondern – und dies ist ebenso existenzphilosophisches Denken – es geht ihm darum, daß die Wahrnehmung und Aufmerksamkeit
der Psychologie sich beiden Aspekten des menschlichen Daseins gleichermaßen ernsthaft widmen muß.

---

679 1977, 9

Das Buch „Motivation and Personality" war für MASLOW „im wesentlichen ein Versuch, auf den klassischen verfügbaren Psychologien aufzubauen, mehr als sie zu widerlegen oder andere konkurrierende Psychologien aufzustellen"[680], Er betont auch, daß er „den empirischen und experimentellen Geist" der Behavioristen und „die Demaskierung und Tiefenuntersuchung" der Psychoanalyse akzeptiert, wendet sich aber gegen die „Menschenbilder, die sie hervorbrachten" und fährt fort: „Das heißt, daß das Buch eine andere Philosophie der menschlichen Natur darstellte, ein neues Menschenbild"[681]. Bereits im Vorwort der deutschen Ausgabe faßt er sein Anliegen ein erstes Mal zusammen: „Hätte ich die These dieses Buches in einem einzigen Satz zusammenfassen müssen, hätte ich gesagt, daß *zusätzlich* zu dem, was die Psychologien jener Zeit über die menschliche Natur zu verkünden hatten, der Mensch auch eine höhere Natur besäße und daß diese instinktoid wäre, das heißt, Teil seines Wesens, und hätte das zutiefst ganzheitliche Wesen der menschlichen Natur betont, im Gegensatz zu dem analytisch-sezierend-atomistisch-NEWTONschen Verfahren des Behaviorismus und der FREUDschen Psychoanalyse"[682].

MASLOW bedient sich – seiner philosophischen Orientierung entsprechend – einer holistisch-analytischen Methodologie, die der Analyse einzelner Phänomene große Bedeutung schenkt, gleichzeitig jedes einzelne Phänomen aber „als einen Ausdruck des gesamten Organismus"[683] untersucht haben will. Ein wesentliches Merkmal der holistischen Analyse der Persönlichkeit in der Praxis ist für ihn, „daß es eine vorherige Untersuchung oder ein Verständnis des totalen Organismus geben muß und daß wir dann die Rolle untersuchen, die unser Teil des Ganzen in der Organisation und der Dynamik des gesamten Organismus spielt"[684]. Die Ähnlichkeit zu GOLDSTEIN ist auffallend, und MASLOW schreibt in seinen Ausführungen zum holistisch-dynamischen Standpunkt[685], daß man

---

680 a.a.O. 7
681 a.a.O.
682 a.a.O.
683 1977, 403
684 a.a.O. 404
685 a.a.O. 406 ff.

seinen Standpunkt „auch organismisch im GOLDSTEINschen Sinn nennen kann[686].

Auf die Person des Wissenschaftlers weist MASLOW besonders hin:
denn der Wissenschaftler selbst ist immer auch Gegenstand der Forschung, weil die Person des Forschenden immer im Zusammenhang
steht und Einwirkung hat auf den von ihm bearbeiteten Forschungsgegenstand; so sind die Forschungsergebnisse des Wissenschaftlers z. B.
beeinflußt durch
– eine selektive Wahrnehmung hinsichtlich der Wünsche, Hoffnungen,
  Befürchtungen und Erwartungen des Wissenschaftlers an seine Untersuchungen,
– durch die Rolle und den Status des jeweiligen Wissenschaftlers, durch
  die dem jeweiligen Forschungsgegenstand zugrundeliegenden Motivation und Ziele usw.[687]
Einen wichtigen Stellenwert in MASLOWs psychologischem Zugang zur
Wissenschaft nehmen die Werte ein[688]. Bedürfnisse des Menschen sind
die Grundlage der Wissenschaft und setzen ihr Ziele, und die Befriedigung dieser Bedürfnisse „ist ein ‚Wert' "[689]. Diese Werte sind aus wissen-
schaftlichem Handeln auch nicht zu entfernen im Sinne einer wert-freien
Wissenschaft. Das einzige, was man tun kann, „um die Verfälschung unserer Wahrnehmung der Natur, der Gesellschaft oder unserer selbst
durch menschliche Werte zu vermeiden, ist, sich dieser Werte ständig
und immer bewußt zu sein, ihren Einfluß auf die Wahrnehmung zu verstehen und mit Hilfe solchen Verstehens die notwendigen Korrekturen vor-
zunehmen"[690]. Was MASLOW da ausspricht, erinnert an Äußerungen
von HEIDEGGER, MERLEAU-PONTY und BINSWANGER und läuft eigentlich darauf hinaus, daß der Wissenschaftler sich selbst als Mensch

---

686 a.a.O. 407. Eine weitere Parallele zu GOLDSTEIN ergibt sich aus MASLOWs Kon-
    takten zu WERTHEIMER, einem Hauptvertreter der Gestaltpsychologie, den er
    persönlich kennenlernte, als WERTHEIMER, wie viele andere deutsche Wissen-
    schaftler und Intellektuelle, auf der Flucht vor dem Nationalsozialismus 1935 nach
    New York emigrierte und dort arbeitete.

687 vgl. a.a.O. 37

688 „Wissenschaft beruht auf menschlichen Werten und ist selbst ein Wertsystem"
    (a.a.O. 37)

689 a.a.O. 37

690 a.a.O. 38

inmitten von Menschen und von Menschen gemachten Dingen aufhält, daß sein Wissenschaftler-Sein ein In-der-Welt-Sein ist, d. h. daß er immer auch ganz oder zum Teil Bestandteil dessen ist, was er gerade erforscht.

6.5 MASLOWs Beitrag zur Humanistischen Psychologie

Obwohl Abraham MASLOW mit Ruth COHN zu den jüngsten Vertretern der Humanistischen Psychologie gehört, ist er – historisch betrachtet – der bedeutendste unter ihnen. MASLOW tritt an gegen eine Psychologie, die den Menschen nicht in seiner ganzheitlichen Existenz betrachtet, sondern ihn aufgrund eines zunehmend überzüchteten Anspruchs auf Objektivität immer mehr reduziert und in gut überschaubare Persönlichkeits- und Verhaltensbereiche aufteilt. MASLOW weiß, wovon er spricht, hat er sich doch schließlich als ein sehr erfolgreicher Vertreter des Behaviorismus von dieser psychologischen Richtung abgewandt und sich dem Neuaufbau einer „Dritten Kraft" in der Psychologie verschrieben.

Nachweislich von GOLDSTEIN beeinflußt, ist die Grundlage von MASLOWs theoretischer Arbeit die Überzeugung von der Ganzheitlichkeit des menschlichen Organismus und sein Streben nach Selbstverwirklichung und Wachstum,

MASLOW stellt klar, daß die biologischen Bedürfnisse wie Hunger und Durst nur in Einheit mit den psychischen Bedürfnissen wie Zuneigung, Liebe und Anerkennung zur Selbstverwirklichung des Menschen beitragen können. MASLOW tritt damit dem von der cartesischen Philosophie vertretenen Dualismus von Geist und Körper entgegen und setzt das Prinzip der Ganzheitlichkeit des sich selbst verwirklichenden Organismus dagegen. Hier ist er sich einig nicht nur mit Kurt GOLDSTEIN, sondern auch mit Fritz PERLS, Carl ROGERS und Ruth COHN, die ihre Konzepte ebenfalls auf der Grundlage eines ganzheitlich funktionierenden Organismus entwickelten. Daß Gut und Böse, Glück und Unglück, Freude und Traurigkeit zusammengehören und nur in Einheit als Bestandteil des organismischen Prozesses der Selbstverwirklichung wirksam werden, verbindet die o. a. Vertreter der Humanistischen Psychologie ebenso wie die von GOLDSTEIN und MASLOW sehr deutlich formulierte Überzeugung, daß der Mensch nicht nur Energien entfaltet, um den unangenehmen und schmerzvollen Bereich seiner Existenz zu vermeiden, sondern daß er sehr wohl auch aktive Schritte in Richtung auf Lustgewinn und Glück unternimmt.

MASLOWs spezifischer Beitrag zur Humanistischen Psychologie besteht daher nicht im Konzept der Selbstverwirklichung, nicht in der Forderung nach Einheitlichkeit von Körper und Geist und auch nicht in der Vorstellung, daß der Mensch nicht nur Spannungsreduktion, sondern auch Spannungssteigerung durch aktives Handeln herbeiführt; MASLOWs Beitrag besteht in der Betonung eines Aspekts, der bei den anderen Vertretern der Humanistischen Psychologie gar nicht bzw. mehr am Rande Erwähnung findet: die *Grenzerfahrung* (peak-experience).

MASLOW ist derjenige, der den Mut hatte, die Forderung nach ganzheitlicher Wahrnehmung des menschlichen Organismus auf den Bereich der mystischen und spirituellen Wahrnehmung auszudehnen. Er erweitert die Humanistische Psychologie um einen Aspekt, der bislang nur im Bereich von Religion und Philosophie seinen Platz hatte. Rational nicht zugängliche Erfahrungen wie z. B. Ekstase, Kreativität, Meditation oder Telepathie müssen nach MASLOW im Rahmen des Konzepts der Selbstverwirklichung genauso ernst genommen werden wie der Bereich der rational verstehbaren Erfahrungen. Von daher hat das Konzept der „Grenzerfahrung" eine Schlüsselfunktion in MASLOWs Theorie der organismischen Selbstverwirklichung mit folgenden Implikationen:

1. Derjenige, der Grenzerfahrungen als „normalen" Bestandteil der Welt auffaßt, nimmt ganzheitlich wahr; er sondert nicht einen Teil seiner subjektiven Realität aus, sondern läßt ihn zu; er dringt im Sinne HUSSERLs „zu den Sachen selbst" vor; seine Erfahrung ist dabei ganzheitlich und einzigartig, besitzt ihre eigenen Gesetzmäßigkeiten und muß sich nicht aus Gründen sozialer oder wissenschaftlicher Anerkennung vergleichen bzw. einordnen lassen. Ganz im Sinne des „In-der-Welt-Seins" bei MERLEAU-PONTY ist die Grenzerfahrung für MASLOW eine leibliche Verschmelzung mit der Welt für einen Moment: "It is seen as if it were all there was in the universe, as if it were all of Being, synonymous with the universe"[691].

2. Für MASLOW ist die Grenzerfahrung nicht nur ein ungewöhnlicher Zustand des Bewußtseins, sondern Ausdruck einer sonst verborgenen

---

691   1968, 74

Realität des Menschen[692], d. h. die Grenzerfahrung komplettiert die Realität des einzelnen um einen entscheidenden Aspekt, ohne den er niemals ganzheitlichen Charakter annehmen und niemals wirklich ein Teil der Welt sein kann. Mit diesem universalen Verständnis menschlicher Existenz kommt MASLOW existenzphilosophischem Denken sehr nahe. Nicht nur in der begrifflichen Verwandtschaft zu JASPERS (JASPERS spricht von „Grenzsituationen"), sondern in der Überzeugung, daß alle Bereiche, die der menschlichen Wahrnehmung zugänglich sind, die guten und schmerzlichen Erfahrungen genauso wie die mystischen, gleichzeitig bestehen und einander existentiell bedingen. Wenn MASLOW sagt: "This is not a denial of evil or pain or death but rather a reconciliation with it, an understanding of its necessity"[693], dann wird deutlich, daß er bei allem, zuweilen messianisch wirkenden Glauben an das Gute im Menschen das Schlechte und Böse nicht aus der Welt verbannen will, sondern daß es ihm in Leben und Forschung um eine Erweiterung des Menschenbildes in der Psychologie geht; Erweiterung im Sinne eines Zulassens von Wahrnehmung und Erfahrung in allen Bereichen des Daseins.

---

692 vgl. hierzu LAING, R.: The Devided self: an existential study in sanity and madness, London, 1961

693 a.a.O. 82

7 Erich FROMM (1900–1980)
Integration von Psychoanalyse und Marxismus –
Die Weiterentwicklung der Neo-Psychoanalyse

7.1 Persönlicher Hintergrund

Als einziges Kind[694] von „zwei sehr neurotischen überängstlichen Eltern"[695] aus sehr orthodoxen jüdischen Familien (auf beiden Seiten mit
Traditionen von Rabbinern) wuchs FROMM heran in einer „Welt des traditionellen Judentums, im Grunde genommen eine mittelalterliche Welt
und noch nicht die bürgerliche Welt"[696].

Aus dieser mittelalterlichen Welt bezog FROMM seine Tradition, seine
Bewunderungen und Vorbilder; er lebte „halb in dieser Welt der altjüdi-
schen, echten Tradition und halb in der modernen Welt"[697] und fühlte sich
in dieser Situation sehr allein: „So war ich ein sehr einsames Kind . . . und
war sehr offen für etwas, was mich aus dieser Einsamkeit erlösen könnte"[698]. Er fand die Erlösung zunächst in den Propheten des Alten Testaments und in der Hoffnung auf die messianische Zeit. FROMM glaubte
daran, daß der Messias kommen und eine bessere Welt erreichen werde.
Wichtig daran im Hinblick auf seine spätere Position ist, daß es sich hierbei um einen Glauben handelte, der darin wurzelte, daß die Welt „nicht
durch Katastrophen, sondern in einer großen Weltverbesserung"[699] er-
löst werde. Für FROMM trägt dieses messianische Motiv zwei Aspekte
in sich; einmal einen religiösen, d. h. die Vollendung und Perfektion des
Menschen, die Konzentration des Lebens auf geistige, religiöse und moralische Normen; zum anderen einen politischen Aspekt, d. h. die tatsächliche Änderung der Welt mit dem Ziel einer neuen Gesellschaftsver-

---

694 „Was schon ganz schlimm ist"; FROMM in einer Fernsehdiskussion kurz vor sei-
       nem Tode, April 1980
695 a.a.O.
696 a.a.O.
697 a.a.O.
698 a.a.O.
699 a.a.O.

fassung, die diesen religiösen Prinzipien zum Durchbruch verhilft. Dies ist insofern bedeutsam, als sich an dieser hoffenden, optimistischen Grundposition bis zuletzt nichts geändert hat; immer wieder hat er mit Nachdruck darauf hingewiesen, daß religiöses und politisches Leben nicht voneinander zu trennen sind.

Ausschlaggebend für sein Interesse an der Psychoanalyse war etwa zu der gleichen Zeit der Selbstmord einer 25jährigen Bekannten der Familie. Die junge Frau, eine Malerin, zu der FROMM sich „stark hingezogen" fühlte[700], hatte sich das Leben genommen, um mit ihrem Vater zusammen in einem Grab begraben zu werden. Die Theorien FREUDs waren eine Antwort auf dieses „rätselhafte und erschreckende Erlebnis meiner Jugendzeit"[701]. Hinzu kam, wie er selbst sagte[702], daß „ich immer neurotischer wurde – daß ich nicht ganz verrückt wurde bei so überängstlichen Eltern, das kann ich nur Gott verdanken".

Einen großen Einfluß auf FROMMs Denken hatte sein Talmudlehrer RABINKOW, der „bei aller Bescheidenheit des Lebensstandards dadurch überzeugte, daß er ganz er selbst war, die Personifizierung eines am Sein orientierten Lebens"[703]; dieser Lehrer, der zugleich ein radikaler sozialistischer Denker war, lehrte FROMM, die alten Schriften universalistisch zu verstehen, und übte damit einen bleibenden Einfluß auf FROMMs Leben und Denken aus.

Ein sehr entscheidendes und einschneidendes Erlebnis war für ihn der Erste Weltkrieg: „Wie ist Krieg möglich politisch und wie ist Krieg möglich menschlich? Was motiviert die Menschen? Diese Frage ist für mich damals brennend geworden: . . . Wie ist es möglich, daß für Ziele, die offenbar ganz irrational sind, oder für politische Vorstellungen, für die kein Mensch – würde er sie klar erkennen – sein Leben hingeben würde, daß da Millionen von Menschen weitere Millionen töten, sich töten lassen und daß es viele Jahre einer unmenschlichen Situation bedarf, um endlich Schluß zu machen"[704]. FROMM interessierte sich hauptsächlich für die

---

700 dtv-GA, 1981, Bd. IX, 40

701 a.a.O.

702 Fernsehdiskussion, 1980

703 a.a.O.

704 Im Namen des Lebens, ein Gespräch mit H.-J. Schultz, Stuttgart, 1974, S. 15

„Irrationalität des menschlichen Massenverhaltens"[705] und war erfüllt von dem Wunsch nach Frieden[706].

FROMM studierte in Frankfurt und Heidelberg die Fächer Philosophie, Psychologie und Soziologie; seine Lehrer waren Max WEBER, Alfred WEBER, Heinrich RICKERT und Karl JASPERS. Während dieser Studien begegnete FROMM den Schriften von Karl MARX. Nach seinen eigenen Aussagen bildeten die Schriften von MARX neben dem Alten Testament und der Psychoanalyse die Hauptgrundlage seines Denkens: „Mich lockte vor allem seine Philosophie und seine Vision des Sozialismus, die in säkularer Form die Idee von der Selbstwerdung des Menschen ausdrückt, von seiner vollen Humanisierung, von jenem Menschen, für den nicht das Haben, nicht das Tote, nicht das Angehäufte, sondern die lebendige Selbstäußerung das Ziel ist . . . In Wirklichkeit war die ökonomische Veränderung nur Mittel zu einem Zweck: Es ging MARX entscheidend um die Befreiung des Menschen im Sinne des Humanismus"[707].

FROMM glaubt, daß MARX nur dann richtig verstanden wird, wenn sein Anliegen als ein zutiefst humanistisches begriffen wird: „Es ist wohl kaum ein bedeutender Philosoph so völlig entstellt worden wie MARX, sowohl von den Kommunisten als auch von den Sozialdemokraten, die beide MARX dahin interpretierten, daß es eben darauf ankommt, daß die Arbeiter ebenso glücklich leben wie Bürger, also Bürgertum für alle – das ist die stalinistische und die reformistische Lösung"[708]. FROMM bezieht sich dabei vor allem auf die Frühschriften von MARX, die er deshalb auch in seinem Buch „Das Menschenbild bei MARX" (1963) im Anhang mit abdruckt. FROMM interpretiert MARX als einen Gegner und Kritiker der bürgerlichen Werte, der sah, daß nicht nur die Arbeiter, sondern *alle* Menschen in der kapitalistischen Gesellschaft wie Gefangene leben mit dem Unterschied, daß der Arbeiter am meisten entfremdet und von daher am unglücklichsten von allen ist: „MARX kam es darauf an, den *Menschen* wieder ins Zentrum zu stellen und noch am Ende des dritten Bandes des

---

705 GA, Bd. IX, 1981, 42
706 „Die Vision eines universalen Friedens und der Gedanke an eine Harmonie zwischen allen Völkern rührten mich an" (a.a.O. 40)
707 Schultz, 1974, 17
708 Fernsehdiskussion, 1980

‚Kapitals' sagt er, die Aufgabe ist, daß der Mensch so lebt, daß das Ziel seines Lebens die volle Entfaltung aller seiner Kräfte ist *als ein Selbstzweck* und nicht als ein Mittel zur Erreichung anderer Zwecke"[709].

FROMM vergleicht diese Position von MARX schließlich mit der Definition der messianischen Zeit durch jüdische Religionsphilosophen (wie z. B. BUBER) und zeigt, daß kaum ein Unterschied besteht. Das Pathos hinter MARX war für ihn ein religiöses Pathos. Obwohl MARX die Religion als „Opium des Volkes" sehr scharf kritisierte, hat er sie „nicht kritisiert von einem bürgerlich-atheistischen Standpunkt, sondern von einem religiös-atheistischen Standpunkt"[710]; d. h. solange die reale gesellschaftliche Welt so weit entfernt ist von der Verwirklichung der Prinzipien der Propheten oder der Evangelien, so lange braucht der Mensch die Religion als Institution, die einerseits „die Idee wachhält"[711], andererseits aber den Widerspruch zwischen dem realen sozialen Leben und der religiösen Ideologie verkörpert. Worauf es MARX nach FROMMs Meinung ankommt, ist die „Verwirklichung der Religiosität im realen Leben, daß die Gesellschaft so aufgebaut ist, daß die Prinzipien der Gerechtigkeit, der Liebe, der Wahrheit, der menschlichen inneren Produktivität und Lebendigkeit, des Seins und nicht des Habens, daß diese Prinzipien in der gesellschaftlichen Praxis selbst"[712] – und nicht ersatzweise in religiösen Ideen – zur Wirklichkeit werden.

Der vierte große und bedeutende Einfluß für FROMM kam vom Buddhismus. In den 50er Jahren lernte er D. T. SUZUKI kennen, der ihn mit den Lehren dieser östlichen Philosophie vertraut machte. Was FROMM am Buddhismus faszinierte, war die Möglichkeit, religiös zu denken und zu leben, ohne daß es einer irrationalen Mystifizierung bedurfte. Der Buddhismus verzichtet sowohl auf die Annahme einer Offenbarung als auch auf eine absolute Autorität. FROMM hat sich in den letzten Jahren seines Lebens wieder verstärkt mit der Religiosität des Buddhismus beschäftigt; sein Interesse galt jetzt verstärkt den therapeutischen Möglichkeiten der Übungen zu Konzentration, Atmung und Bewegung.

---

709 a.a.O.
710 a.a.O.
711 a.a.O.
712 a.a.O.

Auf diese Weise fließen in der Person Erich FROMMs die unterschied-
lichsten geistigen Strömungen zusammen. Sein Ansatz verbindet Psychologie und Soziologie, Individuum und Gesellschaft auf der Grundlage
einer historisch-materialistischen Methode; damit ist FROMM der erste,
der den Versuch unternimmt, Religion, Psychoanalyse und Marxismus so
miteinander zu verbinden, daß sowohl die gesellschaftliche Bestimmung
des Menschen nach MARX als auch die individuelle Bestimmtheit durch
das Unbewußte nach FREUD in einer wechselseitigen Abhängigkeit zueinander betrachtet werden konnten, ohne dabei grundsätzlich im Widerspruch zu den Lehren biblischer bzw. östlicher Propheten zu stehen.
FROMM sieht das Gemeinsame von Buddhismus, Christentum und Marxismus darin, daß alle Denkrichtungen den Menschen dazu auffordern,
im *Sein* zu leben, d. h. die Gesellschaft so zu gestalten, daß der Mensch
seine Kräfte entfalten kann. Der Buddhismus spricht hierbei weniger von
der Gesellschaft, sondern legt sein Augenmerk mehr auf den einzelnen
Menschen, aber in Übereinstimmung mit Marxismus und Christentum betonen alle, daß „der zu sich kommt und das aus sich macht, was er aus
sich machen kann"[713].

Mit dieser Position war FROMM ein Außenseiter im Kreise der Kollegen der sogenannten „Frankfurter Schule". Er arbeitete dort zusammen
mit Max HORKHEIMER, Herbert MARCUSE, Theodor ADORNO, Jürgen
HABERMAS, Leo LÖWENTHAL und war u. a. Leiter der sozialpsychologischen Abteilung des „Instituts für Sozialforschung". Gleichzeitig war er
Mitglied und Mitarbeiter des „Frankfurter Psychoanalytischen Instituts",
das dem „Institut für Sozialforschung" angegliedert war. Dies war insofern
bedeutsam, als damit zum erstenmal in Deutschland ein psychoanalytisches Institut unter dem Dach einer Universität seine Arbeit aufnahm.
In diesem Institut arbeiteten unter der Leitung von Karl LANDAUER die
Psychoanalytikerin Frieda FROMM-REICHMANN[714], Erich FROMM
selbst und Heinrich MANG.

In den Jahren 1933/34 emigrierte praktisch das gesamte „Institut für
Sozialforschung" in die USA, fand zunächst Aufnahme an der Colum-
bia-Universität in Chicago und übersiedelte wenig später nach New York.
FROMM war auch hier weiterhin der Leiter der sozialpsychologischen

---

713 a.a.O.

714 die erste Frau von Erich FROMM

Abteilung und hatte zusätzlich in New York eine psychoanalytische Praxis eröffnet. Am Institut für Sozialforschung, das jetzt „International Institute for Social Research" hieß, war FROMM hauptsächlich mit der weiteren Auswertung der noch in Deutschland durchgeführten empirischen Studie „Arbeiter und Angestellte am Vorabend des Dritten Reiches"[715] beschäftigt.

7.2 *Auseinandersetzungen mit der Psychoanalyse*

Heftige Auseinandersetzungen um die Methodik der Studie bzw. ihrer Auswertung sowie um die Gültigkeit der klassischen Psychoanalyse führten schließlich zum Austritt FROMMs aus dem Institut für Sozialforschung. Er arbeitete an mehreren amerikanischen Universitäten und war an den verschiedensten Gründungen und Neugründungen psychoanalytischer Institute beteiligt[716].

In der bereits erwähnten Fernsehdiskussion[717] sagte FROMM, daß er zunächst ein „guter Schüler" war, der „gar keine Zweifel hatte" an dem, was die Psychoanalyse lehrte: „So blieb ich ein guter Freudianer durch meine ganze Studienzeit hindurch . . . und analysierte dann fünf oder sechs Jahre strikt nach dem, was ich gelernt hatte". Nach und nach wurde ihm klar, daß er erwartete, „das von den Patienten zu hören, was die Theorie oder . . . das Dogma sagten . . . wenn ich ein richtiger Analytiker war, dann würde ich auch das Richtige finden, wenn ich nur genug Geduld hätte."

An diesem Punkt setzte FROMMs Kritik an. Er lehnte sich dagegen auf, daß den Patienten die Erwartungshaltung einer Theorie auferlegt wurde: „Ich fand schließlich heraus, daß immer das kam, was ich erwartet hatte und nie was Neues, sondern das waren nur bestimmte Routinebegriffe vom Ödipuskomplex, der Kastrationsangst und alles Mögliche . . . und ich war sehr froh, wenn der Patient einen Traum brachte, der darauf zu passen schien; bis ich allmählich sah, daß ich eigentlich selbst *vom Patienten wenig wußte*, nur Komplexe; diesen Komplex, jenen Komplex und

---

715 1936, in: dtv-GA, 1980, Bd. III

716 u. a. Zusammenarbeit mit Karen HORNEY und Harry Stuck SULLIVAN

717 1980

zweitens, daß es *langweilig wurde*. Ich hatte keine lebendige Beziehung zum Menschen, ich sah ihn *nicht als Mensch* und . . . ich fühlte mich schuldig gegen die Regeln, wenn ich irgend etwas anderes tat, also wenn ich zum Patienten etwas freier gesprochen hatte; es war einem ja gelehrt worden, daß man ganz passiv bleiben und die Beziehung eine ganz unpersönliche bleiben sollte . . . Und dann fing ich an, mich zu fragen, *was ich denn wirklich sehe*, und begann zu sehen, den Patienten mehr in seiner *Ganzheit* und begann mich dann langsam zu lösen von der Libidotheorie, die ungeheuer eingehend war, begann den *ganzen Menschen* zu sehen, und die Struktur des Einzelmenschen nicht nur in der Familie – das war ja FREUDs Basis –, sondern in der Gesellschaft, unter dem Standpunkt der Werte, die sein Leben bestimmen; und da kam ich ganz allmählich zu anderen Ergebnissen, anderen Methoden und habe eigentlich nie aufgehört, in dieser Hinsicht mich zu entwickeln"[718]. FROMM wehrte sich gegen die bürgerliche Einstellung, die der Psychoanalyse zugrunde lag: die Familie als die letzte Realität, über die FREUD seiner Meinung nach „nie hinausgesehen" hat. Er sah FREUD gefangen in einer Welt, die bestimmt war vom Bürgertum mit seinen Strukturen wie Besitz, Erfolg, Titel usw. Eine der „tollsten Dinge" dabei ist für FROMM der von FREUD „in seiner männlich-chauvinistischen Haltung" definierte Unterschied zwischen Mann und Frau. Er verglich diese Haltung mit der „Argumentation gegen die Neger oder die Hitlers gegen die Juden"[719]. FROMMs Kritik an der klassischen Psychoanalyse läßt sich etwa in folgenden Punkten zusammenfassen:
– Der Mensch wird durch die Dynamik seiner Libido-Entwicklung gesteuert und zunächst unabhängig von seiner Umwelt betrachtet. Seine Beziehung zur Gesellschaft, zur Kultur und Geschichte ist im Rahmen der Triebbefriedigung von sekundärer Bedeutung. FROMM setzt dagegen eine ganzheitliche Sicht des Menschen, d. h. der Mensch ist für ihn (wie auch für FREUD) ein Bedürfniswesen, aber: seine Bedürfnisse ergeben sich aus seiner gesamten Lebenssituation; er ist abhängig von ökonomischen Verhältnissen und Gesellschaftsstrukturen und nicht nur ein einzig durch Triebe bestimmtes Instinktwesen.

---

718 a.a.O.; Hervorhebg. H. Q.
719 a.a.O.

– Das physiologisch begründete Streben nach Befriedigung (Lustprinzip) zielt auf Reduzierung von *Unlust*. Von daher weist der Begriff Lustprinzip in eine falsche Richtung; denn hier ist nicht gemeint das Streben nach Glück, Erfüllung, Freude, Verwirklichung, sondern immer erst das Abwenden von Unglück; damit im Zusammenhang ist FREUDs Menschenbild zu sehen, das keinen Platz hat für den „Guten Menschen"; denn einzig bestimmend ist für FREUD der Egoismus des Menschen, der durch das Gewissen kontrolliert werden muß. Eine freie Gesellschaft kann es daher für ihn gar nicht geben, sondern allenfalls eine „zivilisierte", die mit Hilfe von Triebunterdrückung realisiert werden kann.

– FROMM hat hier eine grundsätzlich andere Sicht der psychisch-organischen Energie im Menschen und ihrer Bedeutung für die menschliche Entwicklung. Für ihn ist der Mensch unabhängig von Instinkten und Trieben; der Mensch hat statt dessen einen individuellen und einen gesellschaftlichen Charakter zugleich, der die Tendenz hat zu (über)leben, sich zu entwickeln und zu wachsen. FROMM spricht in diesem Zusammenhang vom „Wachstumssyndrom", das auf die größtmögliche Realisierung der Liebe zum Leben zielt; erst wenn das Wachstumssyndrom nicht zur Geltung kommen kann, wird das „Verfallssyndrom" wirksam, das in sich destruktiv ist und eine Tendenz zur Verhinderung des Lebens mit sich bringt. FROMM stimmt mit FREUD insofern überein, als beide Tendenzen im Menschen existieren und zueinander im Widerspruch stehen; bei FREUD stehen sich diese beiden Tendenzen so lange gleichberechtigt im Kampf gegenüber, bis schließlich die destruktive Tendenz, der Todestrieb, über die Liebe zum Lebendigen, den Eros, siegt. FROMM sieht das anders: die destruktive Tendenz kommt erst dann zum Durchbruch und zur Geltung, wenn der Mensch die Tendenz zum Leben verfehlt hat, gescheitert ist.

7.3 FROMM als philosophischer Psychologe und psychologischer Philosoph

Natur, Wesen, Existenz

Unter Berufung auf Karl MARX trennt FROMM nicht zwischen der „Natur" und dem „Wesen" des Menschen; denn wie eine Analyse menschlichen Seins immer wieder zeigen wird, „handelt es sich erst um die menschliche Natur im allgemeinen (das Wesen, H. Q.) und dann um die in jeder Epoche seiner historisch modifizierten Menschennatur (Natur, H. Q.)"[720], d. h. das „Wesen" des Menschen wird unterschieden von den jeweils verschiedenen Formen seiner historischen „Existenz". Entsprechend dieser Unterscheidung zwischen einer menschlichen Natur im allgemeinen und der jeweils historisch definierten Menschennatur findet FROMM bei MARX zwei verschiedene Bedürfnisse: die „konstanten" Bedürfnisse wie z. B. Sexualität und Hunger als einen integrierenden Bestandteil der menschlichen Natur, die – je nach Kultur – verschiedene Ausprägungen erfahren können, und die „relativen" Bedürfnisse, wie z. B. Geld, Ästhetik, Werte, die nicht ein wesentlicher Bestandteil der Menschennatur sind, sondern nach MARX als Ausdruck bestimmter gesellschaftlicher Strukturen (wie z. B. Produktionsbedingungen und Kommunikationsstrukturen) entstehen.

So ist der Mensch bei seiner Geburt zunächst mit den „konstanten" Bedürfnissen ausgestattet, die sich dann je nach der historischen Situation entwickeln bzw. um die gesellschaftsspezifischen „relativen" Bedürfnisse erweitert werden. Die Geburt ist für FROMM nicht ein „bestimmter Tag oder eine bestimmte Stunde", er spricht lieber von „einem Prozeß, in dessen Verlauf eine Persönlichkeit entsteht"[721]. Genauso ist die Entwicklung und Evolution der Menschheit ein Prozeß. FROMM vertrat daher eine „Gesamtvorstellung von der menschlichen Natur", der zwei Charakteristika zugrunde liegen:
1. die ständig abnehmende Determinierung des Verhaltens durch Instinkte,
2. das Wachstum des Gehirns, speziell des Neokortex.

---

720 MARX: das Kapital , zit. nach FROMM , dtv-Gesamtausgabe , 1981, Bd. V, 356
721 1977, 249

Demzufolge kann man nach FROMM den Menschen als „den Primaten definieren, der an dem Punkt der Evolution seine Entwicklung begann, an dem die Determination durch die Instinkte ein Minimum und die Entwicklung des Gehirns ein Maximum erreicht hatte"[722].

Die existentiellen und historischen Dichotomien

Der Mensch ist aus dieser Perspektive „das hilfloseste und schwächste aller Lebewesen"[723]; dies geht einher mit der Eroberung eines völlig neuen Bereiches des Denkens: Der Mensch verfügt zum einen über ein „Bewußtsein seiner selbst"[724], zum anderen über „Vernunft"[725], d. h. die Fähigkeit, das Wesen der Dinge zu erkennen, nicht nur deren Zweck. Der Mensch kann sich mit Hilfe dieses Bewußtseins, seiner Vernunft und seines Vorstellungsvermögens (imagination) „seine Getrenntheit von der Natur und von anderen Menschen"[726] bewußt machen; er erkennt seine Machtlosigkeit, seine Unwissenheit und das Ende seiner eigenen Existenz: den Tod. So ist der Mensch zugleich Teil der ihn umgebenden Natur und getrennt von ihr: „An einem zufälligen Ort und zu einem zufälligen Zeitpunkt in diese Welt *geworfen*, ist er gezwungen, sie, wie es der Zufall will und gegen seinen Willen, zu verlassen. Da er sich seiner selbst bewußt ist, erkennt er seine Ohnmacht und die Begrenztheit seiner Existenz. Er ist nie frei von der Dichotomie seiner Existenz"[727].

Neben der Dichotomie zwischen Leben und Tod nennt FROMM eine weitere: die zwischen der Entfaltung aller im Menschen schlummernden Möglichkeiten und der zu kurzen Lebensspanne, d. h. es kommt zu einem „tragischen Konflikt" zwischen dem „Anspruch jedes einzelnen, all seine Möglichkeiten zu verwirklichen"[728], und der Lebenszeit, die ihm hierzu zur Verfügung steht.

Eine weitere existentielle Dichotomie besteht darin, daß er allein ist und gleichzeitig in Beziehung steht: „Er ist insofern allein, als er ein *einmaliges*

---

722 a.a.O. 252

723 a.a.O.

724 awareness; a.a.O. 252

725 reason; a.a.O. 253

726 a.a.O.

727 a.a.O. 252

728 dtv-GA, 1980, Bd. II, 32

Wesen ist, das mit keinem anderen identisch ist und das sich seiner selbst als Größe bewußt ist . . . Und doch kann er es nicht ertragen, allein zu sein, ohne Beziehung zu seinen Nächsten"[729].

Neben diesen „existentiellen Dichotomien", die genuin mit der Existenz des Menschen verbunden sind und sein Wesen ausmachen, gibt es für FROMM die „historischen Dichotomien"; hierbei handelt es sich um Widersprüche, die vom Menschen selbst geschaffen wurden und deshalb auch vom Menschen gelöst werden können im Gegensatz zu den existentiellen Dichotomien, die er nicht auflösen kann. Hier gibt es für FROMM „nur eine Lösung: der Wahrheit ins Auge sehen"[730] und sich mit den existentiellen Dichotomien konfrontieren. FROMM warnt davor, dieses Problem einer außerhalb des Menschen stehenden Macht wie z. B. Kirche, Staat oder politischen Führern anzuvertrauen: „Der Mensch muß die Verantwortung für sich selbst akzeptieren und sich damit abfinden, daß er seinem Leben nur durch die Entfaltung seiner eigenen Kräfte Sinn geben kann"[731]. Er muß dies tun, ohne die Gewißheit zu haben, daß sich die Dinge positiv entwickeln; er muß sich auf die Ungewißheit einlassen und begreifen, daß „sein Leben nur den Sinn hat, den er selbst ihm gibt, indem er seine Kräfte entfaltet: indem er produktiv lebt"[732].

Das führt zu einer permanenten „Störung seines inneren Gleichgewichts"[733], d. h. Phasen von Gleichgewicht und Ungleichgewicht, Gewißheit und Ungewißheit, Stabilität und Instabilität wechseln sich ständig ab.

Jedesmal, wenn sein inneres Gleichgewicht wieder gestört ist, sieht er sich gezwungen, nach einem neuen Gleichgewicht zu suchen. Was man oft als angeborenen Fortschrittstrieb des Menschen angesehen hat, ist tatsächlich ein Versuch, ein neues und möglichst besseres Gleichgewicht zu finden"[734]. Das „Wesen" bzw. die „Natur" des Menschen läßt sich für FROMM daher am besten durch die „Widersprüche" definieren, die die menschliche Existenz ausmachen und die die Möglichkeit ihrer Überwindung stets in sich tragen.

---

729 a.a.O.
730 a.a.O. 33
731 a.a.O.
732 a.a.O.
733 1977, 253
734 a.a.O. 254

FROMM nennt dies den „Prozeß der Selbstwerdung", in dessen Verlauf der Mensch seine Umwelt und gleichzeitig sich selbst verändert.

Physiologische und existentielle Bedürfnisse

Die Bedürfnisse, die den Menschen dabei leiten, sind zum einen die „physiologischen Bedürfnisse" wie Hunger, Durst, Schlaf, Sexualität und zum anderen die „existentiellen Bedürfnisse". Die physiologischen Bedürfnisse hat der Mensch mit dem Tier gemeinsam; sie können beim Menschen jedoch nur in dem Maße befriedigt werden, in dem auch die existentiellen Bedürfnisse Befriedigung finden. FROMM beschreibt sie in verschiedenen Büchern und verwendet z. T. verschiedene Begriffe. Ich beziehe mich hauptsächlich auf seine Ausführungen in „Anatomie der menschlichen Destruktivität"[735] und „Wege aus einer kranken Gesellschaft"[736]:

1. das Bedürfnis nach Orientierung und Hingabe,
2. das Bedürfnis nach Verwurzeltsein,
3. das Bedürfnis nach Identität,
4. das Bedürfnis, etwas zu bewirken,
5. das Bedürfnis nach Transzendenz.

Um sich in der Welt zurecht zu finden, um zielgerichtet und konsequent handeln zu können, braucht der Mensch „eine Landkarte seiner natürlichen und sozialen Welt . . . einen festen Punkt . . . der es ihm erlaubt, alle Eindrücke, die auf ihn einstürmen, zu ordnen"[737]. FROMM weist darauf hin, daß nicht nur jede Kultur einen solchen Orientierungsrahmen aufzuweisen hat, sondern auch jeder einzelne Mensch (auch wenn er sich dessen nicht bewußt ist). Darüber hinaus braucht der Mensch die Möglichkeit der „totalen Hingabe"[738]; denn das Objekt der Verehrung konzentriert seine Energien in eine Richtung, stellt ein Gegengewicht dar zum Erlebnis der Ohnmacht einer isolierten Existenz und macht das Leben insgesamt bedeutsam.

Das Bedürfnis nach „Verwurzelung" ist dadurch gekennzeichnet, daß der Mensch durch die Geburt so etwas wie eine *Ent*-wurzelung erfahren hat, d. h. er verliert die Sicherheit und Geborgenheit, die im Mutterleib ge-

---

735 1973, dtsch. bei rororo, 1977

736 dtv-GA, 1980, Bd. IV

737 1977, 259

738 a.a.O. 260

geben war. Der Mensch kann dieses Problem nur dadurch lösen, daß er
neue Wurzeln schlagt: „Er hat nur eine Alternative: Er muß entweder auf
seinem Streben zu regredieren beharren und dafür mit Abhängigkeit . . .
bezahlen, oder voranschreiten und aus eigener Anstrengung zu neuen
Verwurzelungen in der Welt gelangen, indem er die Bruderschaft aller
Menschen erlebt und sich von der Macht der Vergangenheit frei-
macht"[739].

Als sehr ähnlich dem Bedürfnis nach Verwurzeltsein versteht FROMM
das Bedürfnis nach „Identität"[740] bzw. nach „Einheit"[741], das sehr ähnlich
ist dem „Bedürfnis nach Bezogenheit"[742]. Der Mensch unterscheidet sich
vom Tier dadurch, daß er sich seiner selbst bewußt werden kann bzw. sagen und fühlen kann „Ich bin ich"[743]. Da er die ursprüngliche (anima-
lische) Einheit mit der Natur hinter sich gelassen hat, muß er sich mit Hilfe
der Vernunft und des Vorstellungsvermögens eine Vorstellung von sich
selber bilden und in der Lage sein, sich „als das Subjekt seines Handelns
zu empfinden"[744]. Dieses Bedürfnis umfaßt den Menschen als Ganzes
und drückt sich darin aus, daß er ein Bestreben entwickelt, mit sich selbst
und seiner Umwelt in Einklang zu kommen. Dieses Bedürfnis kommt da
am stärksten zur Geltung, wo der Mensch seine individuelle Identität in
Form einer produktiven *Tätigkeit* erlebt, und für FROMM gibt es „nur einen Weg zur Einheit, der gelingen kann, ohne den Menschen zu verkrüp-
peln . . . allein dadurch, daß er seine Vernunft und seine Liebe voll entfaltet"[745]. Dieses Ziel, so FROMM, haben viele Religionen gemeinsam.
Buddhismus, Taoismus, der prophetische Judaismus und das Christentum der Evangelien verbinden sich in dem Ziel, „zum Erlebnis des Eins-
seins zu gelangen, und zwar nicht durch Regression zur tierischen Existenz, sondern dadurch, daß man ganz Mensch wird – eins mit sich
selbst, mit den Mitmenschen, eins mit der Natur"[746].

---

739 a.a.O. 262
740 dtv-GA, 1980, Bd. IV, 46 ff.
741 1977, 262 ff.
742 dtv-GA, 1980, Bd. IV, 25 ff.
743 a.a.O. 46
744 a.a.O.
745 1977, 263
746 a.a.O.

Auch bei dem „Bedürfnis, etwas zu bewirken", ergeben sich große Überschneidungen zu den bereits genannten Bedürfnissen; trotzdem benennt FROMM mit diesem Bedürfnis einen Aspekt, der bisher nicht in dieser Deutlichkeit auftauchte: die Dichotomie zwischen Mensch und Natur. Das Sich-Entfernen des Menschen aus der Natur beinhaltet zwar den Aspekt der Überlegenheit des Menschen über die Natur, aber gleichzeitig auch eine Unterlegenheit, die auf der Tatsache beruht, daß der Mensch das „hilfloseste und schwächste aller Lebewesen" ist[747]. Aus dieser bedrohlichen Situation heraus hat der Mensch das Bedürfnis, etwas zu bewirken: „Wirken zu können bedeutet, daß man aktiv ist und daß nicht nur andere auf uns einwirken, daß wir aktiv und nicht passiv sind. Letzten Endes beweist es, daß wir sind. Man kann dieses Prinzip auch so formulieren: Ich bin, weil ich etwas bewirke"[748].

Das Bedürfnis nach „Transzendenz"[749] geht wiederum über das hinaus, was über das „Bewirken" gesagt wurde. FROMM geht davon aus, daß es dem Menschen nicht reichen kann, nur ein Hervorgebrachter zu sein, sondern „es drängt ihn, die Rolle des Geschöpfs . . . dadurch zu überwinden, daß er selbst zu einem ‚Schöpfer' wird"[750]. Dies kann er auf zweierlei Weise tun: in der produktiven Form schafft er selbst neues Leben, in der destruktiven Form zerstört er es. In beiden Formen „transzendiert" der Mensch seine eigene Existenz und sieht sich letztlich „vor die *Wahl* gestellt, etwas zu schaffen oder zu zerstören, zu lieben oder zu hassen"[751].

In der Darstellung der Bedürfnisse finden sich Überschneidungen mit der Bedürfnistheorie von Abraham MASLOW, auf den sich FROMM explizit bezieht[752]. Ich möchte an dieser Stelle jedoch nicht näher darauf eingehen und verweise in diesem Zusammenhang auf die nichtveröffentlichte Arbeit von Dietrich JUNGE zum Thema „Bedürfnistheorien in der Humanistischen Psychologie: Analyse und Kritik"[753].

---

747 a.a.O. 252

748 a.a.O. 265

749 dtv-GA, 1980, Bd. IV, 30 ff.

750 a.a.O. 30

751 a.a.O. 31

752 1977, 249

753 Berlin, 1983

Individuum und Gesellschaft

In FROMMs Buch „Die Furcht vor der Freiheit"[754] geht es um die „Wechselwirkung zwischen psychologischen und soziologischen Faktoren". Reale Grundlage des gesellschaftlichen Prozesses sind für FROMM „das Individuum, seine Wünsche und Ängste, seine Leidenschaften und seine Vernunft, seine Neigung zum Guten wie zum Bösen"[755]; daher müssen wir, wollen wir die Dynamik des gesellschaftlichen Prozesses verstehen, auch die Dynamik der Prozesse verstehen, die im Individuum selbst ablaufen. Da FROMM auf einer dialektischen Grundlage argumentiert, gilt natürlich auch die Umkehrung, d. h. wir können den einzelnen Menschen nur im Zusammenhang mit der ihn umgebenden Kultur begreifen. Zu Beginn seines Buches „Die Furcht vor der Freiheit" formuliert FROMM die These, „daß der moderne Mensch . . . noch nicht gelernt hat, seine intellektuellen, emotionalen und sinnlichen Möglichkeiten voll zum Ausdruck zu bringen. Die Freiheit hat ihm zwar Unabhängigkeit und Rationalität ermöglicht, aber sie hat ihn isoliert und dabei ängstlich und ohnmächtig gemacht. Diese Isolierung kann der Mensch nicht ertragen, und er sieht sich daher vor die Alternative gestellt, entweder der Last seiner Freiheit zu entfliehen und sich aufs neue in Abhängigkeit und Unterwerfung zu begeben oder voranzuschreiten zur *vollen Verwirklichung* jener positiven Freiheit, die sich auf die *Einzigartigkeit* und Individualität des Menschen gründet"[756].

Für FROMM ist die Geschichte der Menschheit geprägt durch Freiheitsstreben: „Trotz vieler Rückschläge sind für die Freiheit manche Schlachten geschlagen worden"[757], und trotzdem hat sich auf dem Boden der jeweils gewonnenen Freiheit eine neue Form der Unterdrückung entwickelt; obwohl die Menschen im Laufe der Geschichte eine Fessel nach der anderen gesprengt und sich zunehmend zum Herrn der Natur machten, wurde nie erreicht, was als Ausdruck von Freiheit geträumt wurde: „Der Mensch kann sich selbst regieren, er kann selbst seine Entscheidungen treffen und denken und fühlen, was er für richtig hält"[758]. Für

754 Escape from Freedom, 1941, dtsch: dtv-GA, 1980, Bd. I
755 a.a.O. 217
756 a.a.O. 218
757 a.a.O. 219
758 a.a.O.

FROMM war daher die Errichtung des Faschismus in zweifacher Hinsicht eine Herausforderung: zum einen als Gegner eines politischen Systems, das politisch in die Katastrophe führen mußte, zum anderen aber auch als Psychologe; es drängte sich ihm die Frage auf, ob möglicherweise neben dem Freiheitsdrang noch etwas anderes im Menschen schlummere, so etwas wie „Sehnsucht nach Unterwerfung und das Streben nach Macht"[759]. Die Errichtung eines solchen totalitären Systems, wo Millionen von Menschen die Freiheit aufgaben, für die ihre Vorfahren gekämpft hatten und gestorben waren, forderte eine andere Antwort als die, daß Hitler legal bzw. „mit List und Tücke"[760] an die Macht gekommen ist. FROMM hebt nicht den moralischen Zeigefinger, sondern er legt den Finger bewußt auf diese Wunde: „Wenn wir den Faschismus verhindern wollen, müssen wir ihn verstehen"[761]; das heißt für ihn, daß wir erforschen müssen, wie Millionen von Menschen tief in ihrem Innern dem nahenden und realen Faschismus begegnet sind.

Die Chance hierzu sieht er in der Integration der Psychoanalyse in den Zusammenhang einer marxistischen Gesellschaftstheorie. Ähnlich wie Karen HORNEY (1939) und Harry Stuck SULLIVAN (1940) kritisiert FROMM die Psychoanalyse FREUDs dahingehend, daß sie ein Bild vom Menschen hat, das ihn als von Natur aus böse und antisozial hinstellt: „Die Gesellschaft muß ihn (den Menschen, H. Q.) erst domestizieren. Sie muß zwar die direkte Befriedigung einiger biologischer und daher unausrottbarer Triebe zulassen, aber sie muß die meisten Basisimpulse im Menschen verfeinern und geschickt im Zaum halten"[762]. Das führt nach FROMM dazu, daß die Beziehungen des einzelnen Menschen zur Gesellschaft nicht dynamisch und lebendig, sondern statisch gesehen werden: „Der Bereich zwischenmenschlicher Beziehungen gleicht dem Markt: es handelt sich dabei um einen Austausch von Befriedigungen biologisch bedingter Bedürfnisse, wobei die Beziehung zu anderen Personen stets ein Mittel zum Zweck und niemals Selbstzweck ist"[763].

---

759 a.a.O. 221
760 a.a.O. 220
761 a.a.O.
762 a.a.O. 223
763 a.a.O. 224

FROMM setzt eine nicht-statische Position dagegen, die den Menschen in seiner „Bezogenheit . . . zur Welt"[764] sieht, d. h. FROMM geht
genau wie FREUD davon aus, daß Grundbedürfnisse wie z. B. Hunger,
Durst und Sexualität bei allen Menschen in gleicher Form zu finden sind.
Es gibt aber auch Strebungen, die den Unterschied im Charakter der
Menschen bedingen, wie z. B. „Liebe und Haß, das Streben nach Macht
und das Verlangen, sich zu unterwerfen, die Freude an sinnlichem Genuß
und die Angst davor"[765]; alle diese Tendenzen sind für FROMM in Wechselwirkung mit der gesellschaftlichen Realität entstanden: „Die schön-
sten wie auch die abscheulichsten Neigungen des Menschen sind kein
festgelegter biologisch gegebener Bestandteil seiner Natur, sondern das
Resultat des gesellschaftlichen Prozesses, der den Menschen erzeugt"[766].

Mensch und Natur entwickeln und verändern sich für FROMM in gegenseitiger Abhängigkeit und Beeinflussung. Er macht das klar am Menschen, der in eine bestimmte gesellschaftliche Situation „hineingeboren"
wird, heranwächst, essen und trinken und deshalb arbeiten muß; und
zwar unter genau den Bedingungen arbeiten muß, die ihm seine spezifische Situation vorschreiben, d. h. sowohl sein Bedürfnis zu leben (Essen,
Trinken usw.) als auch das Gesellschaftssystem, das der Mensch vorfin-
det, beides kann er zunächst nicht ändern: „So wird die Lebensweise, wie
sie für den einzelnen durch die Besonderheit eines Wirtschaftssystems
gegeben ist, zu dem Faktor, der primär seine gesamte Charakterstruktur
bestimmt, weil der gebieterische Selbsterhaltungstrieb (Essen, Trinken
usw., H. Q.) ihn zwingt, die Bedingungen, unter denen er leben muß, zu
akzeptieren"[767]. Erst auf der Basis von Akzeptierung der faktischen Situation kann er „zusammen mit anderen versuchen, politische und ökonomische Veränderungen herbeizuführen"[768].

Dieser Prozeß der Veränderung vollzieht sich aber nicht nur auf der
kulturellen und gesellschaftspolitischen Ebene *außerhalb* des Individuums, sondern gleichzeitig *im Individuum selbst*. So läßt sich zeigen,

---

764 a.a.O.
765 a.a.O.
766 a.a.O.
767 a.a.O. 228
768 a.a.O.

daß der Mensch im Laufe der geschichtlichen und kulturellen Entwicklung sich immer mehr von seinen ursprünglichen Bedingungen gelöst hat. FROMM gebraucht hier als Symbol für die Abhängigkeit des einzelnen, zunächst von der Mutter, dann von der Gesellschaft, das Bild der „Nabelschnur", die er in einem „Prozeß der Individuation" allmählich löst; denn solange der Mensch „die Nabelschnur, die ihn mit der Außenwelt verbindet, nicht völlig durchtrennt hat, ist er noch nicht frei"[769].

Das Doppelgesicht der Freiheit

Für FROMM hat dieser Prozeß der Individuation einen dialektischen Charakter; denn zunehmende Freiheit geht einher mit abnehmender Sicherheit und Geborgenheit. Die Dialektik besteht im „Wachstum der Stärke des Selbst", begleitet von einer „zunehmenden Vereinsamung"[770]. FROMM macht das deutlich an der Entwicklung des Kindes: die primären Bedingungen gewährleisten dem Kind nicht nur Sicherheit, sondern eine integrierte Einheit mit der Welt um es herum. In dem Maße, in dem das Kind sich nun aus dieser Welt entfernt, desto mehr wird es gewahr, daß es „allein und eine von allen anderen getrennte Größe ist. Diese Lostrennung von einer Welt, die im Vergleich zur eigenen individuellen Existenz überwältigend stark und mächtig, oft auch bedrohlich und gefährlich ist, erzeugt ein Gefühl der Ohnmacht und Angst"[771]. Die gewonnene Freiheit ist daher ein „zwiespältiges Geschenk"[772], weil zunehmende Freiheit und die damit verbundene Erweiterung der Handlungsmöglichkeiten verbunden sind mit einer Zunahme von Eigenverantwortlichkeit.

„Freiheit von" und „Freiheit zu"

Im Gegensatz zum Tier, dessen Verhalten in weitestgehend festgelegten Reiz-Reaktionsketten abläuft, muß der Mensch „zwischen verschiedenen Möglichkeiten . . . seine *Wahl* treffen"[773]. FROMM macht daher den Unterschied zwischen der „Freiheit *von"* und der „Freiheit *zu"*; Die Loslösung von primären Bindungen entspricht dabei dem Begriff „Freiheit von" im Sinne eines „Sich-Frei-Machens-Von", während mit „Freiheit zu" die

---

769 a.a.O. 231
770 a.a.O. 234
771 a.a.O.
772 a.a.O. 236
773 a.a.O.

„positive Freiheit"[774] gemeint ist, d. h. die *Möglichkeit* zu einer positiven Verwirklichung"[775]. Hier sieht FROMM die produktive Beziehung des Menschen zur Welt, seine „aktive Solidarität mit allen Mitmenschen und sein spontanes Tätigsein, Liebe und Arbeit, die ihn wieder mit der Welt einen, nicht durch primäre Bindungen, sondern als freies, unabhängiges Individuum"[776].

Und genau an dieser Stelle macht FROMM einen entscheidenden Schritt: er sagt, daß der Mensch zwar die Möglichkeiten in sich trägt, aus der „Freiheit von" eine „Freiheit zu" hervorzubringen, daß er darüber aber nicht allein entscheidet, sondern im Zusammenspiel mit der geschichtlichen, kulturellen und politischen Situation, in der das jeweilige Individuum diesen Kampf um seine Freiheit führt: „Wenn jedoch die wirtschaftlichen, gesellschaftlichen und politischen Bedingungen . . . keine Grundlage für die Verwirklichung der Individualität . . . bieten, dann (wird) die Freiheit (die „Freiheit von", H. Q.) zu einer unerträglichen Last. Sie wird dann gleichbedeutend mit Zweifel, mit einem Leben ohne Sinn und Richtung. Es entstehen dann machtvolle Tendenzen, vor dieser Art von Freiheit in die Unterwerfung oder in irgendeine Beziehung zu anderen Menschen und der Welt zu fliehen, die eine Milderung der Unsicherheit verspricht, selbst wenn sie den Menschen seiner Freiheit beraubt"[777].

Der einzelne Mensch und die Geschichte

FROMM macht sich an eine sehr schwierige Aufgabe heran: er versucht, diese Dialektik der Freiheit aus einer geschichtlichen Analyse unserer Gesellschaft herzuleiten. Er analysiert die politischen und ökonomischen Strukturen des Mittelalters und versucht, das Wesen der zeitlichen Strömungen (Renaissance, Reformation, Frühkapitalismus) mit dem dialektischen Wesen der Freiheit im einzelnen Menschen in einen Zusammenhang zu bringen. Das wesentliche an dieser Analyse ist, daß FROMM durch seine dialektische Herangehensweise jeder geschichtlichen Epoche insofern gerechter wird als unsere Schulbücher über Geschichte, als er nicht nur das Positive, das die jeweilige Epoche für die Entwicklung der Freiheit hervorgebracht hat, sondern auch die negativen Auswirkungen

---

774 a.a.O. 237
775 a.a.O. 239
776 a.a.O. 238
777 a.a.O.

offenlegt und umgekehrt: analysiert er eine Epoche in ihren negativen Auswirkungen hinsichtlich der Freiheit des einzelnen, so weist er auch auf das Positive dieser Zeit hin.

– Das Feudalsystem des Mittelalters ist für FROMM zunächst und über- wiegend ein repressives Gesellschaftssystem, in dem eine kleine Oberschicht auf Kosten des Volkes ein materiell abgesichertes und kulturell schöpferisches Leben führte. Die Dialektik der Freiheit sieht FROMM darin, daß die Freiheit der großen Masse des Volkes zwar völ- lig unterdrückt war, andererseits aber das durch Normen und Hierar- chien reglementierte Leben ein geordnetes System repräsentierte, das dem einzelnen ein großes Maß an Sicherheit, genauer: an psychi- scher Sicherheit garantierte. Der einzelne war frei von Verantwortung. aber nicht frei für seine persönliche Entfaltung: „Aber wenn auch der einzelne in unserem modernen Sinne nicht frei war, so war er doch we- der allein noch isoliert. Da der Mensch vom Augenblick seiner Geburt an seinen bestimmten, unverrückbaren Platz besaß, . . . war er in ei- nem strukturierten Ganzen verwurzelt. Das Leben besaß für ihn einen Sinn, der keine Zweifel aufkommen ließ. Jeder war mit seiner Rolle in der Gesellschaft identisch"[778].

– Die politischen Maßnahmen Friedrichs II. (1230 n. Chr.) liefen darauf hinaus, das Volk in eine willenlose, unbewaffnete und steuerfähige Masse zu verwandeln. Er zerstörte damit die mittelalterliche Gesell- schaftsstruktur mit dem Ergebnis, daß einerseits der Spielraum des einzelnen noch mehr eingeengt wurde, andererseits aber genau diese Zeit von FROMM als der Beginn der Existenz des *Individuums* in unse- rem heutigen Verständnis gesehen wird: „Ein neuer Despotismus ent- stand Hand in Hand mit dem neuen Individualismus. Freiheit und Ty- rannei, Individualität und Orientierungslosigkeit waren unentwirrbar miteinander verbunden"[779].

– Der beginnende Kapitalismus machte die Reichen noch reicher, die Ar- men noch ärmer und ließ eine neue „Mittelschicht" der Handwerker und Handelstreibenden entstehen. Obwohl die Renaissance keine Kultur der Armen bzw. der neuen Mittelschicht, sondern eine Kultur reicher Adeliger und Großbürger war, beeinflußte das Gefühl der Freiheit, das

778 a.a.O. 242
779 a.a.O. 245

mit der Renaissance einherging, die Entwicklung auch der anderen gesellschaftlichen Gruppen, d. h. der Armen und der neuen Mittelschicht.
FROMM weist darauf hin, daß in jeder gesellschaftlichen Gruppierung
der dialektische Charakter der Freiheit zu sehen ist: die Reichen, die
als einzige die Möglichkeiten der neuen Freiheit nutzen konnten, waren „frei, aber auch einsamer . . . Die Freiheit scheint ihnen zweierlei
eingebracht zu haben: ein wachsendes Gefühl der Stärke und zugleich
größere Vereinsamung, Zweifel und Skepsis und als Folge von all dem
– Angst"[780]. Die Angehörigen der Unter- und Mittelschicht, die sich im
Aufbegehren der Reformation Martin LUTHERs aufgehoben fühlten,
waren zwar in ihrer individuellen Freiheit weitestgehend einge-
schränkt, waren aber nicht einsam, sondern sicher verwurzelt in den
ihnen zugewiesenen gesellschaftlichen Normen und Strukturen. In
LUTHERs Aufbegehren gegen die kapitalistischen Gebräuche in Wirtschaft und Kirche (Ablaß) fanden sie sich wieder und verliehen aufgrund ihrer Identifikation mit den Thesen LUTHERs der Reformation
die Kraft einer gesellschaftlichen Massenbewegung. Aus der Position
individueller psychischer Sicherheit heraus kämpften sie um die Ausweitung ihrer Freiheit; denn Freiheit war etwas, was sie nicht verlieren,
sondern allenfalls dazugewinnen konnten.
Der Geist der Freiheit, der Renaissance und Reformation durchzieht, bildet die Grundlage für die Entwicklung des frühen Kapitalismus; charakteristisch für die Entwicklung des einzelnen Menschen in dieser Zeit – ganz
gleich, welcher gesellschaftlichen Klasse er angehört – ist für FROMM
„das Auftauchen des Menschen aus einer *vor-individualistischen* Existenz in eine solche, in der er sich als *separate Größe* ganz gewahr
wird"[781]. Der Mensch wird konfrontiert mit dem „Doppelgesicht der Freiheit"[782], d. h. der einzelne gewinnt Freiheit durch die Rolle, die er in seiner
Gesellschaft spielen darf bzw. muß, und gleichzeitig verliert bzw. wird er
„frei von" den Bindungen, die ihm bisher Sicherheit und Geborgenheit bo-
ten. Der Mensch ist nicht mehr Mittelpunkt der Welt, die Möglichkeiten der
Welt treten in den Vordergrund, in ihrer Faszination und Bedrohung zu-

---

780 a.a.O. 246

781 a.a.O. 247; Hervorhebg. H. Q.

782 a.a.O. 254

gleich: „Der einzelne steht allein der Welt gegenüber – ein Fremder, *hineingeworfen* in eine grenzenlose, bedrohliche Welt"[783].

Das Problem dieser doppelgesichtigen Freiheit liegt für FROMM darin, daß viele Menschen zwar den Schritt schaffen, sich gegen Unterdrückkung zur Wehr zu setzen, d. h. ein Stück „Freiheit von" zu erreichen, aber nicht mit der gleichzeitig auftretenden Vereinsamung fertig werden; denn die eigentliche Befreiung liegt nicht in der „Freiheit von", sondern in der „Freiheit zu", die darin zum Ausdruck kommt, daß der Mensch – im Zusammenwirken mit anderen – die in ihm schlummernden Möglichkeiten entfaltet; er muß dabei die Verantwortung für die negative Erscheinungsform der „Freiheit zu" wie Vereinsamung, Zweifel und Angst bewußt in Kauf nehmen. Gelingt ihm das nicht, läuft er Gefahr, vom Regen in die Traufe, von der gerade überwundenen Abhängigkeit von einer fremden Macht in die nächste Abhängigkeit zu geraten. Für FROMM ist die Geschichte der Menschen genau dadurch charakterisiert: war die Wendung vom Feudalismus zum Kapitalismus zunächst ein großer Zugewinn an Freiheit, entlarvte sich diese gewonnene Freiheit sehr schnell als eine „Freiheit von", die den Menschen erneut eine Gesellschaft bescherte, die von der Herrschaft des Menschen über den Menschen bestimmt war und – individuell betrachtet – von den Menschen durch die Flucht ins Autoritäre[784], ins Destruktive[785] oder ins Konformistische[786] bewältigt wurde.

Der Mensch muß sein Selbst verwirklichen

FROMM bleibt aber nicht dabei stehen, uns diese Gefahr eines Teufelskreises vor Augen zu halten, sondern entwickelt konkrete Vorstellungen darüber, wie es dem Menschen und der Menschheit gelingen kann, die „Freiheit von" in eine „Freiheit zu", eine „positive Freiheit" zu verwandeln, eine Form der Freiheit, die den einzelnen Menschen als unabhängiges Selbst existieren läßt, das trotz seiner Unabhängigkeit eine Einheit mit den anderen Menschen und der Natur darstellt. Für FROMM steht die Freiheit des einzelnen nicht im Widerspruch mit der Eingebundenheit dieses einzelnen in eine Umwelt. Im Gegensatz zu den Philosophen des Idealismus, die der Ansicht waren, daß der Mensch nur durch intellektuel-

---

783 a.a.O.; Hervorhebg. H. Q.

784 vgl. a.a.O. 300 ff.

785 a.a.O. 322 ff.

786 a.a.O. 325 ff.

le Einsicht zur Selbstverwirklichung gelangen könne, ist FROMM der Meinung, daß „Selbstverwirklichung des Selbst nicht nur durch einen Akt des Denkens, sondern auch durch die Verwirklichung der gesamten Persönlichkeit zustande kommt", und zwar dadurch, daß „der Mensch alle seine emotionalen und intellektuellen Möglichkeiten *tätig* zum Ausdruck bringt . . . mit anderen Worten: Die positive Freiheit besteht im spontanen Tätigsein der gesamten, integrierten Persönlichkeit"[787].

FROMM meint damit ein „kreatives Tätigsein", das eine Persönlichkeit „in ihrer Totalität" voraussetzt; denn nur in der Totalität seiner Persönlichkeit kann der Mensch ein spontanes Tätigsein entwickeln, das ihm sowohl die individuelle Selbstverwirklichung bei gleichzeitiger Eingebundenheit in die Welt ermöglicht. Dieses spontane Tätigsein ist für FROMM die Lösung für das Problem der Freiheit. Während die negative Freiheit (die „Freiheit von") den Menschen zu einem Wesen macht, das isoliert, mißtrauisch und distanziert mit einem schwachen und bedrohten Selbst in Beziehung zur Umwelt tritt, ist für FROMM das spontane Tätigsein die geeignete Form der „Freiheit zu"; denn „in der spontanen Verwirklichung des Selbst vereinigt sich der Mensch aufs neue mit der Welt – mit dem Menschen, der Natur und sich selbst"[788].

FROMM nennt drei Komponenten der spontanen Verwirklichung:
1. die Liebe des Menschen,
2. die Arbeit des Menschen,
3. die Einzigartigkeit des Menschen.

Liebe bedeutet in diesem Zusammenhang die spontane Hinwendung zu anderen Menschen bei gleichzeitiger Aufrechterhaltung des individuellen Selbst: „Die dynamische Eigenschaft der Liebe liegt eben in dieser Polarität, die darin besteht, daß sie aus dem Bedürfnis entspringt, die Absonderung zu überwinden und zum Einssein zu gelangen und trotzdem die eigene Individualität nicht zu verlieren"[789]. FROMM grenzt diese Auffassung von Liebe klar ab gegen jene, bei denen Liebe mit Selbstaufgabe bzw. mit Besitz gleichgesetzt wird. Entsprechend ist „Arbeit" nur dann ein

---

787 a.a.O. 367/368
788 a.a.O. 369
789 a.a.O. 369

Ausdruck spontanen Tätigseins, wenn sie begriffen wird als „Schöpfung, bei der der Mensch im Akt der Schöpfung eines wird mit der Natur"[790].

Die „Einzigartigkeit" des Menschen ist das dritte Charakteristikum der spontanen Verwirklichung. Auch diese Einzigartigkeit ist nicht in sich eindeutig: einerseits sind die Menschen gleich, wenn sie geboren werden, andererseits sind sie es auch nicht. Die Verschiedenheit beruht auf der bei jedem Menschen unterschiedlichen genetischen und gesellschaftlichen Grundlage. Gleich sind sie dadurch, daß sie alle menschliche Eigenschaften haben, „als menschliche Wesen das gleiche Schicksal und den gleichen unveränderlichen Anspruch auf Freiheit und Glück haben"[791]. Trotz dieser Gleichheit entwickelt sich das individuelle Selbst auf der Basis eines „organischen Wachstums" und entspricht der „Entfaltung eines Kerns, der dieser Person eigentümlich ist und nur für sie gilt"[792]. Eine solche Ansicht setzt voraus, daß man großen Respekt vor der Besonderheit jedes einzelnen Menschen, d. h. auch vor sich selbst hat: „Diese Achtung vor der Einzigartigkeit des Selbst und ihre Pflege ist die wertvollste Errungenschaft der menschlichen Kultur"[793].

Liebe, Arbeit und Einzigartigkeit des Menschen sind daher für FROMM die entscheidenden Merkmale eines aktiven, kreativen und spontanen Tätigseins. Hier sieht er die Chance, daß der Mensch zu einer „wirklichen" Befreiung gelangen kann, einer Freiheit, die ihn nicht gleich wieder „einkassiert", sondern ihm die Verwirklichung seines Selbst und die gleichzeitige „Solidarität" mit den anderen Menschen ermöglicht: „Die der Freiheit innewohnende grundsätzliche Dichotomie – die Geburt der Individualität und der Schmerz des Alleinseins – wird auf höherer Ebene durch das spontane Tätigsein des Menschen aufgelöst. Bei jedem spontanen Tätigsein nimmt der Mensch *die Welt in sich auf*. Dabei bleibt nicht nur sein individuelles Selbst intakt, es wird stärker und gefestigter"[794]. Die neue Form der Sicherheit, die sich daraus für den einzelnen ergibt, ist dann nicht mehr abhängig von einer äußeren Macht oder Autorität; auch handelt es sich nicht um eine Sicherheit, die die tragische Seite des Schmer-

---

790 a.a.O.
791 a.a.O. 371
792 a.a.O.
793 a.a.O.
794 a.a.O. 369/370

zes nicht kennt, sondern „die neue Sicherheit ist dynamisch. Sie gründet sich nicht auf Schutz durch andere, sondern auf das eigene spontane Tätigsein"[795].

FROMM knüpft an diese Sichtweite die Hoffnung, daß eine Gesellschaft, deren Menschen Freiheit als „Freiheit zu", als spontanes Tätigsein begreifen und leben, in der Lage sein müßte, alle wirtschaftlichen und sozialen Probleme zu lösen und autoritären Systemen keine Grundlage mehr bieten könnte. Der Mensch hätte die Chance, den wirtschaftlichen Apparat zum Wohle aller unter Kontrolle zu bringen. FROMM verbindet die Hoffnung, die er an die demokratischen Gesellschaften knüpft, mit der Mahnung, angesichts der schlechten Erfahrungen, die die Menschheit im Kampf um die Freiheit – auch im Rahmen der Demokratie – gemacht hat, nicht in Resignation zu verfallen, sondern mit der Ziel- und Sinnsetzung eines aktiv und spontan sich selbst verwirklichenden Selbst offensiv der Gegenwart und Zukunft zu begegnen: „Der Sieg über autoritäre Systeme aller Art wird nur möglich sein, wenn die Demokratie nicht den Rückzug antritt, sondern die Offensive ergreift und das in die Wirklichkeit umsetzt, was alle jene im Sinn hatten, die in den vergangenen Jahrhunderten für die Freiheit gekämpft haben. Sie wird nur dann über die Kräfte des Nihilismus triumphieren, wenn sie die Menschen mit dem stärksten Glauben erfüllen kann, zu dem der menschliche Geist fähig ist: mit dem Glauben an das Leben und an die Wahrheit und an die Freiheit als der aktiven und spontanen Verwirklichung des individuellen Selbst"[796].

FROMM zeigt sich grundsätzlich optimistisch, obwohl die Situation des Menschen und der Gesellschaft, in der er lebt, nicht sehr ermutigend ist. In seinem Buch „Haben oder Sein" (1976) schreibt er, daß er die Aussichten für die Entwicklung hin zu einer besseren Welt für fast hoffnungslos hält; alle Argumente sprächen dafür, daß die Menschheit weiterhin wider besseres Wissen eine gegen den Menschen gerichtete Politik betreibe und dulde, was letztlich auf die große Katastrophe, den Nuklearkrieg, hinsteuere. Aber die Einschätzung „fast hoffnungslos" läßt einen kleinen Spielraum, den zu nutzen uns FROMM ermutigen will: „Solange noch in Fragen des Lebens eine kleine Chance besteht, sagen wir von 1 % oder 2 %, solange darf man nicht aufgeben, solange muß man alles versu-

---

795 a.a.O. 371

796 a.a.O. 378

chen, die Katastrophe zu vermeiden; denn wenn man mit dem Leben handelt, ist es anders, als wenn man mit Geld handelt, . . . solange man den Glauben haben kann, daß noch fast ein Wunder geschehen kann, solange man nicht beweisen kann, daß es unmöglich ist, . . . solange muß man den Versuch machen, . . . die Menschen aufzuwecken"[797].

7.4 Philosophischer Hintergrund und Wissenschaftsverständnis

Im Rahmen der Darstellung von FROMMs persönlichem Hintergrund und beruflichem Werdegang habe ich weiter vorn bereits ausführlich den philosophischen Hintergrund dargestellt. An dieser Stelle soll es hauptsächlich darum gehen inwiefern FROMM dem Denken der Existenzphilosophie und Phänomenologie zugeordnet werden kann.

Von zentraler Bedeutung für FROMM ist die Erkenntnis, daß der Mensch kein Wesen hat oder besitzt, sondern „Wesen und Existenz ist". Mit seinem darauf basierenden Verständnis vom „Doppelgesicht der Freiheit" ist er unzweifelhaft existentialistischen Denkern wie KIERKEGAARD, HEIDEGGER, JASPERS, SARTRE und BUBER verbunden. Die Nähe zum HEIDEGGERschen Konzept der „Geworfenheit" und BUBERs dialogischem Verständnis von „Ich und Du" hat FROMM selbst erwähnt.

Im Vordergrund standen für ihn MARX' Schriften und die der Propheten des Alten Testaments; denn auch hier fand FROMM den Gedanken, daß nicht das „Haben", sondern das „Sein" die menschliche Existenz ausmachen. Der Gedanke der „Geworfenheit" und die daraus folgenden Möglichkeit und Notwendigkeit der Wahl, die genauso wie BUBERs „Ich und Du" letztlich Handlungsperspektiven aus der Perspektive des einzelnen Menschen darstellen, tauchen bei MARX ebenso auf, nur aus der Perspektive des kollektiv handelnden Menschen. FROMM ist fasziniert von der marxistischen Philosophie[798], die sich in den ihn interessierenden Fragen mit den Vorstellungen der Propheten weitgehend deckte, da es im Alten Testament genauso wie bei MARX letztlich um die Selbstwer-

---

797 Fernsehdiskussion, 1980

798 Zwar war FROMM ein Schüler von Karl JASPERS, trotzdem ist anzunehmen, daß er die Schriften der Existenzphilosophie auf jeden Fall nicht so gut kannte wie die von MARX.

dung des Menschen im Sinne des Humanismus ging, d. h. um eine Gesellschaft, in der die Prinzipien der Gerechtigkeit, der Liebe, der Wahrheit,
des Seins und nicht des Habens in der gesellschaftlichen Praxis zum
Wohle jedes einzelnen verwirklicht werden.

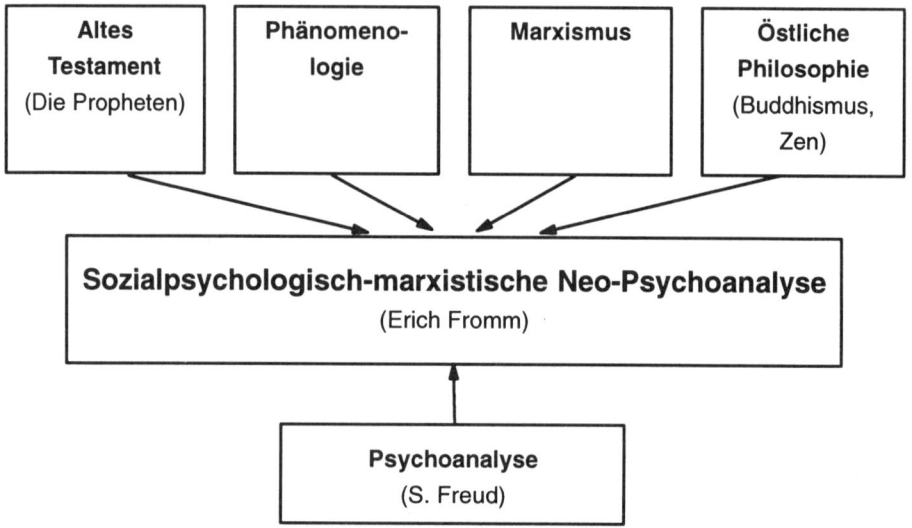

Philosophische, religiöse und psychologische Bezugspunkte der
Sozialpsychologisch-marxistischen Neo-Psychoanalyse von Erich Fromm

Obwohl auch hinsichtlich des Verständnisses von „Verantwortlichkeit"
eine große Übereinstimmung mit der Existenzphilosophie besteht, ist diese Übereinstimmung bei FROMM wahrscheinlich eher dem Einfluß des
buddhistischen Denkens zuzuschreiben. FROMM faszinierte die Möglichkeit, religiös zu denken und zu leben, ohne dieses Leben in die Verantwortung einer absoluten Autorität legen zu müssen. Zwar gibt die buddhi-
stische Religion und Philosophie den „mittleren Pfad" zwischen Lebens-
bejahung und Selbstpeinigung bzw. Gebote für den achtteiligen Pfad ins
„Nirwana" als sinn- und wertvoll vor, doch verantwortlich für den Weg, den
der Mensch in seinem Leben geht, ist nur er selbst. In diesem Zusammenhang findet sich bei FROMM am ehesten eine Parallele zum existentialistischen Verständnis der „Gegenwärtigkeit", das in seiner Kritik an der
Vergangenheitsorientierung der Psychoanalyse seinen konkreten Niederschlag findet. Klar ist, daß FROMM durch die Betonung von Atmung

und Bewegung dem Hier-und-Jetzt in der therapeutischen Situation große Bedeutung beigemessen hat; ob hier jedoch eine im existenzphilosophischen Sinne auf Zukunft hin entworfene Gegenwärtigkeit gemeint ist,
halte ich für unwahrscheinlich.

Ebenso unwahrscheinlich ist, daß FROMM das Verständnis vom „In-
der-Welt-Sein" der Existenzphilosophie entlehnt hat; wahrscheinlicher
ist, daß er sich hierbei vielmehr am marxistischen Konzept des dialektischen und historischen Materialismus orientiert hat, der die Stellung des
Menschen in der Welt – ähnlich den Vorstellungen der Existenzphilosophie – immer in Abhängigkeit von der ihn umgebenden Gesellschaft bzw.
deren Geschichte definiert.

FROMM übernimmt – in Abweichung von der Existenzphilosophie –
sowohl die Betonung der ökonomischen Bedingtheit menschlichen Seins
als auch das Konzept der „Arbeit" im Sinne produktiver und kollektiver Tätigkeit als Grundkategorie der geschichtlichen Existenz des Menschen.
Beide philosophischen Richtungen betonen sowohl die gegenseitige Bedingtheit von Mensch und Welt als auch den handlungsorientierten Charakter dieser wechselseitigen Abhängigkeit. Der Blickwinkel ist jedoch
verschieden: während die Existenzphilosophie die Verzahnung von
Mensch und Welt eher aus der Perspektive des einzelnen Menschen als
eines einzelnen sieht, betrachtet die marxistische Philosophie den einzelnen Menschen immer vor dem Hintergrund seiner geschichtlich bedingten und kollektiv tätigen Zugehörigkeit. Erich FROMM ist der einzige unter
den mir bekannten Humanistischen Psychologen, der sich hier eindeutig
an der marxistischen Auffassung orientiert.

Entsprechend finden wir bei FROMM ein Wissenschaftsverständnis,
das sowohl marxistisch als auch phänomenologisch beeinflußt ist. Er
grenzt sich sowohl von denen ab, die von einer „starren unveränderlichen
Natur"[799] des Menschen ausgehen und daraus ableiten, daß demzufolge
auch „die bestehenden gesellschaftlichen Institutionen" und Strukturen
„notwendig und unwandelbar seien"[800], als auch von den „Verfechtern einer Theorie der unbegrenzten Formbarkeit der menschlichen Natur"[801].
Nach dieser Theorie wäre der Mensch für FROMM „nur eine Marionette

---

799 dtv-GA, 1980, Bd. II, 18
800 a.a.O.
801 a.a.O.

gesellschaftlicher Verhältnisse"[802]. FROMM möchte – beeinflußt durch phänomenologisches und marxistisches Wissenschaftsverständnis – beides miteinander verbinden. Er geht davon aus, daß die Natur des Menschen nicht starr ist und demzufolge die Kultur des Menschen auch nicht starr sein kann; gleichzeitig ist auch die Kultur nichts Feststehendes, dem sich die menschliche Natur blindlings anpaßt: „Der Mensch kann sich fast allen kulturellen Verhältnissen anpassen; stehen diese aber im Widerspruch zu seiner Natur, dann stellen sich seelische und emotionale Störungen ein, die ihn allmählich zwingen, diese Verhältnisse zu ändern, da er *seine Natur nicht ändern kann*"[803]. Gegenstand der Wissenschaft vom Menschen müssen daher der Mensch und die menschliche Natur sein. Ihr Ziel ist es, befriedigende Antworten zu bekommen. Die Methode besteht darin, „die Reaktionen des Menschen auf verschiedene indivi-duelle *und* gesellschaftliche Bedingungen zu beobachten, um aus der Beobachtung eben dieser Reaktionen zu Schlußfolgerungen über die Natur des Menschen zu kommen"[804].

Der phänomenologische Einfluß kommt darin zum Ausdruck, daß FROMM – ähnlich wie auch GOLDSTEIN, BÜHLER, MASLOW, RO-GERS, COHN, PERLS, BINSWANGER und BOSS – davon ausgeht, daß eine persönliche und subjektive Beziehung zwischen Forscher und For-schungsgegenstand besteht. In einem Gespräch mit H. J. SCHULTZ be-kennt FROMM als 74jähriger: „Ich hatte nie die Fähigkeit und habe sie bis zum heutigen Tage auch nicht erworben, über Dinge zu denken, die ich nicht nacherleben kann, also abstraktes Denken fällt mir schwer. Ich kann nur denken, was sich auf etwas bezieht, was ich *konkret erfahren* ha-be"[805]. Konkret bedeutet das: FROMM möchte die phänomenologische Methodik der Psychoanalyse mit der marxistischen Methodik des Histori-schen Materialismus verbinden. In dem im Rahmen der Auseinanderset-zungen innerhalb der Frankfurter Schule berühmt gewordenen Artikel „Über Methoden und Aufgabe einer analytischen Sozialpsychologie" schreibt FROMM, daß „der gesellschaftliche Prozeß auch ohne Psycho-logie aus der Kenntnis der ökonomischen . . . Kräfte verstanden werden

---

802 a.a.O.
803 a.a.O. 23; Hervorhebg. H. Q.
804 a.a.O. 23
805 1974, 21

kann"[806], da es aber letztlich nicht die gesellschaftlichen Gesetzmäßigkeiten sind, die handeln, sondern der Mensch, dürfen die Mechanismen
und Strukturen, die sich innerhalb des einzelnen Menschen vollziehen,
bei der sozialpsychologischen Analyse nicht fehlen. Für FROMM ergibt
sich aus der Berücksichtigung der Psychoanalyse „innerhalb des historischen Materialismus eine Verfeinerung der Methode, eine Erweiterung
der Kenntnis der im gesellschaftlichen Prozeß wirksamen Kräfte, eine
noch größere Sicherheit sowohl im Verständnis historischer Abläufe als
auch in der Prognose künftigen gesellschaftlichen Geschehens"[807].

Die zur Auswertung der Studie über „Arbeiter und Angestellte am Vorabend des dritten Reiches"[808] verwendete Methode war nur verständlich
auf dem Hintergrund dieses Wissenschaftsverständnisses. Die Besonderheit dieser Methode lag darin, daß die aus offenen Fragen bestehenden Fragebogen einer psychoanalytischen Bewertung und Deutung unterworfen wurden. In konsequenter Umsetzung des psychoanalytischen
Grundverständnisses vom Menschen, daß seine Handlungen zum größten Teil durch das Unbewußte gesteuert werden, wurden die Antworten
auf den Fragebogen daraufhin gedeutet, welche Bedeutung den Antworten bzw. dem Gebrauch bestimmter Wörter zugrunde liegen, um daraus
Rückschlüsse auf die seelische Struktur bzw. die Zuordnung zu bestimmten Charaktertypen ableiten zu können. Eines der wichtigsten Ergebnisse, das aus dieser Herangehensweise hervorging, war insofern politisch
höchst bedeutsam, als gezeigt werden konnte, daß ein hoher Prozent-
satz der parteipolitisch linksstehenden Arbeiter und Angestellten dem autoritären bzw. ambivalenten Charaktertypus zuzuordnen waren. Da diese
Ergebnisse vor 1933 bereits feststanden, war für FROMM und seine Kollegen klar, daß diese gesellschaftlichen Gruppen Hitler zwar nicht wollten, aber aufgrund ihrer unbewußten Strukturen nicht in der Lage sein
würden, seine Machtergreifung zu verhindern.

Über diese Methode, die FROMM und seine Mitarbeiter hier verwende-
ten, kam es zu Konflikten innerhalb des Instituts, vor allem mit ADORNO
und MARCUSE[809], die sich dadurch zuspitzten, daß FROMM durch die

---

806 dtv-GA, 1980, Bd. I, 53
807 a.a.O. 54
808 dtv-GA, 1980, Bd. III
809 vgl. auch dtv-GA, Bd. VIII

Kritik an FREUDs Libidotheorie immer weiter von der klassischen Psychoanalyse abrückte. Rainer FUNK, ein FROMM-Kenner, zitiert einen
unveröffentlichten Brief FROMMs an Martin JAY aus dem Jahre 1971: „In
den ersten Jahren des Instituts, solange es noch in Frankfurt . . . war, hatte HORKHEIMER noch keine Einwendungen gegen meine Kritik an
FREUD . . . Erst in den Jahren, als das Institut bereits einige Zeit in New
York war, . . . änderte HORKHEIMER seine Meinung. Er verteidigte auf
einmal den orthodoxen Freudianismus und betrachtete FREUD wegen
seiner materialistischen Einstellung gegenüber der Sexualität als den
wahren Revolutionär . . . Ich vermute, daß dies teils mit dem Einfluß von
ADORNO zu tun hat, den ich vom ersten Augenblick seines Erscheinens
in New York heftig kritisierte"[810].

7.5 FROMMs Beitrag zur Humanistischen Psychologie

Erich FROMM ist der Philosoph unter den Humanistischen Psychologen.
Sein Beitrag ist eher theoretischer Natur. Zwar hat FROMM den größten
Teil seines Lebens als Psychoanalytiker auch praktisch gearbeitet und
versucht, seine theoretischen Konzepte therapeutisch umzusetzen, nur:
ein speziell von ihm entwickeltes psychologisches Verfahren existiert
nicht. Seine gründliche Auseinandersetzung mit der Psychoanalyse
brachte nicht – wie z. B. bei JUNG, ADLER, RANK und REICH – eine
praktische Alternative zur klassischen Psychoanalyse hervor; vielmehr
kämpfte FROMM bis ins hohe Alter um ein theoretisches Fundament, mit
Hilfe dessen sowohl die klassische Psychoanalyse kritisiert als auch eine
neue Psychologie hätte begründet werden können. Wäre FROMM unter
den damals humanistisch orientierten Psychologen bekannter gewesen,
hätte er in der Tat dazu beitragen können, daß die theoretische Fundierung dieser im Entstehen begriffenen „Dritten Kraft" umfassender und so-
lider ausgefallen wäre, als wir sie heute vorfinden.
    Die verschiedensten philosophischen Strömungen verdichten sich bei
FROMM zu einer humanistischen Weltanschauung, die er sicher gern als
philosophisch-politische Grundlage einer Revision der Psychoanalyse
gesehen hätte.

---

810 dtv-GA, 1980, Bd. I, Vorwort, XXI

FROMMs spezifischer Beitrag zur Humanistischen Psychologie besteht darin, daß er sie um eine außerordentlich bedeutsame Dimension bereichert: die Betrachtung des Menschen als ein geschichtliches und politisches Wesen. FROMMs Verdienst ist es, die Erkenntnisse von MARX mit den Einsichten der Psychoanalyse in einen Zusammenhang gebracht zu haben. Er postulierte als erster in dieser Klarheit die gegenseitige Abhängigkeit von sozio-ökonomischen und psychischen Bedingungen; dies ist insofern so bedeutsam, als daß er damit die individuelle Bedeutung des einzelnen Menschen im Rahmen einer gesellschaftlichen Analyse zu einer gleichrangigen Größe erhebt, d. h. nicht nur die Ökonomie, sondern auch die individuellen Bedürfnisse des Menschen müssen gesehen und ernst genommen werden.

FROMM unterscheidet nicht nur zwischen den physiologischen und den existentiellen Bedürfnissen (das macht MASLOW ebenso gründlich) und bleibt auch nicht in der Analyse des Widerspruchs zwischen individuellen und gesellschaftlichen Bedürfnissen stecken, sondern dringt zu einem geschichtlichen Verständnis von Bedürfnissen vor. Hiernach sind die individuellen Bedürfnisse grundsätzlich das Resultat eines kollektiven historischen Prozesses, gleichzeitig aber im Hier-und-Jetzt konkret und aktuell erfahrbar.

„Selbstverwirklichung" ist daher für FROMM etwas anderes als für GOLDSTEIN, PERLS, BÜHLER, ROGERS, MASLOW und COHN, bei denen es sinngebendes Lebensziel (BÜHLER) ist, oberstes Glied einer Bedürfnishierarchie mit der Möglichkeit der Grenzüberschreitung (MASLOW), eine dem Organismus innewohnende Tendenz (GOLDSTEIN und PERLS) bzw. Momente im Lebensprozeß, in denen der Mensch ganz er selbst ist (ROGERS) und seine Bedürfnisse und die seiner Umwelt in eine Balance gebracht hat (COHN). In allen Fällen handelt es sich bei aller – auch sehr ernst gemeinten – Betonung der Wechselwirkung von Individuum und Umwelt letztlich um ein individualistisches Verständnis von Selbstverwirklichung. Das ist nicht als Abwertung gemeint, sondern soll den Unterschied zu FROMMs Sichtweise deutlicher machen. Denn auch FROMM spricht von „Selbstverwirklichung", charakterisiert damit aber den historischen und damit auch kollektiven Prozeß der permanenten Auseinandersetzung des Menschen mit der Natur.

FROMM glaubt, daß nur in dieser Auseinandersetzung der einzelne Mensch und die Menschheit insgesamt die Möglichkeit haben werden, diejenigen menschlichen Eigenschaften zur Geltung zu bringen, die eine positive Entwicklung der menschlichen Geschichte bewirken und garantieren können:

1. die Arbeit, das Tätigsein mit anderen Menschen mit dem Ziel der Befriedigung der individuellen und gesellschaftlichen Bedürfnisse,
2. die Liebe in Form der Hinwendung zu anderen Menschen bei gleichzeitiger Aufrechterhaltung des individuellen Selbst,
3. die Einzigartigkeit als Merkmal, das jeden einzelnen Menschen trotz seiner geschichtlichen Gleichheit (als Angehöriger der menschlichen Spezies) von jedem anderen Menschen unterscheidet.

Bei der Bewertung von FROMMs Beitrag zur Humanistischen Psychologie hat der Begriff der „Arbeit" bzw. „Tätigkeit" als Bindeglied zwischen Mensch und Natur eine herausragende Bedeutung. Arbeit verändert die Beziehung des Menschen zur Natur. Er setzt die Einzigartigkeit seiner Individualität in Bewegung, um sich die Natur im Zusammenwirken mit anderen in einer für sein Leben nützlichen Form anzueignen; indem er so durch Arbeit auf die Natur einwirkt und sie verändert verändert er zugleich seine eigene Natur.

Herausragende Bedeutung hat dieser Beitrag FROMMs insofern, als er die ursprünglich von der Psychoanalyse vorgegebene Zentrierung der Psychologie auf das Individuum erweitert um die historische Bedingtheit des Individuums und damit eine tatsächlich umfassende Orientierung auf eine der gesellschaftlichen Realität angemessene Auffassung von Psychologie ermöglicht[811].

---

811 vgl. hierzu den Ansatz der „Kritischen Psychologie" bei K. HOLZKAMP u. a. wo dieser Gedanke bereits wesentlich differenzierter aufgenommen und sowohl theoretisch als auch auf Praxis hin weiterentwickelt wurde.

8 ZUSAMMENFASSUNG UND AUSBLICK

8.1 Das Menschenbild der Humanistischen Psychologie

Die Entwicklung der Humanistischen Psychologie als „Dritte Kraft" neben Psychoanalyse und Behaviorismus läßt sich nicht nach dem Prinzip kausaler Ableitungen allein erklären. Entsprechend finden wir ein Menschenbild vor, in dem die verschiedensten philosophischen, politischen und psychologischen Strömungen zum Tragen kommen (siehe Schaubild auf S. 21):

o Europäische Philosophie (Existenzphilosophie, Phänomenologie und Marxismus),
o Östliche Philosophie (Buddhismus, Toaismus, Zen),
o Die Schriften des Alten Testaments,
o Europäische Psychologie (Psychoanalyse),
o Amerikanische Psychologie (Behaviorismus).

Das Menschenbild der Humanistischen Psychologie kann daher nicht als ein Theoriegebäude betrachtet werden, das geradlinig eine bestimmte wissenschaftliche, philosophische oder kulturelle Tradition aufnimmt und im Sinne kausaler Verbindung eine in sich geschlossene Theorie liefert. Man wird der Humanistischen Psychologie eher gerecht. wenn man sie als eine „Bewegung" betrachtet, die Strömungen eines „Zeitgeistes" aufnimmt, der weltumspannenden Charakter hat und nicht nur im Bereich der Sozialwissenschaften, sondern genauso für die Naturwissenschaften und inzwischen auch für die Wirtschaftswissenschaften große Bedeutung erlangt hat. Moralische, religiöse, politische, wissenschaftliche oder philosophische Kategorien sind für diese Bewegung gleich wichtig bei der Entwicklung einer Gegenposition zur Tradition des formalen Anspruchs auf Wahrheit und Objektivität.

Auch die philosophischen Einflüsse des Marxismus, des Buddhismus und der Schriften des Alten Testaments müssen hier entsprechend eingeordnet werden. Die marxistische Philosophie, die – ähnlich der Existenzphilosophie – den Auffassungen HEGELs eine handlungs- und tätigkeitsorientierte Philosophie entgegenstellte, aber – im Unterschied zur Existenzphilosophie – nicht das individuelle, sondern das kollektive We-

sen und Handeln des Menschen in den Mittelpunkt rückte, ist eine wesentliche Grundlage des Denkens von Erich FROMM und auf diese Weise eine Bereicherung der Humanistischen Psychologie um die politische
Dimension menschlichen Seins und Handelns. Erich FROMM ist es auch,
der die Lehren der Propheten des Alten Testaments in seine Theorien integriert und somit für den Gesamtzusammenhang der Humanistischen
Psychologie verfügbar macht. Die Idee der menschlichen Gemeinschaft
und ihrer ethischen Prinzipien wie Glaube, Liebe und Hoffnung haben
hier genauso ihren Ursprung wie die Freiheit der Persönlichkeit und die
große Bedeutung von Einheit, Tat und Zukunft.

Die Ideen des Buddhismus greifen neben FROMM auch ROGERS,
PERLS und MASLOW auf. Die der Phänomenologie sehr ähnliche Auffassung von „Wissen" im Sinne eines intuitiven Schauens zwecks Erfassen der Ganzheit einer Sache, die eher dialektische Auffassung von Polaritäten (wie z. B. gut – böse oder gesund – krank) sowie die Vorstellung
vom Eins-Sein mit Natur und Kosmos auf dem Wege einer völligen Ver-
senkung in das innere Selbst und schließlich der Verzicht auf eine absolute Autorität zugunsten der Vorstellung, daß Autorität nur von innen heraus
kommen kann, werden von den o. a. Vertretern der Humanistischen Psychologie sehr ernst genommen und fließen in ihre Konzepte ein.

Dies gilt es immer mitzudenken, wenn ich abschließend die wichtigsten
Aspekte des Menschenbildes der Humanistischen Psychologie zusam-
menfasse:

Angst und Freiheit

Für Erich FROMM und Ruth COHN sind Angst und Freiheit existentielle
Bedingungen des Menschen. Während für Ruth COHN das „Paradoxon
der Freiheit" darin besteht. daß die individuelle Freiheit des Menschen in
dem Maße wächst, in dem er seine reale Unfreiheit und Angst anerkennt,
zeigt sich das „Doppelgesicht der Freiheit" für FROMM in der Geschichte,
die gezeigt hat, daß der Kampf der Menschheit gegen Unterdrückung
bzw. für mehr Freiheit immer auch einherging mit einer neuen Form von
Unterdrückung. Demgegenüber finden wir bei Kurt GOLDSTEIN, Charlotte BÜHLER, Abraham MASLOW und Carl ROGERS ein eher mora-
lisch-humanistisch-naives Verständnis von Freiheit im Sinne eines dem
Menschen angeborenen, innewohnenden „Potentials" bzw. „Wertes" auf
dem Wege zu Wachstum und Selbstverwirklichung. Fritz PERLS steht

dazwischen; die der Gestalttherapie zugrundeliegende Theorie des „Kontakts" ermöglicht Freiheit nur in der – beglückenden genauso wie der angst- und schmerzvollen – Verschmelzung des Individuums mit sich selbst und der Welt; in diesem Zusammenhang betont GOLDSTEIN, daß der Mensch seine Freiheit erweitert, indem er einerseits die Angst meidet und sie andererseits aktiv aufsucht („Lust zur Spannung").

Wahl, Entscheidung und Verantwortlichkeit

Diesen Aspekt der Existenzphilosophie finden wir durchgängig in allen dargestellten Konzepten der Humanistischen Psychologie. Wahl und Entscheidung ist für alle eine Ausdrucksform der Freiheit, die eine Verantwortlichkeit hinsichtlich der Konsequenzen des Wählens und Entscheidens gegenüber sich selbst und den Mitmenschen einschließt. ROGERS und MASLOW betrachten dabei Wahl und Entscheidung als eine *Möglichkeit* des Menschen, die er aufgrund der ihm eigenen Freiheit nutzen kann und sollte. Alle anderen gehen einen Schritt weiter und betonen in Übereinstimmung mit HEIDEGGER und SARTRE nicht nur die Möglichkeit, sondern die gleichzeitige *Notwendigkeit* von Wahl und Entscheidung. Nach dieser Auffassung hat der Mensch nicht mehr die „Wahl der Wahl" bzw. die Entscheidungsfreiheit darüber, ob er etwas entscheidet oder nicht, sondern er *muß* entscheiden und wählen, ob er will oder nicht. Vor diesem Hintergrund muß der Mensch demnach nicht nur die Verantwortung für Entscheidungen übernehmen, die er sozusagen in „freier Wahl" getroffen hat, sondern er muß letztlich sogar die Verantwortung dafür übernehmen, daß es ihn gibt, daß er lebt. Dieses weitgehende Verständnis von Wahl, Entscheidung und Verantwortlichkeit schlägt sich in sehr eindrucksvoller Weise in der Gestalttherapie und der Themenzentrierten Interaktion nieder. Beide Ansätze tragen der unausweichlichen Notwendigkeit des Wählens und Entscheidens durch eher konfrontative Konzepte Rechnung. Die Gestalttherapie konfrontiert den Menschen mit der oft sehr unangenehmen bis schmerzlichen Realität seines Hier-und-Jetzt und eröffnet ihm über die Herstellung von Kontakt mit sich selbst und der Welt im Prozeß des – freiwilligen oder notwendigen – Entscheidens und Wählens ein kleines Stück Freiheit und damit die Chance persönlichen Wachstums in Richtung auf Selbstverwirklichung. In der Themenzentrierten Interaktion sind es die beiden Postulate „Sei Dein eigener Chairman" und „Störungen haben Vorrang", deren Befolgung vor

dem Hintergrund des Entscheiden-Müssens jedes Gruppenmitglied permanent mit sich selbst und der Welt konfrontiert. Auch hier eröffnen die
bewußte Inkaufnahme von Risiko bzw. die Übernahme von Verantwortlichkeit individuelle Entscheidungen, die den Freiheitsspielraum des
Menschen vergrößern. Für FROMM hat das Verständnis des Entscheiden-Müssens politische Implikationen. Obwohl er die Menschheit angesichts der atomaren Rüstung in noch nie dagewesener Weise bedroht
sieht, gilt für FROMM: der Mensch hat keine Wahl, er muß den kleinen
Freiheitsspielraum nutzen, der ihm zur Verfügung steht; denn die Absage
an Übernahme von Verantwortung entspricht in der gegenwärtigen Situation einer Absage an die eigene Existenz.

Hier-und-Jetzt

Der existentialistische Aspekt der „Gegenwärtigkeit" taucht bei den Humanistischen Psychologen als „Hier-und-Jetzt" auf. Obwohl die Humanistische Psychologie den existenzphilosophischen Aspekt der „Gegenwärtigkeit" nicht in der HEIDEGGERschen Konsequenz als auf Zukunft
hin entworfene Gegenwart rezipiert, bleibt doch die Betonung des Augenblicks, des Moments, der Gegenwart des Hier-und-Jetzt ein wichtiges
Merkmal dieser psychologischen Richtung. Da die Erfahrung des Menschen in seinem Hier-und-Jetzt als Ausgangspunkt aller phänomenologischen Erfahrung gilt, ist die Wahrnehmung und Bewußtheit (awareness)
der subjektiven Realität Ausgangspunkt gerade auch der praxisorientierten Konzepte der Gestalttherapie (PERLS), der Gesprächspsychotherapie (ROGERS) und dem erlebnistherapeutischen Konzept der Themenzentrierten Interaktion (COHN). Auch die der Gesprächstherapie und Gestalttherapie zugrundeliegenden Theorien des „Selbst" (ROGERS) und
des „Kontakts" (PERLS) basieren auf der Erfahrung des Hier-und-Jetzt
als unerläßliche Voraussetzung von Wachstum und Selbstverwirklichung. Besondere Bedeutung hat das „Hier-und-Jetzt" in PERLS' Gestalttherapie und in Ruth COHNs Themenzentrierter Interaktion. Ursprünglich aus der Psychoanalyse hervorgegangen, betonen beide Konzepte die große Bedeutung der in der Vergangenheit liegenden, lebensgeschichtlichen Erfahrungen sowie die Bedeutung des immer auch auf
Zukunft gerichteten Bewußtseins, aber: Ausgangspunkt ist zunächst das
„Hier-und-Jetzt", d. h. nur der Augenblick des gegenwärtigen Erlebens
entscheidet über die Wichtigkeit und Bedeutung von Vergangenem bzw.

Zukünftigem. Die Gesprächstherapie von ROGERS ist de facto ebenfalls ein Hier-und-Jetzt-Konzept, ohne daß es jedoch in dieser Form benannt wird. Ansatzpunkt des therapeutischen oder pädagogischen Geschehens sind immer das Erleben und die Erfahrung der gegenwärtigen Situation. Aber ebensowenig wie bei ROGERS taucht der Aspekt der Gegenwärtigkeit in den Konzepten von GOLDSTEIN, FROMM und MASLOW explizit auf.

Intentionalität – Gerichtetsein auf Sinn und Werte

Auch der Begriff der „Intentionalität" taucht eher indirekt auf[812]. Während COHN – ähnlich wie GOLDSTEIN – dem Menschen einen „angeborenen organismischen Wertesinn"[813] zuschreibt, der „der Bewußtheit und Förderung des Lebens und seiner universellen Bezogenheit"[814] dient, greifen PERLS und FROMM die Sinn- und Werteorientierung im BUBER-schen Sinne auf. Sie unterstellen dem Menschen zwei einander sich bedingende dynamische Strebungen; zum einen die „konservative"[815] Tendenz, den jeweiligen Bestand der Werte-Persönlichkeit zu erhalten und (gegen Veränderung) zu schützen, und zugleich die „progressive"[816] Tendenz, die jeweiligen Grenzen der Persönlichkeit aktiv aufzusuchen und zu erweitern. Charlotte BÜHLER greift diesen Aspekt der Gerichtetheit des Bewußtseins im Zusammenhang mit ihren auf Werte, Lebenserfüllung und Selbstverwirklichung orientierten vier Grundtendenzen auf. Intentionalität bedeutet für BÜHLER in diesem Zusammenhang zweierlei: einerseits, daß der Mensch sein jeweils gegenwärtiges Interesse auf diese ihm innewohnenden, sinngebenden Tendenzen richtet, und andererseits, daß der Mensch sich aktiv auf das von ihm angestrebte Ziel der Selbstverwirklichung zubewegt. Es ist erstaunlich, daß nicht alle organismisch orientierten Vertreter der Humanistischen Psychologie, d. h.

---

812 Wie mir Carl ROGERS in einem persönlichen Gespräch erzählte, wird der Aspekt der Intentionalität im existentialistisch-phänomenologischen Sinne nur von Rollo MAY wirklich aufgegriffen. Er empfahl mir diesbezüglich das Buch "Love and Will", New York, 1969, in dem MAY sich in zwei Kapiteln mit der Bedeutung der Intentionalität für die Psychologie beschäftigt.

813 COHN, 1984, S. 469

814 a.a.O.

815 conservare = bewahren, erhalten, sichern, schützen

816 progredere = voranschreiten, (stufenweise) fortschreiten, sich entwickeln

GOLDSTEIN, COHN, PERLS, MASLOW und ROGERS, den Aspekt der Intentionalität im Zusammenhang mit Selbstverwirklichung ausdrücklich berücksichtigt haben. Gerade auch in Abgrenzung zur Psychoanalyse, die weitgehend das Unterbewußtsein für das Verhalten eines Menschen verantwortlich macht, betont der Aspekt der Intentionalität die Bedeutung der Bewußtheit menschlichen Verhaltens und verlegt damit die Verantwortlichkeit für das Verhalten eines Menschen, vor allem für seine Entscheidungen, in die Person selbst.

Ganzheitlichkeit

Der Aspekt des In-der-Welt-Seins taucht in unterschiedlicher Weise auf. Durchgängig in allen Konzepten der Humanistischen Psychologie wird der Aspekt der Ganzheitlichkeit im Sinne des phänomenologisch-wissenschaftstheoretischen Aspekts des In-der-Welt-Seins aufgegriffen. Der HUSSERLschen Forderung, zu den „Sachen selbst" zurückzukehren und dabei – zumindest für einen Moment – die Umwelt auszublenden, tragen alle dargestellten Konzepte Rechnung, indem sie den Menschen als Person und die individuelle menschliche Erfahrung in den Mittelpunkt ihrer Forschung rücken. Aber auch die durchgängige Vorstellung, daß der Forscher selbst als Person und Subjekt in jede wissenschaftliche Untersuchung eingeht, geht auf den phänomenologischen Aspekt des In-der-Welt-Seins zurück, wobei GOLDSTEIN, BÜHLER, FROMM, ROGERS und MASLOW darüber hinaus dafür eintreten, dieses phänomenologische Wissenschaftsverständnis mit dem des Behaviorismus zu verbinden.

Als Existenzmerkmal des Menschen haben es BÜHLER, PERLS und Ruth COHN aufgegriffen. BÜHLER begreift den Lebenslauf des Menschen im BUBERschen Sinne als Begegnung und Dialog zwischen Selbst und Welt, zwischen Ich und Du. Ruth COHNs Vorstellung von der „psycho-biologischen Einheit" im Sinne einer universellen Bezogenheit des Menschen zu seiner Umwelt und PERLS' Konzept des „Kontakts" beinhalten zwar auch den dialogischen Aspekt des In-der-Welt-Seins, darüber hinaus aber auch das fundamentalontologische Verständnis des In-der-Welt-Seins bei HEIDEGGER und MERLEAU-PONTY, wo die (leibliche) Existenz des Menschen ohne die ihn umgebende Welt überhaupt nicht denkbar ist und umgekehrt.

Der Begriff der Ganzheit oder Ganzheitlichkeit taucht unter mehreren Aspekten in den Konzepten der Humanistischen Psychologen auf. Da ist zunächst der Mensch in seiner Einzigartigkeit als individuelle Ganzheit von Körper, Geist und Seele, die dem organismischen Konzept bei GOLDSTEIN, PERLS, ROGERS, COHN und MASLOW zugrunde liegt. Bei der Vorstellung von Homöostase (PERLS), Fließgleichgewicht (ROGERS) und Balance (COHN) geht es vor dem Hintergrund der existentialistisch-buddhistischen Auffassung von Polaritäten ebenfalls um den individuellen Aspekt der Ganzheit. Der zweite Aspekt der Ganzheit betrifft die „Begegnung" als Einheit von Ich und Du im BUBERschen Sinne. Diesen Aspekt finden wir vor allem bei PERLS (Theorie des Kontakts), ROGERS (Person-to-Person-Konzept) und Ruth COHN (Dynamische Balance zwischen Ich, Wir und Es). Der dritte Aspekt betrifft die Beziehung zwischen Individuum und Umwelt/Welt in Form der Gesellschaft. Hier sind es Ruth COHN und Carl ROGERS, die durch die pädagogische Relevanz ihrer Konzepte den einzelnen Menschen als eingebunden in einen gesellschaftlichen Prozeß realisieren. Viel deutlicher noch kommt dieser Aspekt bei FROMM zum Tragen, der aufgrund seiner marxistischen Orientierung den Menschen als geschichtliches und politisches Wesen in untrennbarer Einheit mit der Gesellschaft betrachtet.

Auf allen Ebenen bewirkt das Prinzip der Ganzheitlichkeit eine Aufhebung von Polaritäten, sei es zwischen Kopf und Gefühl, Ich und Du, Ich und Gruppe, Ich und Umwelt, sowie in der Wertefrage eine Aufhebung der Polaritäten z. B. von richtig und falsch, gut und böse, gerecht und ungerecht, Täter und Opfer usw.

Selbstverwirklichung

Das Konzept der organismischen Selbstregulierung mit dem Ziel der Selbstverwirklichung (GOLDSTEIN), das bei PERLS, BÜHLER, ROGERS, COHN und MASLOW wieder auftaucht, ist am ehesten der existentialistisch-phänomenologischen Auffassung der „Intentionalität" zuzuordnen. Es wird davon ausgegangen, daß der menschliche Organismus ein Bestreben bzw. eine Tendenz in sich trägt, sich auf Sinnhaftes, auf Werte und Ziele hin zu bewegen und dabei bestehende Grenzen zu überschreiten. Sowohl BÜHLER, deren vier „Grundtendenzen" sich auf Selbstverwirklichung im Sinne von Lebenserfüllung richten als auch MASLOW, bei dem Selbstverwirklichung ein den Menschen transzendie-

rendes Bedürfnis (vgl. peak-experience) ist, betrachten Selbstverwirklichung als einen *Punkt* im Leben des Menschen. Bei PERLS, ROGERS
und Ruth COHN hat Selbstverwirklichung dagegen den Charakter eines
Prozesses. Bei ROGERS verwirklicht sich der Mensch in der Begegnung
von Person zu Person, bei PERLS ist es der Kontakt und bei Ruth COHN
die Balance zwischen Ich, Wir und Es, wo sich der Mensch auf seine
Selbstverwirklichung hin zu bewegt.

Der Auffassung von Selbstverwirklichung liegen zwei Annahmen zugrunde: zum einen die Annahme, daß die menschlichen Potentiale zum
größten Teil brachliegen (BUGENTAL spricht von 75–90 %, MASLOW
von 99 %) und auf organismischem Wege (GOLDSTEIN) zur Entfaltung
drängen, zum anderen die Annahme, daß die mit der Tendenz zur Selbstverwirklichung einhergehenden Probleme, Schwierigkeiten und Spannungen vom Menschen als lustvoll erlebt werden können. In Abgrenzung
zur Psychoanalyse, wo Spannungsreduzierungen die einzig mögliche
Form der Weiterentwicklung des Menschen darstellt, postuliert
GOLDSTEIN die „Lust zur Spannung" als Bestandteil des menschlichen
Organismus.

Auch hier ist es FROMM, der diese eher individualistisch orientierte
Sicht von Selbstverwirklichung um den gesellschaftlichen Aspekt erweitert. Für ihn ist der Mensch ein gesellschaftliches und politisches Wesen,
das sich nur im kollektiven und historischen Prozeß der Auseinandersetzung mit der Umwelt entfalten kann. Selbstverwirklichung des einzelnen
Menschen in seiner Einzigartigkeit ist für FROMM nur denkbar im Rahmen eines historischen und kollektiven Prozesses, innerhalb dessen der
Mensch durch Tätigkeit und Liebe mit seiner Umwelt verbunden ist.

8.2 Ausblick:
Humanistische Psychologie und
„Existentielle Organisationsentwicklung"

Wie ich in Kapitel I bereits betont habe, hat die „Prozeßorientierte Organisationsentwicklung" inzwischen einen festen Platz in unserer Gesellschaft erobert, und es gibt einen breiten Konsens über die bezüglich zunehmende Wichtigkeit der Humanistischen Psychologie. Entsprechend ihrem jeweils besonderen Profil werden die vorgestellten Konzepte einen spezifischen Platz innerhalb der (Weiter-)Entwicklung der in Kapitel I skizzierten „Existentiellen Organisationsentwicklung" übernehmen.

Die Konzepte von GOLDSTEIN und COHN werden im Sinn- und Wertekontext einen besondere Bedeutung haben. Ihre Werte-Ethik befördert solche menschlichen Zielsetzungen, die sowohl dem einzelnen als auch der Gemeinschaft dienen. In Übereinstimmung mit COHN und BÜHLER und MASLOW vertritt GOLDSTEIN die Auffassung, daß biologische und ökonomische Faktoren – wir sagen heute: Rahmenbedingungen – die Realisierung dieser Werte zwar blockieren können, GOLDSTEIN dem aber eine „Lust zur Spannung", BÜHLER und MASLOW die „Selbstverwirklichungstendenz" und COHN das Postulat „Sei dein eigener Chairman" sowie einen „Organismischen Werte-Sinn" zur Seite stellen; Auffassungen, denen hinsichtlich der Perspektive einer „Existentiellen Organisationsentwicklung" eine völlig neue Aktualität zuwächst, weil der Verantwortlichkeit des Einzelmenschen eine ebenso große Bedeutung zugemessen wird wie der jeweiligen Umwelt; d. h. den gesellschaftlichen Rahmenbedingungen wird eine ebenso gewaltige Dynamik zugesprochen wie den Freiheitsspielräumen des einzelnen Menschen. SARTRE sagt nicht umsonst, „der Mensch ist zur Freiheit verurteilt"; die daraus resultierende Verantwortung ist so immens, daß der Einzelmensch sie einerseits nach HEIDEGGER übernehmen „muß", dies aber – innerhalb der ihn umgebenden Rahmenbedingungen – nur schaffen kann im Zusammenwirken mit anderen Einzelmenschen, sprich: im Team; in Abwandlung des sehr individualistisch formulierten „Gestalt-Gebetes" von PERLS[817] spannt Ruth COHN einen existentiellen Bogen:

---

817 vgl. Fußnote 534 auf S. 193

Ich kümmere mich um meine Angelegenheiten
Ich bin ich
Du kümmerst Dich um Deine Angelegenheiten
Du bist Du
Die Welt ist unsere Aufgabe
Sie entspricht nicht unseren Erwartungen
Doch wenn wir uns um sie kümmern
Wird sie sehr schön sein
Wenn nicht
Wird sie NICHT SEIN

In unserer Gesellschaft gibt es sicherlich eine sehr große Mehrheit, die die Perspektive von Teamarbeit in Kombination mit individueller Verantwortung verbal und programmatisch bejahen würde, nur: daß dieses in der Praxis notwendigerweise auch Konflikte beschert, weil – wenn es ehrlich zugeht – Werte aufeinanderprallen, ist nach wie vor fast ein Tabu. Im Vermeiden dieses naturgegebenen Werte-Konflikts geben sich Angst und Inkompetenz seit Jahrhunderten die Klinke in die Hand, und allzu gern wird das Postulat der individuellen Verantwortung als Rechtfertigung für Egoismus, Egozentrik und Konfliktvermeidung mißbraucht.

ROGERS und FROMM geben darauf die Antwort, daß ein solcher Mißbrauch letztlich gesellschaftliche Ursachen hat und bereits die frühe Kindheit vieler Generationen entscheidend geprägt hat. Wollen Kinder die Liebe ihrer Eltern nicht verlieren, so ROGERS, bleibt ihnen keine andere Wahl, als nach und nach ihre eigenen kindlichen Werte zu verleugnen und die ihrer Eltern zu übernehmen. So entsteht eine Diskrepanz zwischen eigener Erfahrung und erwünschtem Verhalten. Der darin enthaltene Konflikt wird unterdrückt. Als Folge übernimmt das Kind übermäßig viele „fremde" Elemente in sein Selbstkonzept auf und kann „nicht das Selbst sein, das es in Wahrheit ist" (ROGERS). Trotzdem ist ROGERS sehr optimistisch; er ist davon überzeugt, daß die Menschen diese Bruchstelle zwischen den Generationen überwinden werden, wenn es gelingt, die verschiedenen Werte der Menschen nebeneinander bestehen zu lassen. Er plädiert – ähnlich wie COHN, FROMM und PERLS – für eine Handlungsstrategie, die nicht gewaltsam gegen Mißstände, sondern friedlich „mit dem Widerstand" Entwicklung gestaltet. Die Idee einer „Hilfe zur Selbsthilfe" in Verbindung mit „Arbeit" und „Liebe" (FROMM), aber auch mit „Konflikt" steht im Mittelpunkt eines Menschenbildes, das die von MASLOW und BÜHLER formulierte Einzigartigkeit und Selbstverwirklichung des Menschen als existentielle Notwendigkeit einer verantwortlich gelebten Gemeinschaft definiert. Martin BUBER hat dies in einem Gedicht so ausgedrückt:

Unsere Hoffnung ist zu neu und zu alt –
Ich weiß nicht, was uns verbliebe,
wäre die Liebe nicht verklärte Gewalt
und Gewalt nicht irrende Liebe.

Verschwör nicht: „Liebe, herrsche allein."
Magst Du's bewähren?
Aber schwöre: an jedem Morgen
will ich neu um die Grenze sorgen
zwischen Liebestat-Ja und Gewalttat-Nein
und vordringend die Wirklichkeit ehren

Wir können nicht umhin,
Gewalt zu üben,
dem Zwange nicht entfliehn,
Welt zu betrüben,
so laßt uns, Spruchs bedächtig
und Widerspruches mächtig,
gewaltig lieben.

(Aus: Nachlese, 1965, S. 22)

Die Chance einer „Existentiellen Organisationsentwicklung" sehe ich darin, daß sie in der Rolle des „Dritten" die in der Existenzphilosophie wie Zwillinge zusammengehörigen Phänomene „Angst" und „Freiheit" – man könnte auch sagen: „Angst" und „Möglichkeit" – in der gesellschaftlichen Praxis von Organisationen neu zusammenzufügen und auf diesem Wege „Entwicklung" zu gestalten. Externe Berater haben dann die professionelle Aufgabe, Prozesse zu initiieren und zu sichern, in denen Menschen sich darin unterstützen, die jeweils „eigen Natur" (MASLOW) des anderen zur Geltung zu bringen und „konstruktives Handeln" (BUHLER) zu ermöglichen. Dort, wo die Einzelmenschen mit ihren Bedürfnissen und Werten aufeinanderstoßen, d. h. einen natürlichen Konflikt haben, kommt externen Berater die Aufgabe zu – unter Verzicht auf richtig und falsch – auf dem Verhandlungswege eine Klärung bzw. eine Lösung zu ermöglichen. Für PERLS ist das Erleben und Durchleben von Konflikten ein notwendiger Bestandteil im Prozeß der „schöpferischen Anpassung". Es geht nicht nur darum, die Konflikte einer je gewünschten Klärung oder Lösung zuzuführen, sondern es geht in erster Linie darum, die Tatsache bzw. die Existenz des Konflikts als normales und wiederkehrendes Prozeßmerkmal von Entwicklung zu bejahen. Dahinter steht die von der Existenzphilosophie sehr radikal und ungeschminkt formulierte Aufforderung an den Menschen, sich mit der Endlichkeit seines Daseins zu konfrontieren. Die Bejahung der „Dichotomie von Leben und Tod" (FROMM) und die damit einhergehenden Angst finden auf der psychologischen Ebene ihre Entsprechung in der Bejahung von Konflikten und der Angst vor ihnen; denn „die Angst bringt das Dasein vor die Freiheit", sagt HEIDEGGER, und zwar vor die Freiheit des Wählens, Entscheidens und Verantwortens.

In vielen Organisationsentwicklungsprojekten gerät die theoretische Erkenntnis, daß Konflikte eine notwendige Begleiterscheinung von Veränderung und daß die Schulung der Konfliktfähigkeit optimal nur im Prozeß erlernbar ist, leider zu oft unter die Räder. Dieses hat mehrere Gründe; einmal die bereits von BUBER bedauerte Tatsache, daß die Tendenz, sich der Angst zu stellen, bei weitem geringer ausgebildet ist als die Bereitschaft, sich ihr zu entziehen. Hinzu kommt eine Zwickmühle, in der sich die externen Berater von Organisationsentwicklungsprozessen befinden; einerseits unterliegen auch sie dem Phänomen der Angst – schließlich sind auch sie nur Menschen –; andererseits riskieren sie, wenn sie sich zu einer Austragung von Konflikten innerhalb der Auftraggeber-Organisation, z. B. zwischen Mitarbeitern und Führungskräften, entschließen, einen Konflikt zwischen Auftraggeber-Organisation und Berater-Organisation; sie riskieren im schlimmsten Falle den Verlust des Auftrages und das Image einer „mißlungenen" Intervention. Ich sehe diese Schwierigkeiten, kenne sie, bedaure sie und bin gleichzeitig optimistisch hinsichtlich der Perspektive einer „Existentiellen Organisationsentwicklung", wenn es gelingt, sich fach- und interessenübergreifend auf Leitlinien (vgl. Kap. I, Abschnitt 3.2) zu vereinheitlichen, die eine auf Sinn und Werte hin orientierte Entwicklung prozessual absichern.

Literaturverzeichnis ^(s. Anmerkung unten)

◻ Argyris, C.:
  - Personality and Organization, New York 1957
  - Integrating the Individual and the Organization, New York 1964
  - Intervention Theory and Method, Reading, Mass.: Addison-Wesley 1970
◻ Argyris, C./ Schon, D.: Organizational Learning: A Theory of Action Perspective, Reading, Mass. Addison Wesley 1978
◻ Aktouf, O.: Radikal-Humanismus ais neues Management-Konzept?
  In: Organisationsentwicklung 2/94, S. 15–33
◻ Bamberg, E./Ducki, A.: Organisationsentwicklung durch Beteiligung,
  Implikationen projektorientierter Betriebsratsarbeit für gewerkschaftliche
  Qualifizierungsmaßnahmen, in: Organisationsentwicklung 1/95, S.20–31
◻ Bauer-Sternberg, D./Schaper, M.: Organisationsentwicklung mit der
  Themenzentrierten Interaktion – Eine ganzheitliche Strategie zur
  Unternehmensentwicklung,
  in: Zeitschr. f. Gruppendynamik 4/1994, S. 421–434
◻ Becker, H./Langosch, I.: Produktivität und Menschlichkeit; Organisationsentwicklung und ihre Anwendung in der Praxis, 3. Aufl., Stuttgart 1990
* Beisser, A.: The paradoxical theory of change, in: Fagan, J./Sheppard, I.:
  Gestalt Therapy Now, Palo Alto, 1970
** Biemel, W.: Heidegger in Selbstzeugnissen und Bilddokumenten,
  Hamburg, 1973
* Binswanger, L.:
  - Ausgewählte Vorträge und Aufsätze, Bd. I: Zur phänomenologischen Anthropologie, Bern, 1947
  - Ausgewählte Vorträge und Aufsätze, Bd. 2: Zur Problematik der psychiatrischen Forschung und zum Problem der Psychiatrie, Bern, 1955
  - Daseinsanalyse und Psychotherapie, 1954, in: Ausgewählte Vorträge und Aufsätze, Bd. 2, Bern, 1955
◻ Bleicher, K.:
  - Unternehmensphilosophien im internationalen Wettbewerb;
  in: Zeitschrift Fürung + Organisation, 1/1990(a), S. 5–14

Anmerkung:
Bücher und Beiträge sind folgendermaßen gekennzeichnet:
* Psychologie
** Philosophie
◻ Organisationsentwicklung

noch Bleicher, K.:
  - Zukunftsperspektiven organisatorischer Entwicklung –
    Von strukturellen zu humanzentrierten Ansätzen,
    in: Zeitschrift Führung + Organisation, 3/1990(b), S.152–161
  - Das Konzept Integriertes Management, Frankfurt 1992
  - Normatives Management; Politik, Verfassung und Philosophie
    des Unternehmens, Frankfurt/New York 1994
** Bollnow, O.F.: Existenzphilosophie, Stuttgart, 1960
* Boss, Medard:
  - Die Bedeutung der Daseinsanalyse für die Psychologie und die
    Psychiatrie, in: Psyche, Bd. 6, Heft 3, 1952/53 S. 178–186
  - Einführung in die psychosomatische Medizin, Bern, 1954
  - Psychoanalyse und Daseinsanalytik; Stuttgart, 1957
◻ Bradford, L./ Gibb, J. R./ Benne, K. D.: Gruppentraining; T–Gruppentheorie
    und Laboratoriumsmethode, Stuttgart 1972
◻ Breisig, Th.: Unternehmenskultur,
    in: Zeitschrift Führung + Organisation, 2/1990, S.93–100
◻ Bruch, H./Kuhnert, B.: Total Quality Management als Kernelement von Lean
    Administration, in: Zeitschrift Führung + Organisation, 2/1994, S.99–103
** Buber, M.:
  - Ekstatische Konfessionen, Jena, 1909,
    in: Ereignisse und Begegnungen, Leipzig, 1917
  - Daniel, Gespräche von der Verwirklichung, 1913,
    in: Gesammelte Werke (GW), Bd. 1, München, 1962, S. 22 ff.
  - Ich und Du, 1923, in: Dialogisches Leben, Zürich, 1947
  - Reden über das Judentum, Frankfurt, 1923
  - Des Baal-Schem-Tow, Unterweisung im Umgang mit Gott,
    Hellerau, 1927
  - Dialogisches Leben – Gesammelte philosophische und pädagogische
    Schriften; Zürich, 1947
  - Das Problem des Menschen, Heidelberg, 1961
  - Gesammelte Werke, I. Bd.: Schriften zur Philosophie; München, 1962
  - Der Utopische Sozialismus, Köln, 1967
  - Das dialogische Prinzip, Heidelberg, 1973
* Bühler, Ch.:
  - The Goal Structure of Human Life, in: Journ. of HP, 1961, 1,8 ff.
  - Psychologische Probleme unserer Zeit; drei Vorträge, Stuttgart, 1968
  - Psychologie im Leben unserer Zeit, München/Zürich, 1962
* Bühler, Ch./Allen, M.: Einführung in die Humanistische Psychologie,
    Stuttgart, 1973 (Original: Introduction to Humanistic Psychology,
    Montery, 1972)
◻ Bühmann, U./Voll, M.: TZI und Wirtschaft, Bd. 2, Tübingen/Stuttgart 1995

* Bugental, J. F.:
  - The Third Force in Psychology, in: Journ. of HP, 1964, 1, 19–26
  - Challenges of humanistic Psychology, New York, 1967
◻ Burow, O.-A.:
  - Zukunftswerkstatt als Instrument der Schulentwicklung,
    in: Beratung und Schule 95,
    Hess. Institut f. Lehrerfortbildung, Weilburg 1995
  - Macht Liebe Macht? – Neue Anforderungen an Psychologen und
    Pädagogen beim Aufbruch in die Informationsgesellschaft,
    in: Gestalttherapie 2/93, S. 51–65
  - Gestaltpädagogik – Trainingskonzepte und Wirkungen, Paderborn 1993
* Cohen, J.: Psychologie – Psychologisch betrachtet, Freiburg, 1959;
    Originaltitel: Humanistic Psychology, London, 1957
* Cohn, R.:
  - Themenzentrierte Interaktion. Ein Ansatz zum Sich-Selbst- und Grup-
    penleiten;
    in: Die Psychologie des 20. Jahrhunderts, Bd. VIII, 1979, 873–883
  - Von der Psychoanalyse zur Themenzentrierten Interaktion,
    Stuttgart, 1980a
  - An was ich denke, wenn ich „Humanistische Psychologie" sage?
    In: Zeitschr. f. Hum. Psych. 4, 1980b, 3. Jahrg., 22–25
* Cohn, R./Ockel, A.: Das Konzept des Widerstands in der themenzentrierten
    Interaktion. Vom psychoanalytischen Konzept des Widerstands über das
    TZI-Konzept der Störung zum Ansatz einer Gesellschaftstherapie,
    in: PETZOLD, H.: Widerstand. Ein strittiges Konzept in der Psychothera-
    pie, Paderborn, 1981, 255–282
* Cohn, R./Farau, A.: Gelebte Geschichte der Psychotherapie, Stuttgart,1984
* Combs, A. W./Snygg: Individual Behavior, New York, 1959
* Combs, A. W.: A choice of Futures,
    in: Nevill, D. D.: Humanistic Psychology;
    New Frontiers, New York, 1977, 3–19
◻ Comelli, G.: Training als Beitrag zur Organisationsentwicklung;
    Handbuch der Weiterbildung für die Praxis in Wirtschaft und Verwaltung,
    Bd. 4, München und Wien 1985
◻ Dewey, J. M.:
  - Liberalism and Social Action, New York 1935
  - Democracy and Education, New York 1961
◻ Doppler,K./Lauterburg, C.: Change Management. Den Unternehmenswan-
    del gestalten, Frankfurt/New York 1994
◻ Fagan, J./Shepherd, J.: Gestalt-Therpay Now, Palo Alto, 1970
* Farau, A /Cohn, R.: Gelebte Geschichte der Psychotherapie, Stuttgart 1984

▫ Fellowship of Intentional Communities. The Intentional Communities 1959
    Yearbook of the Fellowship of Intentional Communities, Yellow Springs,
    Ohio, 1959
▫ Franke, J.: Organisationsntwicklung und Beratung
▫ Freire, P.: The Pedagogy of the Oppressed, New York, 1970
▫ French, W. L./Bell jun., C. H.: Organisationsentwicklung, Bern 1977
* Fromm, E.:
    – Arbeiter und Angestellte am Vorabend des Dritten Reiches. Eine sozial-
      psychologische Untersuchung, 1936; in: dtv-GA, 1980, Bd. III
    – Escape from Freedom, 1941 (dtsch: Furcht vor der Freiheit,
      in: dtv-GA, 1980, Bd . I)
    – Man for Himself. An Inquiry into the Psychology of Ethics, 1947
      (dtsch: Psychoanalyse und Ethik, in: dtv-GA, 1980, Bd. II, 1–157)
    – The Sane Society, 1955 (dtsch: Wege aus einer kranken Gesellschaft,
      in: dtv-GA, 1980, Bd. IV, 1–254;
      auch erschienen unter: „Der moderne Mensch und seine Zukunft, 1960)
    – The Art of Loving, 1956 (dtsch: Die Kunst des Liebens,
      in: dtv-GA, 1981, Bd. IX, 439–518)
    – Marx's Concept of Man, 1961 (dtsch: Das Menschenbild bei Marx;
      in: dtv-GA, 1981, Bd. V, 335–393)
    – Beyond the Chains of Illusion. My Encounter with Marx and Freud, 1962
      (dtsch: Jenseits der Illusionen; die Bedeutung von Marx und Freud,
      in: dtv-GA, 1981, Bd. IX, 39–157)
    – Anatomy of Human Destructiveness, 1973 (dtsch: Anatomie der mensch-
      lichen Destruktivität, rororo-Sachbuch, 1977)
▫ Gerken, G.: Management by Love, Düsseldorf 1991
▫ Getschmann, D.: „Unternehmenskultur" – Bemerkungen zum Handelswert
    eines Begriffes;
    in: Zeitschrift Führung + Organisation, 5/1992, S.299–303
▫ Glasl, F./Lievegoed, B.: Dynamische Unternehmensentwicklung,
    Stuttgart 1993
▫ Glasl, F./DeLaHoussaye, L.: Organisationsentwicklung,
    Bern und Stuttgart 1975
* Goldstein, K.:
    – Der Aufbau des Organismus, Haag, 1934
      (engl.: The Organism: A Holistic approach to biology derived from patho-
      logical data in man, New York, 1939)
    – Human Nature in the Light of Psychopathology, Cambridge, 1947
▫ Hammer, M./Champey, J.: Business Reengineering – Die Radikalkur für
    das Unternehmen, Frankfurt/New York, 1994
▫ Hasper, J. J./Glasl, F.: Von kooperativer Marktstrategie zur Unternehmens-
    entwicklung, Bern und Stuttgart 1988

▫ Hauser, E.: Qualittszirkel als Innovationsinstrument,
    in: Zeitschrift Führung + Organisation, 3/1991, S.215–220
** Heidegger, M.:
    – Sein und Zeit, Halle, 1927
    – Mein Weg in die Phänomenologie,
       in: Zur Sache des Denkens, Tübingen, 1969
▫ Hinterhuber, H.H./Krauthammer, E.: Lean Management und individuelle
    Arbeitsplatzsicherheit,
    in: Zeitschrift Führung + Organisation, 5/1994, S.294–298
▫ Hogrefe, H.: Lean Management in der Öffentlichen Verwaltung;
    in: Zeitschrift Führung + Organisation, 2/1994, S. 116–120
* Holzkamp, K.: Zur kritisch-psychologischen Theorie der Subjektivität II;
    in: Forum Krit. Psych. 5, AS 41, 1979, 13–46
* Horney, Karen: New Ways in Psychoanalysis, New York, 1939
** Hübscher, A.: Von Hegel zu Heidegger, Stuttgart, 1961
* James, W.: The Principles of Psychology; New York, 1890
* Jourard, S.: The Transparent Self: Self-Disclosure and Well-Being;
    Princeton, 1964
▫ Kahn, R. L.: Organisationsentwicklung: Einige Probleme und Vorschläge.
    In: Sievers, B. (Hrsg.): Organisationsentwicklung als Problem,
    Stuttgart 1977, S. 281–301
▫ Karmann, G.: Humanistische Psychologie und Pädagogik,
    Bad Heilbrunn 1987
▫ Kamiske, G.F./Malorny, Ch.: Total Quality Management,
    in: Zeitschrift Führung + Organisation, 5/1992, S.274–278
* Koch, S.: Psychology: A study of a science; study I: Conceptual and syste-
    matic; vol. 3: Formulations of the person and the social context,
    New York, 1959
* Köhler, W.: Gestalt Psychology – An Introduction to New Concepts
    in Modern Psychology, New York, 1947
* Koffka, K.: Principles of Gestalt Psychology, London, 1962
** Kohn, H.: Martin Buber – Sein Werk und seine Zeit, Köln, 1961
▫ Kollbrunner, J.: Das Buch der Humanistischen Psychologie, Eschborn,1987
* Lecky, P.: Self-consistency, New York, 1945
* Lewin, K.:
    – Gesetz und Experiment in der Psychologie, Berlin, 1927
    – A Danymic Theory of Personality, New York 1935
    – Field Theory in Social Science, Nrw York 1951 (a)
** Löwith, K.: Von Hegel zu Nietzsche. Der revolutionäre Bruch im Denken
    des 19. Jahrhunderts. Marx und Kierkegaard,
    Stuttgart, 1950 (Erstausgabe: Zürich, 1941)

◻ Lumpe, A.: Selbstorganisiertes Lernen im Projektbüro,
in: Beiler, J./Lumpe, A./Reetz, L. (Hrsg.): Schlüsselqualifikation, Selbstorganisation, Lernorganisation, Hamburg 1994, S. 138–152

◻ Mann, R.: Das visionäre Unternehmen, Wiesbaden 1990

* Maslow, A. H.:
  - Dynamics of Personality organization,
    in: Psych. Review, 1943, 50, 514–539
  - Self-Actualizing People: A Study of Psychological Health, Personality
    Symposion Nr. 1 on values, 1950
  - Motivation and Personality, New York, 1954
    (dtsch: Motivation und Persönlichkeit, Olten, 1977)
  - Towards a Humanistic Psychology,
    in: Review of General Semantics, 1956, 13, 10–22
  - A Philosophy of Psychology: The Need for a Mature Science of Human
    Nature, in: Main Currents in Modern Thought, 1957, 13, 27–32
  - New Knowledge in Human Values, New York, 1959
  - Eupsychia, The Good Scoeity, in: Journ. of HP, 1961, 2, 4 ff.
  - The Psychology of Science, London, 1966
  - Toward a Psychology of Being, New York, 1968

* May, R.:
  - Man's search for himself, New York, 1953
  - Psychology and the human dilemma; Princeton, 1967
  - Love and Will, New York, 1969
  - Der verdrängte Eros, Hamburg, 1970

** Merleau-Ponty, M.: Phänomenologie der Wahrnehmung, Berlin, 1966

* Misiak, H./Staudt Sexton, V. : Phenomenological Existential, and
  Humanistic Psychologies – A Historical Survey, New York, 1973

◻ Müri, P.: Chaos–Management – Die kreative Führungsphilosophie;
  München 1989

◻ Nasbitt, J.: Megatrends, in: Psychologie Heute, 1/1994, S. 28–33

* Nevill, D. D.: Humanistic Psychology. New Frontiers, New York, 1977

◻ Nevis, E. C.: Organizational Consulting – A Gestalt Approach, New York
  1987; in deutsch erschienen unter: Organisationsberatung – Ein Gestalt-
  therapeutischer Ansatz, Köln 1988

◻ Organisationsentwicklung Spezial 2: Veränderungsstrategien im Non-Profit-
  Bereich; Symposion in Berlin, 1993

◻ Pechtl, W.: Zwischen Organismus und Organisation – Wegweiser und
  Modelle für Berater und Führungskräfte, 2. Aufl., Linz 1991

* Perls, F. S.:
  - Gestalt-Therapy Verbatim, 1969a
    (dtsch: Gestalt-Therapie in Aktion, 1979c)
  - Ego, Hunger and Aggression, 1946
    (dtsch: Das Ich, der Hunger und die Aggression, 1978)

noch Perls, F. S.:
- In and Out the Garbage Pail, 1969b – eine Autobiographie
- Grundlagen der Gestalt-Therapie, 1976 (Original: The Gestalt Approach and Eye Witness to Therapy, Palo Alto, 1973)
* Perls/Hefferline/Goodman: Gestalt Therapy, 1951 (dtsch. in zwei Bänden):
- Gestalt-Therapie – Lebensfreude und Persönlichkeitsentfaltung (1979a)
- Gestalt-Therapie – Wiederbelebung des Selbst (1979b)
□ Peters, T./Waterman, R.: In Search of Intelligence, New York 1982
* Petzold, H.: Gestalttherapie und Psychodrama, Kassel, 1973
* Rank, O.: Technik der Psychoanalyse, Bd. 2: Die analytische Reaktion in ihren konstruktiven Elementen, Leipzig und Wien, 1929
* Richter, H. E.: Der Gotteskomplex. Die Geburt und die Krise des Glaubens an die Allmacht des Menschen, Hamburg 1986
□ Richter, M.: Organisationsentwicklung, Bern und Stuttgart, 1994
* Rogers, C. R.:
- The Clinical Treatment of the Problem Child, Boston, 1939
- Counseling and Psychotherapy, 1942
  (dtsch: Die nichtdirektive Beratung, München, 1972)
- Client-Centered Therapy, Boston, 1951
- The necessary and sufficient conditions of therapeutic personality change, in: Journ. of Cons. Psych. 1957, 21, 95–103
- A Theory of Therapy, Personality, and Interpersonal Relationship, as developed in the Client-Centered Framework,
  in: Koch, S.: Psychology: A Study of Science, Vol. 3, 1959, 184 ff.
- On Becoming a Person, Boston, 1961
  (dtsch: Entwicklung der Persönlichkeit, Stuttgart, 1973)
- Die zwischenmenschliche Beziehung: Das tragende Element in der Therapie, in: Harvard Educational Review, Bd. 32, Nr. 4, Herbst 1962, 416–429 (dtsch. in: Therapeut und Klient, München, 1981, 180–196)
- Towards a Science of a Person, in: Journ. of HP, 1963, 2, 90 ff.
- Freedom to Learn, Ohio, 1969
  (dtsch: Lernen in Freiheit, München, 1974)
- Some New Challenges, in: American Psychologist, 28, 1973, 379–387
- On Personal Power, London, 1977 (dtsch: Die Kraft des Guten – Ein Appell zur Selbstverwirklichung, München, 1978)
- Therapeut und Klient, München 1981
* Rogers, C. R., und Rosenberg, R.: Die Person als Mittelpunkt der Wirklichkeit, Stuttgart 1980
* Rowan, J.: Ordinary Ecstasy – Humanistic Psychology in action, London 1976
** Sartre, J.-P.:
- Das Sein und das Nichts, 1962 (Original: L'etre et le neant, 1943)
- Bewußtsein und Selbsterkenntnis, Hamburg, 1973

noch Sartre, J.-P.:
- Mai '68 und die Folgen; Reden, Interviews, Aufsätze, Bd. 1, Hamburg, 1974
- Mai '68 und die Folgen; Reden, Interviews, Aufsätze, Bd. 2, Hamburg, 1975

¤ Schein, E. H.: Organizational Psychology, Englewood Cliffs 1965
** Scheler, M.: Die Stellung des Menschen im Kosmos, 1928
¤ Schmid, B.: Wege der Zukunft ? Gedanken zur Situation im Bereich Personal- und Organisationsentwicklung, Training und Beratung; in: Organisationsentwicklung 1/1995, S.44–53
¤ Schnyder, A. B.: Unternehmenskulur und Corporate Identity, in: Zeitschrift Führung + Organisation, 4/1991, S.260–266
¤ Schultz, H.-J.: Im Namen des Lebens. Ein Gespräch zwischen Erich Fromm und H.-J. Schultz, Stuttgart, 1974
¤ Servatius, H.-G.: Evolutionäre Führung in chaotischen Feldern, in: Zeitschrift Führung + Organisation, 3/1994, S. 157–164
* Severin, F.: Humanistic Viewpoints in Psychology, New York, 1965
* Shaffer, J. B.: Humanistic Psychology, Englewood Cliffs, 1978
* Shepard, M.: Fritz – eine Biographie, New York, 1975
¤ Sievers, B. (Hrsg.): Organisationsentwicklung als Problem, Stuttgart 1977
* Sohns, G.: Das amerikanische Programm der Humanistischen Psychologie, Bielefeld, 1976
** Steller, J.: Zur Freiheit verurteilt – ein Grundriß der Philosophie Jean-Paul Sartres, Hamburg, 1952
** Strasser, St.: Phänomenologie und Erfahrungswissenschaft vom Menschen
  – Grundgedanken zu einem neuen Ideal der Wissenschaftlichkeit –
  in der Reihe „Phänomenologisch-psychologische Forschung, Bd. 5, Berlin, 1964
* Sullivan, H. S.: Conceptions of Modern Psychiatry, in: Psychiatry 3 , 1940, S. 1–117
* Tausch, R., und Tausch, A.-M.:
- Gesprächspsychotherapie, 7. völlig neugestaltete Auflage, Göttingen, 1979
- Erziehungspsychologie, Begegnung von Person zu Person, Göttingen, 1979
¤ Taylor, F.W.: The Principles of Scientific Management, New York 1911
¤ Trebesch, K.:
- (Hrsg.): Organisationsentwicklung in Europa, Bd. 1A: Konzeptionen, Bern 1980a
- Zustand und Entwicklung der OE in den USA, in: Organisationsentwicklung 2/93, S. 76/77
- Ursprung und Ansätze der Organisationsentwicklung (OE), in: Management Zeitschrift io, 49, 1980, 1, S.9–12

noch Trebesch, K.:
  – Unternehmensentwicklung. Ein Konzept für die Praxis
    in: Organisationsentwicklung, 2/1994, S. 4–27
◻ Toffler, A.: Machtbeben, Düsseldorf 1991
** Tugendhat, E.: Selbstbewußtsein und Selbstbestimmung, Frankfurt, 1979
◻ Turnheim, G.: Chaois und Management; Wien 1991
* Völker, U.: Humanistische Psychologie, Weinheim, 1980
◻ Volk, H.: Vom Schein zum Sein; Corporate Identity ist mehr als Öffentlich-
    keitsarbeit, in: Zeitschrift Führung + Organisation, 1/1991, S.49–53
* Vopel, K. W.: Lernen zwischen Thema und Interaktion. Die Themen-
    zentrier-te Interaktion nach Ruth C. Cohn,
    in: Petzold, H./Brown, G. I.: Gestaltpädagogik, München, 1977, 88–100
** Weischedel, W.: Die philosophische Hintertreppe, München, 1983
    (Erstausgabe: München, 1966)
* Welch, I. D./Tate, G. A./Richards, F.: Humanistic Psychology: A source
    book, New York, 1978
* Wertheimer, M.:
  – Über Gestalttheorie; Vortrag, gehalten in der Kant-Gesellschaft,
    Verlag der Philosophischen Akademie, 1925
  – Drei Abhandlungen zur Gestalttheorie, Erlangen, 1925
◻ Zevin, B. D.: Nothing to Fear Selected Addresses of Franklin D. Roosevelt,
    1932–45; edited, with an Introduction and Historical Notes
    by B. D. Zevin, 1946

Personen- und Stichwortverzeichnis

Klinische Psychologie

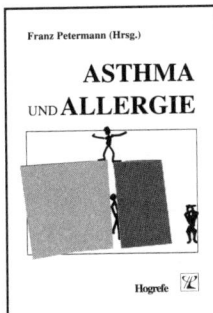
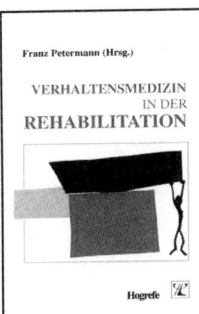
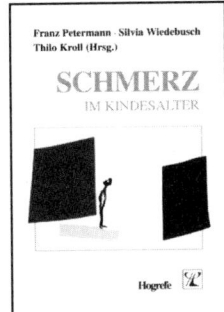
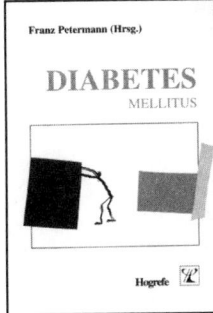

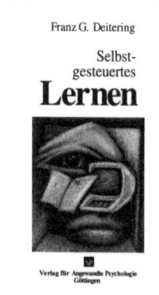
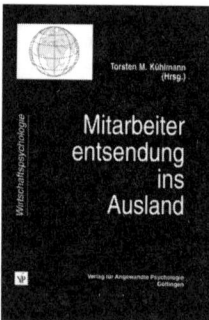
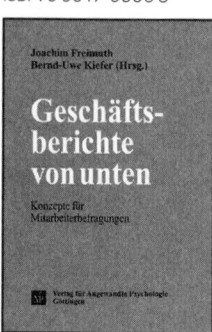
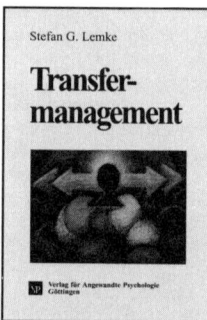